# 临床内科疾病综合诊疗

李东　等主编

吉林科学技术出版社

图书在版编目（ＣＩＰ）数据

临床内科疾病综合诊疗 / 李东等主编. -- 长春：
吉林科学技术出版社，2023.5
ISBN 978-7-5744-0303-1

Ⅰ.①临... Ⅱ.①李... Ⅲ.①内科－疾病－诊疗
Ⅳ.①R5

中国国家版本馆 CIP 数据核字(2023)第 063091 号

# 临床内科疾病综合诊疗

主　　编　李　东等
出 版 人　宛　霞
责任编辑　张　凌
封面设计　史晟睿
制　　版　张灏一
幅面尺寸　185mm×260mm
开　　本　16
字　　数　300 千字
印　　张　11.25
印　　数　1-1500 册
版　　次　2023年5月第1版
印　　次　2023年10月第1次印刷

出　　版　吉林科学技术出版社
发　　行　吉林科学技术出版社
地　　址　长春市福祉大路5788号
邮　　编　130118
发行部电话/传真　0431-81629529 81629530 81629531
　　　　　　　　　　81629532 81629533 81629534
储运部电话　0431-86059116
编辑部电话　0431-81629518
印　　刷　廊坊市印艺阁数字科技有限公司

书　　号　ISBN 978-7-5744-0303-1
定　　价　90.00元

# 前　言

　　内科学是一门临床医学，也是临床医学各学科的基础。当代医学科学的发展十分迅速，内科学在诊断、治疗技术方面日新月异。自然科学的新进展、生物学和基础医学理论的飞跃发展和成就，为内科学领域各个专业不断增添新的治疗方法和手段。为了便于广大内科医生系统学习内科疾病的新理论、新知识、新技术，不断提高内科医生的医治水平，更好地为患者服务，我们编写了这本书。本书在每一例病症的诊断中详尽介绍了诊断方法及辅助检查；治疗部分详尽介绍了治疗原则及措施。本书内容丰富，实用性强，既有丰富的传统临床经验，又有近年各专科的发展动向，易于具体应用于临床工作。特将本书推荐给内科和各专科医生参考。

　　希望本书的出版有助于提高我国内科疾病的诊治水平，以回报广大同仁的厚爱。尽管我们倾尽全力编写此书，由于能力所限，难免有一些疏漏，期望读者见谅并予以批评指正，也欢迎各位医生在使用本书的过程中不断提出意见和建议，为促进内科学的发展而共同努力。

编者

2022 年 12 月

# 目 录

# 第一章　内科学概述

内科学是研究人体各系统、各脏器内科疾病的发生、发展、诊断、治疗和预防的一门学科，是临床医学专业中一门涉及面广、整体知识性强、实践性很强的学科。它不仅是临床医学各学科的基础，而且与它们有着十分密切的联系，因此掌握内科学的临床思维方法和诊疗原则是学好其他临床学科的基础。

## 第一节　临床医学和内科学

临床医学、基础医学和预防医学是在医学发展过程中形成的三大医学分支，临床医学是研究人体各系统疾病的发病机制、诊断、治疗和预防的科学。

### 一、临床医学

(一)临床医学是研究疾病的发病机制、诊断、治疗和预防的科学

医学的目的是探索人类疾病的发生和发展规律，研究其预防和治疗对策。随着科学技术的发展，医学也在迅速更新和完善自身的内容。从近 150 年医学发展史来看，前 100 年中，科学家们发明了磺胺类、胰岛素、青霉素等药物，并用于疾病的治疗，将血压计、X 线用于疾病的诊断；近 50 年中，各种先进技术在医学上得到了最广泛的应用。30 年前对于免疫学的理解已达到了分子水平，从 20 世纪 80 年代起进入基因和分子生物学时代。对疾病分子病因的探讨加深了人们对现代医学的理解，发现先天性遗传性疾病多是单基因突变引起的，而绝大部分慢性疾病都与多基因、多因素的影响有关，基因与环境之间相互作用的分子基础已被认同，肿瘤诊断和发病机制的研究也产生了突破性进展。21 世纪初，人类基因组 DNA 测序工作的完成有助于阐明常见慢性病的遗传背景。进入后基因时期，在蛋白质水平对疾病的病因和发病机制进行探讨，明确基因和基因产物及其功能和作用将对人类疾病的诊断和治疗起决定性作用。临床医学是在基础医学的基础上发展起来的，但临床医学及预防医学的防病治病的需要向基础医学提出了更高的要求。

科学发展必将对医学领域产生巨大影响。对于应用敏感性和特异性较高的先进技术设备的当代医师，不仅要理解复杂病理过程的分子理论基础，而且要确定各种常见病的危险因素。在一些交叉学科领域，革命性突破已经出现，一些非常优秀的技术如生物芯片技术(基因芯片、蛋白质芯片、组织芯片和细胞芯片等)，可以在基因、基因转录和相关表达产物的 3 个水平上研究疾病，探讨不同病理发展阶段各种基因与基因表达的动态变化、疾病相关基因的相互作用、疾病的分子诊断、治疗靶点的定位、个体化给药、治疗过程的追踪和疾病的预测及预后。这些技术具有高通量、快速、高效和误差少的优点，一旦用于临床，将在临床早期诊断、药物优选、临床治疗等领域产生巨大影响，促进临床医学的发展。

虽然科学发展产生的高新技术解决了一些临床问题，先进的治疗手段仍然是临床治疗的主要部分。但是，仅仅掌握扎实的医学基础知识、先进的复杂技术和最新的治疗手段还不能

算□个好医师。一个好医师不仅要掌握扎实的医学基础知识,还要能够根据患者的不同情况做出判断,将这些医学知识和技术用于临床实践、解决临床问题,这是一门艺术,一门理论与技巧结合的临床艺术。

(二)临床医学需要应用临床随机对照试验(RCT)研究结果指导治疗

随着临床医学近几十年来的迅速发展,人们逐渐认识到动物实验不能取代人体试验,因为人体远较动物复杂,而且人体受思维、语言、社会和心理等因素的特殊影响,因此对长期以来单纯根据病理生理机制指导临床治疗的状况提出了疑问。许多学者认为,临床随机对照试验(RCT)在医学上的广泛开展可与显微镜的发明相媲美,根据科学的临床研究结果来处理患者的观点已经形成。大样本、多中心的RCT取代了以前分散、个别的观察性研究以及临床经验总结。RCT的出现是临床医学研究新纪元的里程碑,它出现不久就成为药物干预的评价基准。临床医学研究方法的显著进步已导致临床实践的巨大变化。

(三)临床医学要求医师遵守新的医学模式和科学人道的职业准则

由于人类文明进步和科学技术发展,绝大部分经典的急性传染病已得到控制,虽然新的传染病在不断出现,但人类疾病谱已经转为以非传染性慢性疾病为主体。加上作为社会的人,其健康和所患的疾病均受社会、个人心理、经济状况等影响,因此医学模式已从以前的生物医学模式,即以生物学因素为出发点研究疾病的病因和防治策略,转变为"生物-心理-社会-环境-工程"新医学模式。新的医学模式强调卫生服务目标的整体感,即从局部到全身,从治病到治人,从个人到群体,从生物医学扩展到社会医学。因此,我们不能忽视心理、外部环境和社会因素(如酒精、毒品、暴力、自杀、吸烟、过度紧张等)的致病作用。医学不是一门纯粹的科学,而是一种职业,它包含着医学科学、人道主义和职业准则等专业特点。因此,临床医学不仅具有科学性和艺术性,还具有道德性。医师不但要了解疾病,还需要了解患者,了解患者与社会的关系。医师不仅是治病,更重要的是治人和助人,治病的目的除了降低疾病死亡率,还应努力提高患者的生活质量;在对生物学因素进行干预时,应同时分析患者的行为和心理状态,并尽力加以改善。总之,密切联系临床医学与预防医学中的社会医学是新医学模式的需要,对医学的发展具有指导作用。

## 二、内科学

(一)内科学是临床医学的综合学科和其他学科的基础

临床医学被传统地分为内科学、外科学、妇产科学、儿科学、眼科学、耳鼻咽喉科学、皮肤病学和口腔医学。当时内科学就是因为采用"非手术方法治疗疾病"而与外科学分开的。由于专业发展的需要,内科学按不同系统进一步分出各专科,如呼吸病学、心血管病学、消化病学、肾病学、血液病学、内分泌和代谢病学以及风湿病学等,另外又衍生出传染病学、精神病学和神经病学等。内科学是临床医学中的综合学科,它涉及面广、整体性强,研究人体各系统器官疾病的病因、诊断与防治,因此也是临床医学其他学科的基础,并与各临床学科之间存着密切的联系。

(二)内科学也是内科各专科的基础

近代内科学在研究疾病的发病机制和防治措施时,一方面与分子生物学、免疫学和细胞化学等融为一体；另一方面又产生了分子内科学和免疫内科学等新型专科。随着各临床学科的发展，从经典内科学中派生出的内科学专科越来越多。人体是一个不可分割的整体，患者的疾病往往累及多个组织器官。从事任何专科的医师只有具备扎实的大内科知识和基本技能，才能胜任复杂的临床工作，减少临床失误。

## 第二节 内科学的进展

内科学随着现代科技进步及生命科学的发展而迅速发展。目前，尽管还有不少内科疾病不能被彻底治愈，但预后已得到明显改善。分子生物学的不断发展正孕育着内科学新一轮的变革。本节就内科学发展的几个重要方面简介如下。

### 一、临床基础进展

彻底阐明疾病的病因及发病机制才可能有效地防治疾病，因此病因学研究是内科学研究的重点。病因学研究有赖于多学科的结合；宏观的流行病学研究有助于发现线索，微观的分子生物学研究有助于揭示本质；基础理论的研究结果最终必须由临床研究去验证。

（一）病因和发病机制的研究进展促进了诊断、治疗和预防的变革

近年来对内科疾病的病因和发病机制的认识正在不断深入，在不少方面已有突破性发现，从而促进了疾病诊断、治疗和预防方法的不断完善，乃至对传统方法的根本性变革。例如，幽门螺杆菌的发现及其与上消化道疾病关系的研究，导致对消化性溃疡、胃癌病因学的新认识，根除幽门螺杆菌的治疗使彻底治愈相当部分消化性溃疡成为可能，对幽门螺杆菌感染的防治将成为今后胃癌预防的重要环节。又如，经过大量的基础和临床研究，近年提出了急性冠状动脉综合征这一新概念，认为应将不稳定性心绞痛、急性心肌梗死和冠心病心源性猝死作为同一病理生理过程的不同阶段和不同临床表现形式来看待，从而为冠心病的治疗提供了重要病理生理学依据，使冠心病的治疗取得了重大进展。

（二）分子生物学研究揭示了部分遗传性疾病的病因

近年来分子生物学研究在不断发展，遗传病基因、疾病易感基因、癌基因和抑癌基因、生理和病理过程信号传导调控基因等众多基因已被发现，不少疾病的发病本质正在向基因型和表型的结构与功能及其相互关系的深入探索中被逐步揭示。

### 二、诊断技术进展

高科技诊断技术的发明和发展大大提高了对疾病的诊断水平，从而使疾病得以早诊断、早治疗。其主要体现在如下几个方面。

（一）影像学检查在提高灵敏度和特异性的同时融进定量检测的新功能

影像学检查如 CT（电子计算机断层扫描）、MRI（磁共振）的灵敏度和特异性在不断提高，新的影像学检查如正电子射线断层检查（PET）、高精度数字造影血管机的应用也在不断改进。传统的影像学检查（X 线、B 超甚至 CT、MRI）只能为临床提供检查部位的大致形态改变，有些核素显像技术（如甲状腺 $^{131}$I 摄取率）可用于评判腺体的功能，但由于影响因素多或不良反应大而被淘汰。内分泌影像学检查不再满足于单纯的形态学观察，而是在定量测量方

面有了质的飞跃。例如，QCT 可用于骨的微结构分析；微 CT 可用于骨小梁的定量测定和立体观察；而激光共聚焦显微镜技术之所以有"细胞 CT"或"光学切片"之称，是因为它能对微小组织甚至一个细胞进行不同层面的静态与动态观察。这不仅可揭示激素信号的传递途径、神经递质和受体的代谢状况、细胞内 $Ca^{2+}$ 信号的传递与分布以及其他信使物质与效应体的相互作用环节，而且可准确地反映细胞生物学行为(增殖、分化、凋亡的细微变化)。许多激素相关性肿瘤(如乳腺癌、前列腺癌、PRL 瘤、GH 瘤等)和增生性病变(如甲状腺相关性眼病、特发性醛固酮增多症、家族性婴幼儿低血糖症等)，亦可用核素标记的激素受体配体如 $^{111}$ 铟-奥曲肽来计量激素受体的数目和结合力，在药物种类选择和疗效评价中也起到了预知和可知的独到作用。正电子断层扫描(PET)、PET-CT 和动态 MRI 或动态 CT 亦可用于肾上腺、甲状腺等的功能变化和代谢过程观察，具有定量和定时的突出优点。影像学检查与形态学观察已不再是同义词，影像学检查已形成了影像医学和功能影像学等独立的学科。

(二)内镜术使许多体腔疾病的直视诊断成为可能

内镜检查做到无腔不入，如消化内镜(胃镜、十二指肠镜、小肠镜、胶囊内镜、结肠镜、胆道镜、胰管镜)、支气管镜、腹腔镜、胸腔镜等，不但能清晰观察空腔器官，且可在直视下取活检，以明确病因诊断。放大内镜结合色素内镜技术，更有助于提高胃肠道小癌灶、微小癌灶及异型增生的检出率。超声内镜可诊断纵隔瘤和腹腔内其他肿瘤如淋巴瘤、肾上腺肿瘤，并有助于诊断直肠癌和肺癌的分期。

(三)实验室检查进入高敏感和超微量化时代

各种先进检测仪器和相应试剂盒的应用，不但有助于快速和准确地完成各种常规实验室检查，而且扩大了实验室检查的项目。近年还有不少微量检测技术如聚合酶链反应(PCR)、电化学发光免疫分析(ECLLA)等应用于激素、药物和病毒方面的检查。

最早的激素活性测定方法是化学比色法和生物法，后者是注射某种激素于动物体内后，观察生物行为的变化。随着放射免疫测定法(RIA)的应用，20 世纪 50 年代起逐渐用 RIA 淘汰了化学比色法和生物测定法。20 世纪 70 年代末建立的免疫放射分析法比 RIA 的敏感度高 10～100 倍，特异性更强。不久又建立了放射受体法、酶免疫分析法、酶联免疫分析法、化学发光酶免疫分析法和时间分辨免疫荧光法、电化学发光免疫分析法、免疫聚合酶链反应法等。激素测定的灵敏度由原来生物法和化学比色法的 $10^{-3}$～$10^{-2}$mol/L 逐渐提高到 $10^{-12}$～$10^{-9}$mol/L 甚至 $10^{-21}$～$10^{-16}$mol/L，正是因为激素检测技术的不断进步，才使衡量激素微小变化的观测成为可能。反向聚合酶链反应法(IPCR)的检测灵敏度可达到 $10^{-21}$mol/L，这在理论上可检测到单个抗原(或抗体)分子的存在，而且特异性更高。

**三、治疗进展**

新药的开发、研制以及各种治疗手段的发明和发展，为内科疾病的治疗提供了更多、更有效的选择，从而明显地提高了疗效。这方面的进展可概括为如下几方面。

(一)新药进一步提高疗效，降低不良反应

高效、高特异性的新药如质子泵抑制剂，高特异性作用于不同靶点的各种抗高血压药和抗心律失常药，各种吸入型平喘药和糖皮质激素，各种免疫抑制剂和各种生物制剂等广泛用于各系统的常见内科疾病，使疗效明显提高而不良反应大大减少。

近年来已开始用 DNA 芯片技术来观察不同药物对疾病的治疗反应和代谢调节影响，从而使人们能从基因表达水平来选择最合适的治疗方案，使药物的种类、剂量和使用方法有可能做到真正意义上的"个体化"以及基因水平上的"因人施治"。

（二）治疗技术不断完善，疗效明显提高

新治疗技术如心脏介入治疗技术和器械的不断完善和改进，使介入治疗成为目前冠心病的重要治疗手段之一，挽救了不少危重患者的生命，大大改善了冠心病的预后；血透、腹透的广泛应用及技术改进，使肾脏替代治疗成为器官衰竭替代治疗中最为成功的例子；呼吸重症监护医学的不断发展，进一步改善了各种病因引起的呼吸衰竭的预后；造血干细胞移植逐渐成为多种血液病治疗的重要手段；消化内镜下进行的"治疗内镜"，使以往需要外科手术的多种消化系疾病可用创伤较小的内镜治疗来替代。

针对激素受体功能调节的药物又称为纳米药物，其发展速度最快。例如，定向突变或化学修饰的 GH 受体拮抗剂 B2036 容易透过血-脑脊液屏障，其分布容量变小而半衰期明显延长，可显著提高疗效。

（三）针对病因或发病环节的治疗，改变了疾病的自然史

随着对病因学认识的深入，一些传统的治疗观念已发生了革命性的变化。如根除幽门螺杆菌作为消化性溃疡的常规治疗，降低了溃疡复发率；乙型肝炎的抗病毒治疗可以阻止肝硬化的进展和减少肝癌的发生；急性冠状动脉综合征概念的提出使冠心病的治疗策略取得重要进展；以阻断过度激活细胞信号传递通道为目的的治疗对策的确立和发展，有可能真正降低心力衰竭的病死率。

（四）器官移植大大改善了晚期内科疾病的预后

器官移植作为终末期器官衰竭治疗的最后手段，大大改善了晚期内科疾病的预后。肾移植、肝移植技术已相当成熟并已广泛应用，心脏移植、心肺联合移植、胰腺移植等方面也取得了很大进展。

### 四、现代医学和现代临床研究方法

（一）任何诊疗技术或药物都必须得到临床实践的充分验证

无论是病因学的研究结果、诊断技术的应用和治疗方法的实施，都必须拿到临床实践中进行验证。现代临床研究遵循临床流行病学的原则，从设计、实施到结果分析都有要求，以保证结论的可靠性。在不同国家、地区、群体进行多中心合作临床研究，保证了研究结果的可重复性。现代信息技术则促进了这些研究结果的迅速发展和广泛交流。通过对广泛而大量的临床研究结果进行荟萃分析或系统综述，可取得尽可能全面和系统的证据。对某一临床问题，根据其证据的级别，由专家组进行讨论和投票从而达成共识，并可由专业学会制定出实践指南。这些共识和指南又随着不断增加的临床研究证据而及时更新。近年来，许多内科疾病的诊断与治疗之所以能取得如此迅速的进展并很快在全世界广泛应用，很大程度上有赖于这种现代临床研究方法。目前，对各个系统许多常见疾病的处理都有国际性指南，有些是根据我国实际情况而修订的指南，这些共识和指南对指导临床实践、正确处理疾病起到重大

作用。

**(二)医学干预需要考虑心理因素和社会因素，注重社会群体的预防与治疗**

既往的医学模式是"生物医学模式"，其重点是从生物学角度研究疾病的发病、诊断与治疗。随着人类文明进步，人类的疾病谱已转为以非传染性、慢性疾病为主。心理因素和社会因素与人类健康的关系亦越来越受到重视。研究显示，心理因素、社会因素与许多疾病(如心血管病、恶性肿瘤等)的发生、发展和转归存在非常密切的关系，因此提出了"生物-心理-社会"医学模式。这种医学模式的转变具有两重含义：其一是人不仅是生物体，同时又具有心理及社会性特点，因此在疾病的发病、诊断和防治等方面应同时考虑心理因素和社会因素。其二是从医学为全人类健康服务的宏观立场上看，医学应由传统的临床医学向社会医学转变，即临床个体治疗转变为社会群体的预防与治疗。

**(三)研究成果快速转向临床应用，患者直接受益于转化医学**

转化医学是近两三年来国际医学健康领域出现的新概念，其主要目的是为了打破基础医学与药物研发、临床医学之间固有的鸿沟和屏障，建立起彼此的直接关联，缩短从实验室到病床的过程，把基础研究中获得的研究成果快速转化为临床上的新治疗方法，从而更快速地推进临床医学的发展，最终使患者直接受益于科技。转化医学要求从临床工作中发现和提出问题，由基础研究人员进行深入研究，然后再将基础科研成果快速转向临床应用。基础研究人员与临床科技工作者的密切合作，提高了医疗总体水平。

转化医学还有更广泛的意义，这里指从有利于患者出发开发和应用新的技术，强调的是患者的早期检查和疾病的早期评估。在现代医疗中我们看到，研究进程正向着更加开放、以患者为中心的方向发展，以及对于从研究出发的医学临床实践的包容。

**(四)分子生物学和系统生物学成为内科学研究的热点与发展方向**

分子生物学是在分子水平研究生命现象本质的学科。分子生物学的兴起和发展标志着医学正进入一个新时代。在基础医学方面，对人体生理功能和疾病机制的研究，已由整体器官水平进入细胞和分子水平，对生命的了解已由现象进入本质的探讨；在临床医学中，基因诊断和基因治疗的发展体现了分子生物学在医学中的应用。人类基因组计划的顺利完成，使医学研究提前进入到后基因组和蛋白质组时期。可以预期，医学分子生物学的发展将有助于阐明疾病的发病机制，进而对疾病的临床诊断、治疗和预防产生深远的影响。

目前，已用这些方法对许多致病基因以及危险因素的候选基因进行了广泛的研究。与此同时，还注意到了结构物质如间隙连接元件，包括对连接体、连接素、药物受体和离子通道蛋白等基因的研究，发现了许多新的内科疾病如钙受体病、离子通道病等。

近年来，蛋白质组学和代谢组学已使生物学和医学得到迅速发展，但是人们也认识到，任何单一学科或单项技术的发展难以解决生物学上的复杂问题，尤其是网络调节问题。因此，生物系统论和系统生物学应运而生，疾病系统生物学的研究使人们能从全局的视角了解疾病发生、发展的规律和机制，特别是基因、环境和生活方式的相互作用与疾病的相关性。疾病系统生物学研究发现的生物标志物及其网络，不仅是疾病的传感器和驱动力，而且是将疾病系统生物学的技术和知识转化为预测、预防和个性化治疗的桥梁，并使所谓的3P医学走到前台。这些新兴学科和新兴技术的发展，将为疾病的病因与发病机制的研究带来巨大进步。

（五）整合医学已成为现代肿瘤防治领域的一个新的发展方向

整合医学从分子-细胞-组织-器官-个体-群体、从微观到宏观，强调预防性治疗、个体化治疗和替代性治疗的统一。肿瘤已被认为是全身代谢障碍的局部表现，因此临床上对肿瘤的治疗，应针对机体的状况和肿瘤的生物学特性；肿瘤的预防应考虑机体遗传与环境因素的交互作用。环境致病因素只是致病的先决条件而不是必备条件，而致病的必备条件的基础是机体的遗传变异。因此，认识疾病的规律需要从基因组入手，全面揭示基因转录、翻译、调控和代谢与生物学行为的关系。肿瘤全基因组变异分析不仅是转录和蛋白质组学研究的基础，也是未来整合医学发展的基础。

# 第二章　心血管系统疾病

## 第一节　心　律　失　常

### 一、窦性心动过速

指成人窦性心律≥100 次/min。

（一）病因及发病机制

窦性心动过速很常见，心源性原因有心力衰竭，心包、心肌或心内膜炎症等。提高交感神经张力或降低迷走神经张力、情绪激动、运动、甲亢、低血压、缺氧、发热、贫血和感染等则是常见的非心源性窦性心动过速的原因。

（二）临床要点

1.症状

可无症状或表现为逐渐开始的心悸感，心跳快而有力，而后逐渐减慢。

2.体征

查体可发现心率及脉搏增快，$S_1$ 可增强。

3.心电图

窦性 P 波频率 100～180 次/min，P 波后有正常 QRS 波。间期正常。迷走神经兴奋可引起 P 波频率减慢。

（三）诊断关键

1.诊断

根据症状结合心电图表现。

2.病情危重指标

本病不严重，多为暂时性，病因去除后即可恢复正常。

3.鉴别诊断

注意与阵发性室上性心动过速鉴别。

### 二、窦性心动过缓

窦性心律低于 60 次/min。

（一）病因及发病机制

最常见为迷走神经张力增高，如正常人休息或睡眠时，运动员及体质强健者，还可见于胃肠道疾病、黄疸、黏液性水肿等。使用β受体阻滞剂、洋地黄或钙拮抗剂，如维拉帕米等可引起窦性心动过缓。老年人心率常较慢。如不适当的窦性心动过缓，在运动或情绪激动后心率不能相应增快，提示窦房结功能不全。

（二）临床要点

1.症状与体征

可无症状，或休息时无症状，但运动耐量可能降低。严重的心动过缓可引起一系列症状，如无力、心悸、气急、呼吸困难，心率低于 20 次/min 可引起晕厥、抽搐，甚至死亡。查体可见心率和脉搏减慢。

2.心电图

窦性心动过缓，心率多在 40～60 次/min，心电图可见窦性 P 波，频率低于 60 次/min。P 波形态和时限同窦性 P 波。常伴有 PP 间期不等，即窦性心律不齐。

（三）诊断关键

1.诊断

根据症状结合心电图表现。慢性窦性心动过缓应考虑病窦综合征的诊断。

2.病情危重指标

本病不严重，多为暂时性，病因去除后即可恢复正常。心率＜30 次/min，症状较严重。

3.鉴别诊断

注意与房室交界区心律、房性逸搏心律、2：1 房室传导阻滞鉴别。

### 三、期前收缩

指发生于下一个预期的窦性搏动以前的异位搏动。根据其起源部位分为房性期前收缩（APB）、结性期前收缩和室性期前收缩（VPB）。

（一）病因及发病机制

期前收缩常见于正常心脏，随年龄增大可有增多。动态心电图记录中大多数正常人可记录到期前收缩，特别是房性期前收缩。但期前收缩更常见于心脏病患者。

房性期前收缩常见于风湿性心脏病、冠心病、心肌病、高血压性心脏病、肺心病等多种心脏病，也可见于使用拟交感胺类药物、咖啡因、吸烟和中枢神经系统疾病。

结性期前收缩可见于心肌缺血、洋地黄中毒等。

室性期前收缩最常见，可见于各种器质性心脏病，如高血压性心脏病、冠心病、心肌炎、二尖瓣脱垂、洋地黄中毒等，急性心肌梗死者发生率很高，也常见于各种原因的心力衰竭。

期前收缩也可见于全身性疾病如甲亢等。

期前收缩的发生机制涉及自律性增高、折返激动和触发活动，临床难以确定。

（二）临床要点

1.症状与体征

可无任何症状，多数患者表现为心悸，主诉漏了一次心跳等；或伴有胸闷、乏力或神经官能症样症状。心脏听诊可发现心律不齐，突然出现的提前搏动，心音可增强，其后可有代偿间歇，较多的期前收缩可扪及脉搏短绌。

2.心电图改变

心电图检查是诊断期前收缩最重要的手段。

1) 房性期前收缩：提前出现的 P'QRS-T 波群，P'波形态与窦性 P 波不同，常有不完全代偿间歇。P'后可无 QRS 波而表现为未下传房性期前收缩；P'后 QRS 呈室上性，也可因室内差异传导而宽大畸形。当多发房性期前收缩 P'波形态不同时称多源房性期前收缩。

2) 结性期前收缩：提前出现的 QRS-T 波群，QRS 呈室上性，其前、后可见逆行性 P'

波(P'R≤0.12s 或 RP'≤0.20s)，也可能因 P'波隐藏于 QRS 中而不能见到。可有完全代偿间歇或不完全代偿间歇。QRS 波可因室内差异传导而宽大畸形。

3)室性期前收缩：提前出现的宽大畸形的 QRS-T 波群，其前无相关 P 波，QRS 时间＞0.11s，通常有完全性代偿间歇，ST-T 呈继发性改变。室性期前收缩可介于两次正常心搏之间，称插入性室性期前收缩；也可一次室性期前收缩与一次正常心搏交替出现，称为二联律；当一次室性期前收缩与两次正常心搏或两次室性期前收缩与一次正常心搏交替出现，称为三联律；连续的两次室性期前收缩称成对室性期前收缩。

(三)诊断关键

1.诊断

主要依据症状、体征和心电图改变。

2.病情危重指标

室性期前收缩的危险程度取决于是否有严重器质性心脏病，如急性心肌梗死、洋地黄中毒、电解质紊乱和猝死复苏成功者等合并的室性期前收缩危险性大，应积极治疗。

3.鉴别诊断

房性期前收缩、结性期前收缩伴室内差异性传导与室性期前收缩的鉴别：前者在 QRS 波前、后可见与 QRS 波相关的 P 波，后者无相关 P 波；后者可见室性融合波，前者不能见到。

## 四、窦房结折返性心动过速

(一)病因及发病机制

窦房结折返性心动过速(sinus nodal reentrant tachycardia，SNRT)占室上性心动过速的 5%～10%，可见于任何年龄，无性别差异。通常发生于器质性心脏病患者，多见于老年患者，约 50%同时存在窦房结病变。其机制为窦房结内纵向传导分离形成折返环路，激动在折返环内持续形成心动过速。心房可不参与折返环的形成。

(二)临床要点

1.症状和体征

同一般阵发性心动过速(以突然发作和突然中止为特点、阵发性快速而规则的心律)。

2.心电图表现

1)心动过速起止突然，心律绝对规律，快速的窦性 P 波频率为 80～200 次/min(平均 130～140 次/min)，较其他阵发性心动过速略慢。

2)心动过速时 P 波的形态与发作前后的窦性 P 波形态相同或极相似。

3)P-R 间期≥0.12s。

4)心电图记录中可见发作前后有期前收缩，特别是室上性期前收缩。

5)心动过速常伴Ⅰ度或文氏型房室传导阻滞，而且房室传导阻滞的存在不影响心动过速的频率。

6)心动过速中止后的间歇可恰等于窦性周期(即为等周期代偿)，也可略长。

7)绝大多数呈短阵发作(10～20 次心搏)，也可呈阵发性发作。

8)迷走神经张力增高可影响 P 波频率及形态，减慢或中止心动过速。

9)电生理检查。心动过速可被快速或程序心房期前刺激诱发，同时会被适时的更早的期前刺激所中止。

发作时 $A_2$ 后的回响周期 $A_2A_3$ 短，通常应 $A_1A_2+A_2A_3 < A_1A_1$，$A_3$ 为窦房结折返的回音波，但在 $A_1A_2+A_2A_3$ 略长于 $A_1A_1$ 时，$A_2$ 后随之出现心动过速，亦可认为属 SNRT，一般周期在 400～600ms。

(三)诊断关键

1.诊断

症状缺乏特征性，诊断主要依据心电图和电生理检查。

2.病情危重指标

本病多不严重，症状取决于发作时心率。

3.误诊、漏诊原因分析

多因误认为窦性心动过速而误诊。

4.鉴别诊断

窦性心动过速常在发热、运动、情绪激动、心功能不全等生理或病理情况下发生。心率常逐渐加快，引起窦性心动过速的诱因去除后，心率逐渐减慢，不呈突发突止的特点，压迫颈动脉窦或其他方法刺激迷走神经时仅有心率逐渐减慢，且不能被期前刺激或递增刺激所终止，与 SNRT 不同。

## 五、阵发性房性心动过速

(一)病因及发病机制

约 30%的阵发性房性心动过速(atrial tachycardia，AT)患者无器质性心脏病，最常见于儿童和青年人，也可见于老年人。一些敏感者可因深吸气、过度换气、体力活动、体位改变、吞咽、情绪激动而诱发。

在心脏病中，严重肺部疾患及肺心病、风湿性心脏病、冠心病，尤其急性心肌梗死是引起 AT 常见的原因，先天性心脏病、心肌炎、心肌病、高血压性心脏病、甲状腺功能亢进症、二尖瓣脱垂、急性心包炎等是少见的原因。在儿童，预激综合征是重要的原因，80%～85%的预激综合征可发生 AT。亦可见于胆道疾患或由某些药物引起，如洋地黄、奎尼丁、锑剂中毒、拟交感神经药物等。其他原因有过度饮酒、急性感染、低钾血症、低氧血症等。发病机制常见为折返激动，也可为自律性增加或触发活动。

(二)临床要点

1.症状和体征

同一般阵发性心动过速(以突然发作和突然中止为特点、阵发性快速而规则的异位心律)。

2.心电图表现

1)连续发生 3 个或以上频速的 P′波(形态、电轴与窦性 P 波不同的房性 P 波)，频率 150～200 次/min。其房性 P 波形态取决于异位起搏点的部位。异位起搏点起源于右心房上部时，其除极方向与窦性 P 波相同，二者不易区别；起源于右心房下部时，除极方向与房室交界性 P 波相似，从右下向左上，故类似房室交界性逆行 P'波，即 Ⅱ、Ⅲ、aVF 导联 P 波倒置，aVR 导联 P 波直立，V₅、Ⅰ 导联 P 波直立；起源于左房上部时，其 Ⅱ、Ⅲ、aVF 导联 P 波直立；起源于左心房下部时，Ⅱ、Ⅲ、aVF、导联 P 波倒置；起源于左心房时，V₆(V₅)导联的 P 波总是倒置的，再根据 V₁ 导联 P 波的方向，估计异位起搏点，P 波倒置则位于前壁，P 波直立则位于后壁。

一般情况下婴儿心率超过 230 次/min、儿童超过 180 次/min、成人超过 160 次/min，无论是否下传，只要有一系列快速的房性 P 波，常可诊断为房性心动过速。

2)P'波形态不变，提示为单源性房性心动过速，如 P'波形态多变(达 3 种以上)，应考虑多源性房性心动过速。

3)P'-P'间期均等，若为多源性则 P-P'间期不等。

4)P'-P'间期一般超过 0.12s。

5)QRS 波群时间≤0.11s，当室内差异性传导时，QRS 波可宽大畸形，呈 RBBB 型。

6)突然发作及突然中止。

7)发作时约半数产生文氏型房室传导阻滞，但不会因房室传导阻滞而中止发作。

(三)诊断关键

1.诊断

主要依据心电图和电生理检查。

2.病情危重指标

本病多不严重，症状取决于发作时心率。

3.误诊、漏诊原因分析

易误诊为窦性心动过速等。

4.鉴别诊断

1)窦性心动过速：成人窦性心动过速心房率为 101～160 次/min，很少超过 160 次/min，其 P 波形态和方向与未发作的窦性 P 波相同，发作呈渐快、渐慢特点，而房性心动过速其 P 波与窦性心律的 P 波不同，心率＞160 次/min(160～250 次/min)，代偿间歇比窦性周期长。

2)2∶1 心房扑动：AT 心房率多在 160～250 次/min，心房扑动多在 250～350 次/min，心室率在 125～175 次/min。前者可清晰显示 P'波，后者 P 波消失，代之以形态、间距一致的 F 波，无等电位线，在 Ⅱ、Ⅲ、aVF 导联清楚。刺激迷走神经可使心房扑动率成倍减少或变为不规整，此时 F 波能清楚显现。

3)交界性心动过速：交界性心动过速 Ⅱ、Ⅲ、aVF、导联 P'波倒置，P'-R 间期＜0.12s 或逆行 P'波位于 QRS 波群之后，R-P'＜0.20s。有时可根据心动过速发作前或中止后的期前收缩类型鉴别。前者是房性期前收缩，后者为交界性期前收缩，必要时可应用右房内或食道电极记录心电图，记录出的高大清晰的 A 波有利于分析 P 波与 QRS 波群的关系。

### 六、阵发性房室结折返性心动过速

#### (一)病因及发病机制

阵发性房室结折返性心动过速占 PSVT 的 60%，慢快型常见(占 80%)，快慢型少见，多见于中青年，多无器质性心脏病证据，也可见于器质性心脏病患者。其发生是由于房室结组织功能上形成纵向分离，分为α径路(不应期短、传导速度慢)和β径路(不应期长、传导速度快)，激动在与β径路间折返形成房室结折返性心动过速，又可分为慢快型及快慢型 AVNRT。

#### (二)临床要点

**1.症状和体征**

同一般阵发性心动过速(以突然发作和突然中止为特点、阵发性快速而规则的异位心律)。

**2.心电图表现**

1)慢快型 AVNRT(心动过速时慢通道为前传支,快通道为逆支)：心动过速时 P'波和 QRS 波群常同时发生，P'波埋藏于 QRS 波群内不易辨认，有人称之为 AinV。有时 P'波可能紧随于 QRS 波群之后，R-P'间期<70ms，所以心电图 $V_1$ 导联出现类似右束支阻滞图形，实际上 R'波是 P'波。快慢型 AVNRT(快径路为心动过速的前传支，慢径路为心动过速的逆传支)：P'波常在两个 R-R 间期之间，R-P'间期>1/2R-R 间期，P 波靠近下一个 QRS 波，即所谓 AbeforeV。

2)QRS 波群多正常，但可伴有室内差异性传导而致 QRS 波群增宽。

3)R-R 间期均齐，频率为 140~200 次/min。

4)通常因房性或室性期前收缩诱发。

5)心腔内心电图或食道导联心电图能清楚显示 A 波或 V 波。

6)电生理特点。①程序期前刺激可诱发心动过速，诱发率几乎 100%，可为超速起搏中止。②程序刺激可观察到 AVN 内存在快径路与慢径路，诱发心动过速时常有房室结传导曲线不连续，即 $S_1S_2$ 缩短时 AH 间期跳跃式改变(>50ms)。③室上性心动过速发作或心室起搏时，逆向传导的心房激动顺序为右心房下部间隔侧、右心房上部及左心房。④束支传导阻滞不影响心动过速周长。

#### (三)诊断关键

**1.诊断**

主要依据心电图和电生理检查。

**2.病情危重指标**

本病多不严重，对血流动力学影响不大，症状取决于发作时心率。

**3.鉴别诊断**

注意与其他室上性心动过速鉴别。

### 七、房室折返性心动过速

#### (一)病因及发病机制

由于在心房、心室之间存在附加通道，一条旁道与正常传导组织，或两条旁道之间及相关心房心室肌共同参与折返坏的形成，激动在其中折返形成房室折返性心动过速。预激综合征伴 AVRT 多见于无器质性心脏病变者。心动过速的发生率随年龄增长而增加。先天性心脏病如 Ebstein 畸形在房化的右室部常存在多条旁道，AVRT 发生率较高。其他心脏病，如室间隔缺损、二尖瓣脱垂、风湿性心脏病、肥厚性心肌病也可合并预激综合征及 AVRT。根据折返环组成的顺序不同，预激综合征合并 AVRT 可分为以下两种：正向前传型 AVRT(折返环的组成及顺序为心房－房室结－心室－旁道－心房）；正向逆传型 AVRT(折返环路为心房－旁路－心室肌－房室结－心房），较少见。隐匿性房室旁道参与的房室折返性心动过速，房室附加传导束只能自心室逆传激动心房，心房激动不能由此下传激动心室，其心电图表现与正向前传型 AVRT 相同。

(二)临床要点

1.症状和体征

同一般阵发性心动过速(以突然发作和突然中止为特点、阵发性快速而规则的异位心律）。

2.心电图表现

1)正向前传型 AVRT 占 AVRT 的 90%以上：①心动过速时 QRS 波群形态正常，常可见 QRS 波群呈电交替。②频率 150～240 次/min，有旁道侧束支内传导阻滞出现时，心动过速的心率可减慢。③多因房性期前收缩或室性期前收缩诱发。④逆 P′在 QRS 波群之后，P-P′>70ms(80～130ms)，R-P′<1/2R-R。⑤电生理检查：a.偏心性逆行心房波。旁道在左心室时，心房波最先见于冠状窦远端；旁路位于右心室壁时，心房波最先见于右心房下侧壁。b.除间隔旁路外，旁路同侧出现传导阻滞时 V-A 间期延长。c.心室起搏逆传入心房，可引起 A-A 间期缩短。d.希氏束电图可见 V 波前有 H 波，H-V 间期正常。e.可被程序刺激诱发或中止。

2)正向逆传型 AVRT：①频率较快，可大于 200 次/min。②QRS 波群呈宽大预激波群，可见δ波，与未发作时预激图形相似。③逆传 P′波位于 QRS 波群之后较远处，P-R 较短，在预激 QRS 波群前面。④房室传导 1：1，否则心动过速立即中止。⑤电生理特点：a.房室传导时间缩短。b.H 波掩盖于 V 波内，可见 V 和 A 规则出现。c.房性期前收缩未下传或室性期前收缩未逆传均可中止心动过速。d.心房逆向传导为中心性，形成逆向心房波。e.心房程序刺激可诱发或中止心动过速。

3)隐匿性房室旁道参与的房室折返性心动过速：①心率 150～240 次/min。②QRS 波群多正常，但可伴有室内差异性传导，且多呈 LBBB 图形。③逆行 P 波多在 QRS 波群之后，R-P′间期多大于 70ms，但 R-P′多大于 1/2R-R。④QRS 波群的振幅容易发生电压交替。⑤房室均为折返环的组成部分，不可能发生房室分离。如室房或房室传导受阻，而心动过速不中止者，可排除 AVRT 的诊断。⑥电生理检查：a.心动过速时心房去极顺序"偏心"，因隐匿房室旁道多位于左侧，冠状窦或食道导联 A 波常早于 HBE 导联之 A 波出现。b.易被快速或程序期前刺激诱发，诱发率几乎为 100%，少数患者的诱发试验需加用阿托品或异丙肾上腺素。c.当旁道逆传伴同侧束支阻滞时，心动过速频率减慢，V-A 或 P′-P 更长。

（三）诊断关键

1.诊断

主要依据心电图和电生理检查。

2.病情危重指标

本病多不严重，对血流动力学影响不大，症状取决于发作时心率。

3.鉴别诊断

注意与其他室上性心动过速鉴别。

## 八、非阵发性房性心动过速

（一）病因及发病机制

非阵发性房性心动过速常见于累及心房的器质性心脏病，如风湿性心脏病、肺心病、冠心病、低血钾和全身感染、洋地黄中毒等。如使用洋地黄患者出现非阵发性房性心动过速，应考虑洋地黄中毒。发生该心动过速说明心房肌有一定损害，发生机制主要认为与自律性增高有关。

（二）临床要点

1.症状

一般不明显，心率快时可有心悸。无明显体征，常在发作时查心电图发现。

2.心电图表现

1）连续3个或3个以上的房性P′波，其形态和窦性P波形态不同，频率为70～130次/min，多在100次/min左右，节律规整。

2）P′-R间期大于0.12s。

3）QRS波群呈室上性。

4）若异位起搏点为心房下部则呈逆行P′波，偶呈左房性。

5）不能被心房快速或期前刺激诱发或中止。

（三）诊断关键

1.诊断

主要依据心电图。

2.病情危重指标

本病通常对血流动力学无明显不良影响。

3.鉴别诊断

与游走心律鉴别，非阵发性房性心动过速虽有心率变化，但P′波形态保持不变，而游走心律其心率与P波形态改变是逐渐的，且在窦性心动过缓、窦性心律不齐时多见。房性并行心律时，心房率通常为35～55次/min，房性P′波与窦性节律无关，房性P′波之联律间期多变，P′-P间有数学倍数关系。

## 九、非阵发性交界性心动过速

（一）病因及发病机制

非阵发性交界性心动过速见于器质性心脏病患者，极少见于正常人。如冠心病，尤其是急性心肌梗死，各种心肌炎、心肌病等，慢性肺源性心脏病合并感染、心力衰竭时，高血压性心脏病，感染性心内膜炎，心脏手术，糖尿病，低血钾；也常是洋地黄中毒的表现。若心房颤动患者在使用洋地黄过程中出现非阵发性交界性心动过速，提示洋地黄过量或中毒。其发生与交界区自律性增高有关。

(二)临床要点

1.症状、体征

一般不明显。

2.心电图表现

1)连续出现 3 个或 3 个以上交界性 P′波，频率为 70～100 次/min，其节律与窦性节律无关。

2)QRS 波群时间、形态正常，或与窦性 QRS 波群相同，QRS 波群前、后可有逆行性 P′波，P-P 间期＜0.12s 或 R-P′间期＜0.20s。

3)易出现窦交界区竞争现象，即窦性心律与交界性心律接近时，心室的激动时而受窦房结控制，时而又受交界性心律控制，无突发突止的特点。心房颤动者，心律变规则，心室率为 70～140 次/min。

4)可见到各种形态的房性融合波。

5)当有窦性心律与之形成干扰性房室脱节时，R-R 间期均等，P′-R 间期不固定，P′波在 QRS 波群之前、稍后或隐伏其中。此时，心房由窦房结控制，心室由交界区节律点控制，心房波与心室波无关。

(三)诊断关键

1.诊断

主要依据心电图。

2.病情危重指标

本病通常对血流动力学无明显不良影响。

3.鉴别诊断

非阵发性交界性心动过速与阵发性交界性心动过速的鉴别如下。

1)非阵发性心动过速起病逐渐发生，逐渐停止，发作时第一个 QRS 波群后出现，其后无代偿间歇。而阵发性心动过速多突发骤止，发作时，第一个 QRS 波群提前出现，停止时有完全代偿间歇。

2)前者心室率为 70～130 次/min，后者为 150～220 次/min。

3)前者常与窦性心律竞争，而后者不常有。前者常有心室夺获，后者少见。

4)前者心律不随迷走神经兴奋抑制而改变，但可使心率减慢，后者可用兴奋迷走神经的方法突然中止发作。

5)前者常见于器质性心脏病，尤其是洋地黄中毒，后者常见于无器质性心脏病者。

### 十、药物治疗

(一) Ⅰ类药物

1. Ⅰ a 类药物

1) 奎尼丁。

(1) 临床应用：奎尼丁为广谱抗心律失常药物，可用于多种室上性与室性心律失常，包括房颤、房扑和室上速的转复，以及室早和室速的治疗。奎尼丁可使心房率减慢，并由于其抗迷走神经作用，可加速房室传导，从而导致心室率增快。房颤患者在应用奎尼丁前应先用洋地黄、普萘洛尔或维拉帕米控制心室率。6 个安慰剂对照研究的荟萃分析表明，奎尼丁治疗的房颤患者死亡率略有增加。新近有小样本研究报道，奎尼丁可预防 Brugada 综合征患者室颤再发。由于奎尼丁的毒副作用较大，故现已不再作为室上性和室性心律失常的首选药物。

(2) 临床药理学：奎尼丁的口服生物利用度约 70%，半衰期为 3～19h，50%～90% 经肝脏代谢，10%～30% 经肾脏排泄。体内可有多种具有活性的代谢产物。

(3) 剂量和用法：硫酸奎尼丁的常规有效剂量是 800～2 400mg/d，推荐的单次最大剂量为 600mg；有效血药浓度为 0.7～5.5μg/mL，应根据血药浓度调整奎尼丁的剂量。老年患者由于分布容积减少和清除率降低，应减少药物用量。在肝肾疾病患者，奎尼丁的起始剂量无须调整，但在肝功能障碍患者，由于奎尼丁的蛋白结合率降低，在较低剂量时即可出现毒副作用。静注奎尼丁具有潜在的危险，现已很少应用。

应用奎尼丁转复房颤或房扑时，首剂 0.1g，观察 2h 如无不良反应，可以两种方法进行复律：①0.2g，每 8h 1 次，连续 3d，约 30% 患者可转复窦律。②首日 0.2g，每 2h 1 次，共 5 次；次日 0.3g，每 2h 1 次，共 5 次；第 3 日 0.4g，每 2h 1 次，共 5 次。每次给药前测血压和 Q-T 间期。复律成功后，以有效单次剂量作为维持量，每 6～8h 给药 1 次。对新近发生的房颤，奎尼丁转复窦律的成功率为 70%～80%。

先天性长 Q-T 间期综合征、低钾血症及既往有尖端扭转型室速 (Tdp) 发作的患者均禁用奎尼丁，因其可增加 Tdp 复发危险。对于心力衰竭患者，奎尼丁有促心律失常作用，并可诱发洋地黄毒性反应，应从小剂量开始应用。与强心苷合用时，强心苷要减小剂量并进行浓度监测，同时血钾浓度应维持在 4mmol/L 以上。奎尼丁的直接负性肌力作用常为其扩血管作用所抵消，故心功能不全或心力衰竭患者常能耐受口服奎尼丁。然而，心力衰竭患者如同时伴心动过缓或低钾、低镁，奎尼丁具有诱发 Tdp 的潜在危险。

(4) 毒副作用：显著的 Q-T 间期延长可出现在常规剂量甚或较低剂量时，此时发生 Tdp 的危险明显增加。Tdp 是奎尼丁晕厥的原因，可发生于 5%～10% 的患者，并出现于奎尼丁治疗的第 1 日，Tdp 亦是诱发猝死的原因。发生 Tdp 时，心脏起搏或异丙肾上腺素治疗有效。静注硫酸镁也被推荐为起始治疗，但缺乏对照研究资料。

奎尼丁通过阻滞 α 受体产生扩血管作用，故可导致低血压，尤其在合用硝酸酯或其他扩血管药物的患者。其他不良反应包括腹泻、呕吐、耳鸣，个别患者血小板减少；既往有传导系统疾病患者可发生传导阻滞。房扑患者应用奎尼丁，如未先用洋地黄减慢房室传导，奎尼丁的抗迷走神经作用可导致房室传导突然加速使心室率增快。

（5）药物相互作用：西咪替丁可抑制奎尼丁的代谢，而苯巴比妥、镇静催眠药和利福平可加速其代谢。联合应用地高辛与奎尼丁的患者中 20%～40%出现地高辛中毒。

2）普鲁卡因胺。

（1）临床应用：普鲁卡因胺与奎尼丁相似，对室上性和室性心律失常均有效。尽管两种药物电生理作用相似，但临床疗效却不同，一种药物无效时，另一种药物可能有效。普鲁卡因胺可用于急诊控制预激综合征患者的房室折返性心动过速、房颤和房扑，静注可用于转复血流动力学稳定的持续性室速。由于其负荷剂量需在 20min 内缓慢注入，当患者病情危急时其应用受到限制。

（2）作用机制：普鲁卡因胺减慢传导，降低心房肌、心室肌和浦肯野纤维的自律性和兴奋性。由于对 $K^+$ 通道的作用，它也延长动作电位时程和不应期。与奎尼丁相比，普鲁卡因胺较少引起 Q-T 间期延长。它的代谢产物 N-乙酰卡尼（NAPA）有明显Ⅲ类抗心律失常药物活性，可延长心房肌、心室肌的动作电位时程和不应期，延长 Q-T 间期。

（3）临床药理学：普鲁卡因胺口服吸收迅速，生物利用度为 100%。约 15%与血浆蛋白结合。在肾功能正常者，普鲁卡因胺的半衰期为 2～4h，需每 3～6h 给药 1 次。普鲁卡因胺的有效血浓度为 4～8μg/mL，NAPA 的有效血浓度为 7～15μg/mL。应进行血浆浓度监测以决定治疗顺应性和防止毒副作用发生。

（4）剂量和用法：静脉应用时，3min 以上注入 100mg，每隔 5min 1 次，以达总量 1g；或将 1g 加入 5%葡萄糖液 100mL 中持续静滴 1h。如能耐受负荷剂量而不出现低血压，且 QRS 波群增宽和 Q-T 间期延长均<25%，可维持静滴 20～60μg/（kg·min）（依肾功能变化而浓度不同）。

当肾功能和心功能正常时，推荐的起始口服剂量是 50μg/（kg·d），每 6～8h 给药 1 次。由于普鲁卡因胺与 NAPA 的电生理特性不同，应用普鲁卡因胺的患者应监测普鲁卡因胺和 NAPA 的血浓度。肾功能受损患者 NAPA 可能很快即达很高的血浓度，应监测以维持 NAPA 浓度<20μg/mL。当肾功能不全或心功能减退时，常用剂量的普鲁卡因胺和 NAPA 有蓄积中毒的危险。

（5）不良反应：40%患者在开始应用的 6h 内可能因不良反应（包括心律失常加重及发生 Tdp 等）而停药。普鲁卡因胺禁用于长 Q-T 间期综合征、有 Tdp 病史者或低血压的患者。长期服用的患者，15%～20%发生狼疮样综合征，停药后消退。普鲁卡因胺可致粒细胞缺乏症，用药开始 3 个月内应每 2 周检测血白细胞。长期口服普鲁卡因胺的方法现已很少应用。

（6）药物相互作用：与奎尼丁不同，普鲁卡因胺不增加地高辛血浓度。西咪替丁和雷尼替丁抑制肾小管分泌，致普鲁卡因胺的清除率降低 10%～15%。

3）丙吡胺。

（1）临床应用：丙吡胺是广谱抗室上性和室性心律失常药物，抗心律失常特性类似于奎尼丁和普鲁卡因胺。负性肌力作用和抗胆碱作用常限制了其使用。

（2）剂量和用法：由于可出现心力衰竭和抗胆碱不良反应，不推荐使用负荷剂量。有效剂量通常是 100～400mg，每日 2～4 次，每日最大剂量 800mg。

2. Ⅰb类药物

1)利多卡因。

(1)临床应用：利多卡因仍是控制室性心律失常的常用药物。尽管并未降低总死亡率，但利多卡因降低了非急性心肌梗死患者的原发性室颤。然而，急性心肌梗死合并室性心律失常患者，与交感神经阻滞剂（β受体阻滞剂或左侧星状神经阻滞）相比，利多卡因会增加死亡率。利多卡因现已不再用作急性心肌梗死患者室性心律失常的预防用药。由于利多卡因复杂的药代动力学，必须对其疗效和毒副作用进行监测。

(2)作用机制：利多卡因降低0相最大上升速度，正常浦肯野纤维的动作电位时程缩短或无改变。利多卡因对正常传导系统作用很小，对异常的传导系统具有多种多样的作用。

(3)临床药理学：与原药相比，利多卡因的代谢产物较少抗心律失常活性，但与其中枢神经系统不良反应有关。利多卡因的抗心律失常作用与药物血浓度相关。正常个体达到稳态血浓度需8～10h，在心力衰竭与肝脏疾病患者需20～24h。

(4)剂量与用法：利多卡因用于快速控制室性心律失常。单剂静注仅具短暂的治疗作用，因为药物很快分布于血浆和心肌之外。对于一个稳定的患者，总的负荷剂量是3～4mg/kg，在20～30min给予。起始剂量为1mg/kg，2min以上注入；8～10min可缓慢给予3次负荷注射剂量，每次50mg，2min以上注入，同时严密观察，以防不良反应出现。在给予负荷剂量的同时，开始持续静滴，通常20～60μg/（kg·min），以达到所需的3～5μg/mL的血浆药物浓度。

即使正常个体，血浆峰值浓度也有很大差异。在给予负荷量时，必须对患者的心电图、血药浓度和精神状态进行监测；一旦出现利多卡因过量表现（常是短暂的中枢神经系统反应），应立即停止负荷给药。当利多卡因已应用足够剂量，而患者心律失常仍持续存在，或出现明显不良反应，或血药浓度在5～7μg/mL以上，应使用其他抗心律失常药物。当利多卡因浓度＜5μg/mL时，治疗作用很小；当浓度＞5μg/mL时，出现不良反应的危险性增加。病情稳定后逐渐停用利多卡因，血药浓度在8～10h后开始降低。

在肾脏或肝脏疾病患者，利多卡因不需调整起始负荷剂量，然而维持剂量应降低。在肝脏疾病患者，分布容积改变很小，清除半衰期延长＞5h。机械通气情况下，心排血量和肝脏血流量降低，利多卡因剂量应减小。在心力衰竭患者，利多卡因清除率减半，血药浓度可为正常人的2倍，故负荷剂量和维持量应减少50%。

心肌梗死后的患者静脉应用利多卡因24h以上，清除半衰期增加50%，此时应减量应用，并进行监测，以防毒副作用出现。

(5)不良反应：中枢神经系统症状最常见。随浓度的逐渐增加，可出现感觉异常、定向障碍、视力模糊、眩晕与嗜睡。快速注射可导致惊厥。利多卡因可抑制心功能，亦可引起窦房结功能障碍、房室传导阻滞与低血压。

(6)药物相互作用：与其他抗心律失常药物合用，可出现对心肌功能与心脏传导的协同抑制作用。与普萘洛尔合用可致利多卡因血药浓度升高。西咪替丁降低肝脏和其他内脏的血流量，降低利多卡因的分布容积，抑制利多卡因经肝酶代谢。

2）美西律。

（1）临床应用：美西律用于治疗室性心律失常，成功率为 6%～60%，但常＜20%。美西律不延长 Q-T 间期，对于有 Tdp 史或长 Q-T 间期综合征的患者，当奎尼丁、索他洛尔、普鲁卡因胺和丙吡胺禁忌时，可应用美西律。

（2）临床药理学：美西律代谢很少，主要在肝脏代谢，10%～15% 以原形经肾脏排泄。半衰期为 8～20h（健康个体为 9～12h）。需 1～3d 达稳态血浓度。

（3）剂量和用法：美西律的有效血浓度与毒性血浓度接近，因此剂量不应过大。应从小剂量开始，每隔 2～3d 增加剂量，直到有效或出现不良反应，如震颤或中枢神经系统症状。肾功能正常者推荐的起始剂量为 150mg，每 6～8d/次。

人群中的清除率差异很大，约 7% 的白人缺乏代谢美西律的 CYP2D6。肾衰竭患者应减量，尤其是肝脏缺乏 CYP2D6 的患者依赖肾脏排泄。在心功能不全和肝功能障碍的患者，半衰期和清除率降低，也应减量。

（4）不良反应：美西律的不良反应常是剂量相关性的，包括震颤、视觉模糊、眩晕、烦躁、恶心等，常出现血小板减少和抗核抗体阳性。高浓度时窦房结功能障碍患者可出现严重的心动过缓，也可加重心脏传导阻滞。常规口服剂量对心功能无抑制作用，不加重心力衰竭。

（5）药物相互作用：苯巴比妥、苯妥英钠和利福平可增加肝脏对美西律的代谢，从而降低其疗效。美西律降低茶碱的清除率。奎尼丁抑制美西律代谢酶 CYP2D6。

3. I c 类药物

1）普罗帕酮。

（1）临床应用：普罗帕酮对多种类型心律失常有效，包括室性和室上性心律失常，如控制室早的有效率为 60%～70%，对室速的有效率约 50%，房颤转复率为 40%～60%，并可有效控制房早及室上速，包括预激综合征患者的房室折返性心动过速等。

（2）临床药理学：普罗帕酮具有较强的 $Na^+$ 通道阻滞作用，同时由于结构上与普萘洛尔相似，可产生具临床意义的 β 肾上腺素能阻滞。口服吸收＞90%，1～2h 起效，3～4h 后血浆浓度达高峰，生物利用度低，个体差异大。剂量增加，生物利用度也增加，因而呈非线性的剂量依赖的药代动力学。有效血浓度为 0.5～2.0μg/mL。主要在肝脏代谢，主要的代谢产物 5-羟基普罗帕酮具有抗心律失常效应。缺乏 CYP2D6 的患者清除率降低。在肝脏疾病患者，剂量应减少 70%～80%。

（3）剂量和用法：每日口服剂量为 300～900mg，分 2～4 次给予。静脉用药为 70mg，于 5～10min 注射，20min 后可重复 1 次，显效后可以 0.5～1.0mg/min 静滴。

（4）不良反应：主要不良反应为加重心力衰竭、低血压、心动过缓和传导阻滞。其他有头晕、恶心、呕吐、视力模糊、哮喘等。禁用于病态窦房结综合征、高度房室传导阻滞、严重心力衰竭、心源性休克及哮喘患者。普罗帕酮有促心律失常作用，如可发生多形性室速、室颤等。

（5）药物相互作用：奎尼丁、西咪替丁致普罗帕酮浓度增高。苯妥英钠、苯巴比妥、利福平均加强其代谢。普罗帕酮降低华法林的排泄。与 β 受体阻滞剂合用时应谨慎。

2) 氟卡尼。

(1) 临床应用：氟卡尼对多种室上性和室性心律失常有效。由于氟卡尼增加缺血性心脏病患者的死亡率，故限用于无器质性心脏病患者的室上性心律失常。负性肌力作用限制了其在心功能减退患者中的应用。

(2) 临床药理学：主要被肝脏 CYP2D6 代谢为无药理活性的产物。由于有相当一部分氟卡尼被肾脏清除，因此肝酶缺乏对其药代动力学影响较小，除非患者有肾功能不全。

(3) 剂量和用法：室上速患者，起始剂量 50mg，每 12h/次；4d 后根据临床反应，可调整剂量为 100～150mg，每 12h/次。由于白人中约 7% 缺乏 CYP2D6，因此所有肾功能不全患者均应从小剂量开始，小心增加剂量。

(4) 不良反应：即使在推荐剂量内，氟卡尼也能产生促心律失常作用，尤其是在严重心脏病患者中。氟卡尼可致多数患者的左心室功能降低；在窦房结病变患者，氟卡尼可加重窦房结功能障碍；氟卡尼也延长 QRS 间期和 P-R 间期。氟卡尼使起搏阈值增加 200%，依赖起搏器的患者需慎用；也增加 ICD 患者的除颤阈值。

(5) 药物相互作用：西咪替丁降低氟卡尼的清除半衰期。地高辛、普萘洛尔和胺碘酮使其血药浓度升高。

(二) Ⅱ类药物（β受体阻滞剂）

(1) 作用特点：β受体阻滞剂通过拮抗β受体阻滞肾上腺素。很少有对比研究评价不同β受体阻滞剂抗心律失常的相对剂量。通常认为它们对过度交感刺激（如嗜铬细胞瘤）所致的心律失常，或对运动或急性心肌梗死相关的心律失常有效。β受体阻滞剂通过 2 种作用发挥抗心律失常效应：阻滞突触后心脏受体和膜稳定作用。在离体实验中直接的膜稳定作用使动作电位缩短，但这需远高于临床所能达到的浓度。

(2) 临床应用：β受体阻滞剂如普萘洛尔、阿替洛尔和美托洛尔通常对室上性心律失常有效，例如房室结折返性心动过速、房颤和房扑。艾司洛尔为超短效β受体阻滞剂，半衰期仅 9min，对暂时减慢房颤或房扑心室率有效（如手术后）。

在大多数先天性长 Q-T 间期综合征患者，β受体阻滞剂可有效预防危及生命的心律失常，尤其是那些症状与肾上腺素能刺激有关的患者。

在持续性室速患者，尽管通常认为β受体阻滞剂是无效或禁忌的，然而临床上常证实其可有效地防止室速再发，尤其是与其他药物合用时。对于控制室早，尽管它们并不总是有效，但常能减轻心脏症状。更为重要的是，β受体阻滞剂可降低心肌梗死患者的猝死危险。

(3) 剂量和用法：β受体阻滞剂治疗心律失常的剂量通常与治疗高血压、心绞痛的剂量相仿。口服起始剂量为：美托洛尔 25mg，每日 2 次；普萘洛尔 10mg，每日 3 次；阿替洛尔 12.5～20mg，每日 2～3 次。根据治疗反应和心率增减剂量。在某些患者，需要大剂量以抑制室性心律失常（相当于普萘洛尔＞320mg/d），但此种剂量常导致疲乏和严重抑郁。艾司洛尔为静注剂，主要用于房颤或房扑时紧急控制心室率，负荷量为 0.5mg/kg，1min 内静注，继以 0.05mg/(kg·min) 静滴 4min，如 5min 内未获有效反应，重复负荷剂量后继以 0.1mg/(kg·min) 静滴 4min。每重复 1 次，维持量增加 0.05mg，但不应＞0.2mg/(kg·min)，连续静滴不超过 48h。

(4)不良反应：主要为负性肌力作用，可诱发和加重心力衰竭，以及引起与剂量相关的心动过缓、传导阻滞和低血压，诱发支气管痉挛或哮喘，增加外部血管阻力。其他不良反应有疲劳、抑郁、失眠、多梦和幻觉。禁用于高度房室传导阻滞、哮喘和阻塞性肺疾病以及有低血糖反应的患者。不宜与维拉帕米合用。

（三）Ⅲ类药物

1.胺碘酮

1)临床应用：美国 FDA 仅批准胺碘酮用于其他治疗无效的危及生命的室性心律失常。然而，众多研究表明，对于房颤时的复律和(或)减慢心室率、房室结折返性心动过速和预激综合征并发的心动过速等，胺碘酮是有效的。对胺碘酮应用加以限制的主要原因在于，胺碘酮可能导致致死性并发症，难以确定其起效时间，而且胺碘酮与多种药物存在危险的相互作用。陈旧性心肌梗死或心力衰竭患者口服胺碘酮的大规模临床研究结果或为阴性，或猝死率降低，但总死亡率无降低。与 Ic 类药物不同，胺碘酮不增加这些患者的死亡率。静注胺碘酮可用于危及生命的室速或室颤，低血压是主要的不良反应。对于院外心搏骤停患者，胺碘酮增加住院期间存活率而出院存活率无增加。

2)临床药代动力学：胺碘酮通过胃肠道缓慢吸收，生物利用度可相差 4 倍。胺碘酮主要代谢物为去乙基胺碘酮(DEA)，很少以原形从尿液排泄。DEA 的抗心律失常作用与胺碘酮相当或更强，血药浓度为胺碘酮的 0.4～2 倍。静注后血浆半衰期为 4.8～68.2h。由于药物自脂肪和肌肉组织缓慢释放，致血浆清除率缓慢及个体差异性很大，半衰期为 13～103d。

3)剂量：如不用负荷剂量，胺碘酮需数周至数月才能达到抗心律失常作用。静注或口服负荷剂量能加速达到治疗作用。静脉负荷剂量为 150mg(3～5mg/kg)，10min 注入，10～15min 后可重复，随后 1～1.5mg/min 静滴 6h，以后根据病情逐渐减量至 0.5mg/min 维持。24h 总量不超过 1.2g。要注意注射速度及监测血压，并建议进行血浆药物浓度监测。对于在药物浓度下降时室速或室颤再发者，可再次给予 150mg 静注 10min。对于无脉性室速或室颤，可将 300mg 加入 20～30mL 生理盐水或葡萄糖液中静滴，必要时可追加 150mg。常规口服负荷剂量为 0.2g，每日 3 次，共 5～7d；再用 0.2g，每日 2 次，共 5～7d；然后用 0.2g(0.1～0.3g)，每日 1 次维持。口服治疗时胺碘酮的有效血药浓度通常为 1～2.5μg/mL。如血药浓度长时间在 3～4μg/mL 以上，与毒副作用发生率增高有关。

4)不良反应：胺碘酮静注量＞5mg/kg 时将会降低心肌收缩力和末梢血管阻力，对严重心力衰竭和心脏明显扩大患者，尤其要注意缓慢注射、监测血压。服药期间 Q-T 间期均有不同程度延长，一般不是停药指征。对老年人或窦房结功能低下者，胺碘酮可进一步抑制窦房结，窦性心律＜50 次/min 者宜减量或暂停用药。

胺碘酮的安全性是有争议的。早期报道和长期研究发现其耐受性良好，但美国的经验表明不能耐受者的发生率高，有时是致死性反应。最严重的不良反应是致死性间质性肺炎，既往有肺部疾病的患者更为常见，但如果能早期发现，则是可逆的。因此必须注意监测，如每3 个月拍摄一次胸片可能有用，一系列肺功能测试价值很小。此外，甲亢或甲减见于 4%的患者。长期治疗时几乎均可发生角膜色素沉积，可进展至影响视力。一些白人患者可在皮肤暴露部位出现青灰色或蓝色。30%或更多患者可出现肝脏转氨酶异常升高，少数可进展至黄疸或肝硬化。

5)药物相互作用:胺碘酮可干扰多种药物的清除,如地高辛、华法林、奎尼丁、普鲁卡因胺、丙吡胺、美西律和普罗帕酮,应摸索这些药物的最小有效剂量。

2.索他洛尔

1)临床应用和药理学:索他洛尔阻滞β受体,并通过阻滞 IKr 而延长 Q-T 间期和不应期,此两种特性的结合使得索他洛尔可有效控制多种室上性和室性心律失常;然而,索他洛尔增加心肌梗死后室性心律失常患者的电不稳定性。单次给药后峰值浓度出现于2.5～4h。半衰期约12h,以原形从肾脏排泄。

2)剂量和用法:推荐剂量为40～80mg,每12h/次。在肾功能正常者,2～3d 后可达稳态。如患者无反应而 Q-T 间期<500ms,可将剂量增加为80～160mg,每日2次。

索他洛尔以原形经肾脏排泄,如肌酐清除率(Ccr)为30～60mL/min,给药间期应延长至24h;如 Ccr 为10～30mL/min,给药间期应延长至36～48h。由于存在 Tdp 和心力衰竭加重的可能,心功能减退的患者应减量并严密监测。

3)不良反应:索他洛尔治疗的主要问题是 Tdp,总发生率接近2%。在女性,心力衰竭和有过持续性室速的患者更为多见(7%)。仔细识别与处理 Tdp 诱发因素(如心动过缓、基础Q-T 间期延长、心肌缺血、严重心肌病变和低血钾等)可降低 Tdp 发生率。从80mg/d 开始,逐步小心地增加剂量,监测 Q-T 间期,使其延长不超过550ms。此外,本药出现心力衰竭或原有心力衰竭恶化的发生率约为3%。其他还有一些与β受体阻滞剂相关的不良反应。

4)药物相互作用:索他洛尔与延长 Q-T 间期的药物合用有增加 Tdp 的危险。

3.伊布利特

1)临床应用:可用于快速转复近期发作的房颤或房扑。尚缺乏在其他心律失常或长期(>90d)房颤或房扑的应用研究。不应用于低钾、低镁或 Q-Tc>440ms 的患者。在应用研究中,伊布利特首剂1mg,而后再追加0.5mg 或1mg,在5～88min 终止44%的心律失常。约20%患者对首剂有反应,近25%患者对首剂无反应,而对第2次注射有反应。

2)临床药理学:10min 以上静注,半衰期为2～12h(平均6h)。在肝脏经氧化代谢排泄,自循环中快速清除。

3)剂量和用法:体重>60kg 患者的推荐剂量是1mg;对于体重<60kg 的患者,推荐剂量为0.01mg/kg。10min 后如心律失常未转复,可追加一次相同剂量。

4)不良反应:最严重的不良反应是 Tdp,发生率为1.7%。在女性以及心功能减退或电解质紊乱患者,发生 Tdp 的危险性增加。

4.多非立特

1)临床应用:口服多非立特对于转复房颤作用有限,而可有效转复房扑。对于复律后维持窦性心律的作用似乎更大。

2)临床药理学:口服完全吸收,生物利用度为75%～100%。在肝脏和肾脏等量清除。口服后半衰期为8～10h。在女性,清除率下降12%～18%。多非立特主要通过肝脏 CYP3A4代谢。静注后对 Q-T 间期的最大作用滞后于血药浓度峰值9min。

3)剂量和用法:复律时应根据 Ccr 口服给药,当 Ccr>60mL/min、40～60mL/min、20～

40mL/min 时，可分别给予 0.5mg 每日 2 次、0.25mg 每日 2 次、0.12mg 每日 2 次。Ccr＜20mL/min 时禁用。维持窦性心律则为 0.1～0.5mg，每日 2 次。用药同时需监测 Q-T 间期，当 Q-T＞500ms 或较基础值延长＞15%时，应减量或停用。

4）不良反应：Tdp 发生率约 3%。

5）药物相互作用：不宜与酮康唑、维拉帕米、西咪替丁或氢氯噻嗪等联合应用，尤其当患者肾功能减退时，将使多非立特的血药浓度升高。

5.阿奇利特

1）临床应用：阿奇利特显著降低房颤和室上速的发生率，显著延长房颤和房扑的复发时间，并减轻房颤再发时的症状，这些作用均呈剂量依赖性。在急性心肌梗死猝死高危患者(左心室射血分数 15%～35%，心率变异指数≤20)，阿奇利特对总死亡率的影响是中性的，但显著降低 1 年后房颤的发生率。

2）临床药理学：为第 3 代Ⅲ类抗心律失常药物，同时阻滞 IKr 和 IKs 而延长心肌动作电位时程和有效不应期，促心律失常作用低于其他抗心律失常药物。口服吸收完全，峰浓度出现于服药后约 7h，与蛋白结合率约 94%，半衰期为 4d。大部分通过肝脏代谢，约 10%经肾脏清除。

3）剂量和用法：常用给药方法是 100～125mg/d，1 次顿服。

4）不良反应：偶见室早和室速，个别患者发生 Tdp。心外不良反应最常见的是头痛，其次为疲乏、呼吸困难。

5）药物相互作用：使地高辛的吸收率和清除率轻度升高，但无临床意义，无须调整剂量。与华法林合用时，也未见明显药代动力学改变。

# 第二节　心　力　衰　竭

心力衰竭(heart failure)是一个临床综合征，是由于心脏受到损伤后其结构或功能发生异常，泵血受限。心力衰竭有急性与慢性之分。急性心力衰竭是由于心脏急性病变引起的收缩、舒张功能不全，在数小时或数日内出现明显的心排血量下降，引起周围组织与器官的灌注不足与淤血，临床上可出现肺水肿甚至休克。慢性心力衰竭是由于心脏受到损伤后，长期缺血或长期血流动力学负荷绝对或相对过重，引起心脏结构和功能进一步改变，以至心排血量在充盈压正常的条件下不能随机体对代谢、循环的需要而相应增加，临床上出现气急、乏力、运动耐量减退、液体潴留等表现。而且，由于代偿机制的负面作用，慢性心力衰竭可以形成恶性循环，自身不断发展，不断恶化。

## 一、流行病学

心力衰竭发病率高，预后差，5 年存活率与恶性肿瘤相仿。全球心力衰竭患者数达 2 250万人，每年新增病例数 200 万人。我国 2003 年一项心力衰竭流行病学调查资料显示，在 35～74 岁人群中，心力衰竭患病率为 0.9%。按此推算，我国 35～74 岁人群中约有心力衰竭患者400 万人。美国大约有 500 万人罹患心力衰竭，每年新增病例 55 万人。心力衰竭的病死率与临床严重程度有关；就中、重度心力衰竭而言，5 年病死率可达 30%～50%。医疗花费相当巨大。

## 二、病因

心脏的损伤可以来自不同原因，如心脏的压力、容量负荷过度、心肌病变、心率或心律异常、心肌缺血或梗死。

### (一)收缩功能损伤

常见于心肌缺血、扩张型心肌病、长期压力负荷增加(高血压、狭窄性瓣膜病)、长期容量负荷过度(反流性瓣膜病、心内或心外分流)。

### (二)舒张功能损伤

常见于心脏充盈受限的疾病(如肥厚型心肌病、继发性心肌肥厚、限制型心肌病、心内膜病变)。

### (三)心率与心律异常引起的损伤

可见于长期心动过缓(病窦、房室传导阻滞)或多种快速性心律失常。

### (四)肺部疾病引起的损伤

常见于广泛肺部疾病或肺血管病变。

### (五)高排血量状态引起的损伤

可见于贫血、甲亢、动静脉瘘等情况。

已有心脏病的患者，常因心脏负荷进一步增加而出现心力衰竭，常见诱因为：①感染。②血容量增加，如摄钠过多、补液过多过快、服用潴钠的药物。③心律失常，如房颤、各种心动过速、心动过缓等。④不适当的体力劳累、情绪激动、妊娠后期及分娩过程等。⑤治疗不当：如不恰当停用治疗心力衰竭的药物、降压药或加用某些非甾体消炎药。⑥原有心脏病加重或并发其他疾病，如心肌梗死、肺栓塞、高血压加重、风湿活动等。

## 三、病理生理

### (一)心脏受损后的代偿机制

心脏受到损伤后，泵血功能减退，机体为使心排血量能随代谢和循环的需要而增加，运用多种代偿机制，也产生了很多正面和负面的影响。

### (二)心室功能曲线所显示的代偿作用和心肌肥厚

按照 Frank-Starling 心室功能曲线的规律，增加心室前负荷，亦即增加左心室舒张末期容量(LVEDV)能使心排血量增加。但在有病变的心脏，心肌收缩力减退后的心室功能曲线较正常曲线下移而平坦，依靠与正常心室等容积的前负荷已不再能使它排出与正常心功能时相当的血液，必须依靠更大的 LVEDV 才能完成，久之则导致心室渐渐扩大，扩大的心室又必然跟随 Laplace 定律出现室壁张力增加，促使心肌代偿性肥厚。虽然肥厚的心室壁增加心肌收缩成分，能减轻个别心肌细胞负担，使室壁张力降低，但同时也使心室顺应性和舒张功能减退，心肌需氧量增加而呈相对缺血。

### (三)神经内分泌系统的代偿性激活和细胞因子的激活

心排血量减少后，机体循环和(或)组织中去甲肾上腺素、醛固酮、血管紧张素Ⅱ、精氨酸加压素(AVP)、内皮素及 TNF-α，IL-6、IL-1、生长因子等物质的水平均有升高。醛固酮促使水钠潴留和心室前负荷增加，从而增加心排血量。血管紧张素 II 促使周围血管收缩和心室后负荷增加，从而支持心、脑重要器官和周围组织的灌溉。交感神经兴奋和肾上腺素类物质分泌增加，使心肌收缩和血管阻力加强，但也同时增加心肌 $Ca^{2+}$ 负荷、氧耗和心律失常的机会，并能直接损伤心肌。在急性心力衰竭时，心肌收缩力和前、后负荷的增加能增加心排血量，改善器官灌溉，满足机体代谢需要，是一种积极和必要的代偿机制。但在慢性心力衰竭，这些代偿机制的长期持续进行会进一步伤害心脏，促使心室重构。

### (四)心室重构

激活的神经、内分泌和炎性细胞因子会促使心肌细胞肥大、增生、缺血、凋亡、坏死和纤维化，促使心肌内 NO 增加而损害心肌。基质金属蛋白酶(MMP)亦被激活，使心脏的胶原纤维和细胞外基质降价与增生，改变原有的心脏支架结构，进一步影响心脏收缩和舒张。二尖瓣、三尖瓣的瓣环扩大，使心室内血液反流到心房。内皮功能减退和内皮素增加影响心脏舒缩和外部血管的扩张。虽然心脏扩大也促使心房和心室分泌更多的心钠素(ANP)和脑钠素(BNP)，从而增加尿量和排钠量，降低血管阻力，减少肾素与醛固酮释放，但在许多慢性心力衰竭的情况下，其效应常不足以抗衡上述心室重构的恶性循环。还在临床尚未出现心力衰竭症状之前，患者的心功能和射血分数(EF)已经不断下降。

### (五)慢性心力衰竭期的进入

当神经内分泌的活动影响到肾对水、钠的排泄，机体开始水肿。当血管壁内钠含量增高，血管舒张就更受影响。心脏缺血使内源性 ANP 作用减弱。当血管阻力增加超过心脏可负担的能力时，即出现肺和内脏淤血，此时临床已进入慢性心力衰竭期。如果心脏再丧失相当数量的心肌细胞，要维持心排血量与周围组织的灌注就更不容易，将在更大程度上依靠交感神经、肾素-醛固酮和 AVP 的激活来支持。如肾脏灌注进一步减少，肾小球滤过率进一步受到损害，使心力衰竭更陷于难治的境地。

### (六)舒张功能损伤

舒张功能损伤可以和收缩功能损伤同时或先后存在，也可以单独存在。心脏的舒张期可分为 3 个阶段：即主动舒张期、灌注期与心房收缩期。如果舒张延迟或心脏僵硬，顺应性减退，则被动充盈受到影响，心搏出量减少。为使被动充盈得到完成，必须升高左心房压。左心房压持续增高可使肺静脉压力增高，引起肺淤血。临床上，患者表现为运动耐力下降，劳动后气急增加。由于心脏舒张依赖能量，心脏缺血缺氧时舒张功能就会受损。反复的心脏缺血、肥厚型心肌病、限制型心肌病、老龄、糖尿病、高血压等变化都会引起舒张功能减退。此外，二尖瓣或三尖瓣狭窄，心包缩窄或填塞，心动过速，虽然不是心肌的问题，但也影响心脏的充盈，使心脏的舒张功能减退。

### (七)心肌能量代谢异常

ATP 是心肌组织内唯一能够直接利用的能源，来自糖酵解和氧化磷酸化两条途径，正常情况下以后者为主。供能物质是脂肪酸、葡萄糖和乳酸，其中 60%～70%来自脂肪酸的有氧氧化。心力衰竭时，心肌能量的产生、运转、储存和利用均受到影响。心肌缺血后氧供减少或中断，使氧化磷酸化作用减弱或停止，心肌能量来源只能依靠糖酵解和糖原的分解，这就引起细胞内代谢产物的积蓄与酸中毒。除因 ATP 不足外，还由于脂肪酸、三酰甘油酶的激活与脂酰辅酶 A 合酶的活性受到抑制，脂肪分解加强，游离脂肪酸(FFA)产生增多而 FFA 的活化却被抑制，FFA 和长链脂酰辅酶 A 在心肌细胞内积蓄，损伤生物膜，使线粒体的氧化磷酸化被进一步阻滞。线粒体的结构亦遭受破坏。能量代谢酶的基因表达也向胚胎型转化。

心肌内代谢产物积蓄，酸中毒和 ATP 不足严重影响心肌的收缩与舒张。心肌舒缩除需要 ATP 提供能量外，还需要高浓度 ATP 造成的离子移位空间效应。后者对启动 $Ca^{2+}$ 泵、$Na^+$-$K^+$ 交换及离子通道的开放均起润滑作用。ATP 不足时，$Ca^{2+}$ 泵的启动和运转被影响，使心肌的肌球-肌蛋白复合体的分离被阻，心肌的舒张功能就受到损害。

（八）与心功能减退有关的分子生物学变化

心力衰竭是心肌细胞一系列基因异常表达的结果。

(1)在心肌压力超负荷等病理刺激下，心肌细胞核内多种原癌基因（如 c-myc、c-fos、c-jun）和 HSP70 等早期反应基因发生快速和短暂的表达。若刺激持续，数日后肌动蛋白、α-肌动蛋白、β肌球蛋白重链、β原肌球蛋白以及 ANF、血管紧张素Ⅱ(AngⅡ)等后期反应基因激活开放，相应的基因转录、蛋白质合成加速，造成心肌肥厚。肥大心肌收缩蛋白基因的异常变化类似于胎儿表型，收缩无力，易于衰竭，细胞寿命缩短。

(2)交感神经系统的长期兴奋使心肌β₁受体蛋白基因转录减少，受体过磷酸化及内移，使衰竭心肌β₁受体数目减少，亲和力降低。与此同时，β₂和α₁受体表达相对增高，正常情况下β₁的正性肌力调节途径转向通过β₂、α₁调控；相应细胞膜信号传导系统发生一系列改变，使心肌细胞内 cAMP 产生不足，对肾上腺素能的反应性降低。

(3)心力衰竭时，心室肌细胞内肌质网 $Ca^{2+}$ 泵基因表达和转录降低，细胞膜 $Na^+$-$K^+$-ATP 酶 mRNA 减少，造成肌质网释 $Ca^{2+}$、摄 $Ca^{2+}$ 能力减弱，细胞膜 $Na^+$-$Ca^{2+}$ 交换异常。

(4)心脏压力负荷增大，激活心脏组织局部 ANF、AngⅡ 等物质的基因表达。它们与生长因子激活介导的心肌间质细胞增生以及细胞凋亡等共同参与心力衰竭时的心肌重构过程。

（九）与心功能减退有关的其他因素

(1)心率与心脏传导：由于心力衰竭时每搏量(SV)较难增加，心率就对心排血量的增加起到十分重要的作用。良好的心室充盈和收缩需要适当的心率、正常的房室传导时间和协调的心室收缩舒张程序，这对顺应性不良的心室尤其重要。但心率增快能增加氧耗，缩短心室舒张时间，影响心室充盈，减少心肌灌注。心率增快也上调细胞内 $Ca^{2+}$ 浓度，增加正性肌力状态。因此长期的心动过速会损害心肌功能，发展成心肌病。心力衰竭时常有室内传导阻滞，造成收缩的不协调，也会使心功能减退。

(2)心肌血流与氧需：在正常的心脏，心肌血流与心肌氧需紧密匹配，在心脏缺血时匹配失调，心脏功能减退甚至心肌坏死。如果动脉舒张压降低到 60mmHg 以下，可能影响到冠状循环自主调节的储备能力，也可能引起心肌缺血。如果心脏体积增加、工作增加，则氧需亦随之增加。心动过速引起的后负荷增加，以及心室的肥厚和扩大，代谢和运动等因素引起的氧需增加，到一定程度都会影响到血流和氧需的匹配，使心肌相对缺血，即使没有冠状动脉阻塞，也会使心功能减退。

(3)心肌顿抑与心肌冬眠：心肌顿抑是指在短暂心肌缺血后，虽然血流恢复正常或接近正常，亦无心肌不可逆损伤发生，但其心肌机械功能依然低下，并常持续到再灌注后数小时，数日乃至数周后方才恢复。

心肌顿抑的功能障碍是可逆的，它没有心肌细胞的坏死，但有心肌高能磷酸盐储备的降低。心肌的功能障碍与缺血程度、时间有关。顿抑时给予正性肌力药物可以使心肌出现暂时的收缩功能。现认为氧自由基损伤和细胞内 $Ca^{2+}$ 超载是顿抑发生过程中的重要机制。

临床上有许多情况可发生心肌顿抑，如急性心肌梗死早期溶栓成功、血栓自溶、冠状动脉成形术后、不稳定型心绞痛发作后等。

心肌冬眠是指在长期亚急性或慢性心肌缺血的状态下，心肌收缩力、代谢和心室功能均降低，以适应血液供应的减少，从而预防心肌坏死。在血液供应恢复时，心肌功能可能恢复至正常或接近正常。虽然冬眠时局部心肌血流降低，但尚足以维持组织的存活，并具有一定的功能储备。因此，当使用小剂量正性肌力药物时，可使心肌功能出现暂时的提高。冬眠的收缩功能障碍可达数月或数年之久，冠状动脉血运重建可以解除冬眠状态，使功能恢复。心肌冬眠的确切机制尚不清楚，可能是缺血诱发的 ATP 依赖性 $K^+$ 通道激活增加 $K^+$ 外流，减少 $Ca^{2+}$ 内流至心肌细胞。细胞内 $Ca^{2+}$ 浓度减少能降低收缩功能，持续的心肌低灌注可引起心肌细胞内 pH 值降低，NAD/NADH 比例下降，促使心肌收缩降低，从而保留心肌线粒体功能和能量储备，维持心肌存活。心肌顿抑反复发作，可引起心肌功能的持续减退；如果心肌顿抑后心肌血供未彻底恢复，则可引起心肌冬眠。

心力衰竭引起的气急有多种形式。早期呈劳累时气急，呼吸浅快。随着肺泡和肺间质淤血增加，激活附近毛细血管的 J 受体，休息时也气急。后期因平卧时内脏与下肢血液集中到中央循环，使肺毛细血管压力更高，平卧时亦气急，需要高枕或坐起，呈端坐呼吸。有时在半夜中气急、咳嗽。如间质肺水肿引起气道阻力增加，能使患者在睡后 $1\sim3h$ 突然惊醒，除严重气急、咳嗽外，还伴有支气管痉挛所致的哮鸣音，称为阵发性夜间气急(PND)，须与肺源性或原发性支气管哮喘区别。如患者出现右心衰竭与三尖瓣反流，则气急可减轻。PND 和端坐呼吸不同，后者可因患者坐起或将下肢下垂而缓解，前者则不能。心脏性端坐呼吸还应与腹部肥胖、腹水以及肺部疾病需要采取坐位者区别。晚期心力衰竭心排血量降低影响脑血流量，可引起陈-施呼吸。此外，呼吸肌和(或)膈肌疲劳及贫血都可以参与心力衰竭之气急机制。

### 四、临床表现

心力衰竭的临床表现众多，有反映心排血量不足和骨骼肌功能紊乱的劳累后气急与乏力，反映肺淤血的呼吸急促、阵发性夜间气急、咳嗽、端坐呼吸和肺啰音，反映体静脉淤血的颈静脉怒张、肝大、肝颈反流征阳性和下肢水肿，反映心脏结构或功能异常的心率增快、心界扩大、奔马律、病理性杂音等。还可存在与心脏原有基础病变如高血压、心瓣膜病等有关的病史和体征。

### 五、辅助检查

(一)二维、三维超声心动图及多普勒超声检查

超声可以诊断心包、心肌、心脏瓣膜病和某些血管(颈动脉、股动脉、肾动脉等)的病变；

可测定房室内径、心脏几何形状、室壁厚度、室壁运动及瓣膜狭窄程度；可测量左心室舒张末期容量，算出 LVEF；可区别舒张功能不全和收缩功能不全。

（二）心电图检查

提供心肌梗死、左/右心室肥厚、广泛心肌损害、心包炎及心律失常等信息。

（三）胸片

提供心脏增大、肺淤血、胸膜积液、肺水肿及原有肺部疾病的信息。

（四）生物标记物

心力衰竭时，心室容量、压力负荷和室壁张力的增加使心肌受到牵张而分泌 BNP。BNP 与 NT-proBNP 已被用作生物标记物以评估心力衰竭。有报道，血浆 BNP＞500pg/mL 可诊断心力衰竭，BNP＜100pg/mL 可否定心力衰竭；也有报道，如血浆 BNP＞100pg/mL，则 83.4% 的可能性为心力衰竭，＜50pg/mL 则 96% 的可能性为非心力衰竭。心力衰竭程度越重，血浆 BNP 水平越高。随着心力衰竭好转，BNP 水平亦下降。在失代偿性心力衰竭患者，BNP 能反映肺毛细血管楔嵌压（PCWP）的变化。

BNP 的水平能很好地区别来自心或肺的呼吸困难，帮助诊断无症状性心力衰竭、舒张性心力衰竭和右心衰竭。血浆 BNP 水平越高，预后越差。在 LVEF 降低的患者，对预测猝死有一定帮助。但应注意，主动脉瓣狭窄、肺动脉栓塞、严重肺动脉高压和急性冠状动脉综合征患者都可有血 BNP 水平升高，老年和肾衰竭易使血 BNP 水平偏高，肥胖易使其偏低。

（五）放射性核素心室造影及心肌灌注显像

放射性核素心室造影可准确测定左心室容积、LVEF 及室壁运动。放射性核素心肌灌注显像可诊断心肌缺血和心肌梗死，对鉴别扩张型心肌病和缺血性心肌病有一定帮助。

（六）心导管测定

可以测定 PCWP、右心房压、心排血量、心排血指数（CI）、体循环阻力（SVR）、肺循环阻力（PVR），以及通过左心室造影观察节段室壁活动和测定 LVEF、dp/dt 曲线等重要指标。在出现急性肺水肿或心源性休克时可做血流动力学监测。

**六、诊断和鉴别诊断**

心力衰竭的诊断应综合上述病史与检查做出最后决定。Framingham 标准也可作为参考。该标准以阵发性夜间气急、颈静脉扩张、肺啰音、心脏扩大、急性肺水肿、$S_3$ 奔马律、中心静脉压增高（＞16cmH₂O）、循环时间≥25s、肝颈反流征阳性、治疗 5d 后体重减少≥4.5kg 作为主要标准，双踝水肿、夜间咳嗽、一般劳累后气急、肝大、胸腔积液、肺活量较过去最大值减少 1/3、心动过速（≥120 次/min）为次要标准。如患者具有 2 个主要标准或 1 个主要标准加 2 个次要标准以上者，心力衰竭诊断成立。次要标准必须在不能用其他疾病解释的条件下才被采纳。鉴别诊断包括肾衰竭和呼吸系统引起的气急以及肥胖、静脉曲张引起的下肢水肿等。

**七、类型和分级**

（一）类型

由于各种心力衰竭的心脏损伤和病理生理不同，心力衰竭可有多种类型。心脏的整体功能衰竭称为泵衰竭。此外，尚有收缩功能衰竭和舒张功能衰竭等，各有不同性质，治疗方法各不相同。

**1.泵衰竭和心肌收缩功能衰竭**

心肌收缩功能衰竭是泵衰竭的原因之一，但两者并非等同。心肌收缩功能衰竭是指在正常后负荷的条件下，每单位心室肌纤维无力以正常速度做正常间距的缩短或使心室在等容收缩期以正常速度产生正常压力。泵衰竭可以伴或不伴有心肌收缩功能衰竭，例如在严重而突然发生的主动脉瓣关闭不全或严重的急性高血压，由于后负荷过度增加，即使心肌收缩力正常，也可出现左心室泵衰竭。有时因心脏充盈受损，如心肌舒张功能减退、心包填塞或缩窄、心室机械性梗阻(如二尖瓣或三尖瓣狭窄、三腔心房、心房内血栓或肿瘤、纤维性纵隔炎等)或心律失常影响心室舒张时间和心房收缩，虽然心肌收缩功能正常，心泵功能亦可衰竭。目前临床上对心泵功能的评估用心排血指数和心房压来表示。正常心排血指数参考值为2.6～4.2L/(min·m²)，正常右心房压参考值为0～8mmHg，正常左心房压参考值为1～10mmHg，后者可用PCWP表示。对左心室收缩功能的评估可用EF，正常＞50%。

**2.收缩性心力衰竭和舒张性心力衰竭**

收缩性心力衰竭表现为：①左心室增大，收缩末期容量增加，LVEF＜40%。②有基础心脏病变的表现。③有或无呼吸困难、乏力、体液潴留等症状。舒张性心力衰竭具有心力衰竭的症状和体征，但心形不大、收缩功能正常、LVEF＞50%、心室舒张速度减慢、顺应性降低。收缩性心力衰竭易出现$S_3$奔马律，舒张性心力衰竭易出现$S_4$奔马律，两种心力衰竭可以同时或先后存在。单纯收缩性心力衰竭可见于急性大块心肌梗死或肺栓塞，单纯性舒张性心力衰竭可见于肥厚型或限制型心肌病。两者同时存在则常见于慢性缺血性心脏病，在这种情况下，过去的梗死和长期或暂时出现的缺血使心肌的收缩力减退，瘢痕和缺血使心肌顺应性降低。此外，心包填塞或缩窄、心室内机械性梗阻、心动过速都能影响心脏的充盈。

**3.左心衰竭、右心衰竭和全心衰竭**

左心衰竭表现为肺循环淤血和心排血量不足。右心衰竭表现为体循环淤血与心排血量不足。因为心肌细胞是联体细胞，左、右心室又紧邻于同一心包内，故左、右心衰竭常同时存在。单纯右心衰竭见于右心室梗死或急性肺动脉栓塞。

**4.急性心力衰竭和慢性心力衰竭**

前已述及。

**5.前向性心力衰竭和后向性心力衰竭**

前向性心力衰竭的理论认为，心力衰竭后心排血量减少，器官组织血供减少，引起心力衰竭的各种临床症状，由于肾血流量减少而引起水钠潴留。后向性心力衰竭的理论认为，心力衰竭后心排血量减少，引起心室后方心房和静脉系统的压力增加，从而出现器官组织淤血、水肿等表现。

**6.高心排血量心力衰竭和低心排血量心力衰竭**

大部分心力衰竭患者为低心排血量，在休息时心排血量较正常人低。有些轻度心力衰竭患者休息时心排血量可能正常，但在运动后或受到某些应激后即降低。高心排血量心力衰竭则不同，虽然在心力衰竭时其心排血量较本人未出现心力衰竭时为低，但在休息时心排血量却较常人为高。这种情况见于严重贫血、甲状腺功能亢进、动静脉瘘等疾病。临床上低心排血量心力衰竭患者周围血管收缩、四肢厥冷、皮肤苍白或发绀、脉压变小。高心排血量心力衰竭患者四肢温暖、脉压正常或变宽。低心排血量心力衰竭患者动脉血与混合静脉血间的氧含量差别大，休息状态下可＞50mL/L；高心排血量心力衰竭患者该氧差在正常范围内或变小。这是因为高心排血量心力衰竭常有动脉血分流，未经组织代谢即混入静脉系统，遂使混合静脉血氧含量提高。

7.无症状性心力衰竭和有症状性心力衰竭

无症状性心力衰竭在心力衰竭症状尚未出现前 EF 已经降低，心功能属 NYHA Ⅰ级。随着病情的发展，大多数将变为有症状性心力衰竭。

8.孤立性心房衰竭

有许多心瓣膜狭窄或心房内肿瘤引起二尖瓣口或三尖瓣口狭窄，使心房排血受阻，引起心房扩大，心房内压力及与之相连的肺循环、体循环压力升高，引起与心室衰竭相似的肺循环、体循环充血表现。此时心室功能正常，因此被称为孤立性心房衰竭。例如二尖瓣狭窄、左心房黏液瘤及 Ebstein 畸形引起的右心房衰竭。治疗应针对病因进行手术；药物治疗应减轻心脏前负荷，而不应使用正性肌力药物。

(二)对心力衰竭严重程度的评估

1.美国纽约心脏病学会分级(NYHA 分级)

根据患者自觉活动能力将心力衰竭分为 4 级。

Ⅰ级，有心脏病，但平时一般活动不引起疲乏、心悸、呼吸困难等症状。

Ⅱ级，体力活动受到轻度限制，休息时无自觉症状，但一般活动时可出现疲乏、心悸、呼吸困难等症状。

Ⅲ级，体力活动明显受限制，轻度活动即可引起上述症状。

Ⅳ级，不能从事任何体力活动，休息时也出现心力衰竭症状，体力活动后加重。

该分级的优点是简便易行，缺点是分级的依据全凭患者主诉。

2.美国 ACC/AHA 分期

为结合患者的症状和客观检查，将心力衰竭分为 4 个阶段，有利于防治参考。

A 期，无心脏病变的客观依据，但有发展成心力衰竭的危险，如高血压、糖尿病、代谢综合征、心肌病家族史、用过心脏毒性的药物治疗、酗酒等。

B 期，有结构性心脏疾病，后者容易发展成心力衰竭，但从未有心力衰竭的症状出现，如左心室肥厚或扩大、心瓣膜疾病、陈旧性心肌梗死等。

C 期，有结构性心脏疾病，且曾出现或目前有心力衰竭症状。

D 期，患者已处于休息状态，且有充分的药物治疗，但仍有心力衰竭的症状。

B 期相当于 NYHA Ⅰ级，C 期相当于Ⅱ、Ⅲ级，D 期相当于Ⅳ级。

3.急性心肌梗死常并发心力衰竭

为便于指导治疗，Killip 与 Forrester 对之进行分级分型。

1)Killip 分级法：以临床症状及体征来判定。

Ⅰ级，无心力衰竭征象。

Ⅱ级，轻度到中度心力衰竭，心尖部舒张期奔马律，肺叶 50%以下有湿啰音。

Ⅲ级，严重心力衰竭，肺叶 50%以上有湿啰音或出现肺水肿。

Ⅳ级，心源性休克。

此分级不包括急性右心室梗死并发右心衰竭，并应注意鉴别老年人慢性支气管炎、肺部感染等所引起的肺啰音。

2)改良 Forrester 分型：根据血流动力学检查结果，有利于指导重症心力衰竭的治疗。

Ⅰ型，PCWP≤18mmHg，心排血指数≥2.2L/(min·m²)，临床无肺充血，无周围组织灌注不足。

Ⅱ型，PCWP＞18mmHg，心排血指数≥2.2L/(min·m²)，临床有肺充血，无周围组织灌注不足。

Ⅲ型，PCWP≤18mmHg，心排血指数＜2.2L/(min·m²)，临床有低血压及周围组织灌注不足，无肺充血。此型根据右心室舒张末压(右心房压)是否升高可分为 A、B 两个亚型。Ⅲ A 型，右心室舒张末压＜5mmHg，为绝对或相对血容量不足。Ⅲ B 型，右心室舒张末压＞10mmHg，为右心室梗死。

Ⅳ型，PCWP＞18mmHg，心排血指数＜2.2L/(min·m²)，临床有肺充血和周围组织灌注不足。

4.对患者运动耐力的评估

6min 步行试验(6-MWT)是根据 6min 步行的距离来评定患者的运动耐力，也可预测患者的预后。Bittner 等提出的方法是在平坦地面上画一 30.5m 直线，两端各置一座椅作为标志，让患者沿直线按自己体能往返走动，直到 6min 结束时测量其步行距离。步行距离＜300m 为Ⅰ级，300～374.9m 为Ⅱ级，375～449.9m 为Ⅲ级，＞450m 为Ⅳ级。Ⅳ级者心功能接近正常。若在步行中发生胸痛、气急、面色苍白、出汗、体力透支，即终止试验。SOLVD 试验亚组分析显示，在 8 个月随访期内，Ⅰ级者死亡率为 10.23%，Ⅳ级者为 2.99%($P=0.01$)；心力衰竭的住院率，Ⅰ级者为 22.16%，Ⅳ级者为 1.99%($P＜0.001$)。

6-MWT 的绝对禁忌证是 1 个月内曾有不稳定型心绞痛或心肌梗死。相对禁忌证为：①静息心率＞120 次/min。②收缩压＞180mmHg，舒张压＞100mmHg。③未控制的高血压。

## 八、预防

(1)必须预防能够损伤心脏的各种高危因素，如高血压、高血脂、糖尿病、风湿活动等。

(2)若心脏受损已经出现，应尽量阻止心肌的继续损害。例如，对心肌梗死或心绞痛患者，考虑血运重建和抗血小板治疗；对心瓣膜疾病及先天性心脏病患者，考虑手术纠正；对高血压、高血脂、糖尿病患者应严格控制等。

(3)如认为神经内分泌机制已被激活，引起心肌重塑，可考虑使用 ACEI 和(或)β受体阻滞剂。

## 九、治疗

(一)一般治疗

如患者已经出现心力衰竭症状，则患者的病期已在 ACC/AHA 的 C 级或 NYHA Ⅱ级，应及时治疗。治疗目标不仅是改善症状、提高生活质量，还要增加心排血量，提高 EF，防止肺淤血。必须控制心肌重构，减少患者以后出现住院和死亡的机会。

1.去除或缓解基本病因

所有心力衰竭患者都应对导致心力衰竭的基本病因进行评价。对原有瓣膜疾病、心功能在 NYHA Ⅱ级以上的患者和主动脉瓣疾患伴晕厥、心绞痛患者，均应给予手术修补或置换瓣膜的机会。对缺血性心脏病伴心绞痛、左心室功能低下，但证实有存活心肌的患者，给予施行冠状动脉血运重建手术的机会。其他如甲状腺功能亢进的治疗、室壁瘤的手术矫正等均有利于改善心功能。

2.去除诱发因素

应控制感染、治疗心律失常(特别是房颤合并快速心室率)、纠正贫血或电解质紊乱、注意是否并发心肌梗死等。

3.改变不利于心力衰竭的生活方式

应戒烟、戒酒，肥胖患者减轻体重，控制高血压、高血脂、糖尿病，注意预防感染等。饮食宜低脂，限制盐的摄入，患者应每日测体重以早期发现液体潴留。

限制盐的摄入事实上是限制钠的摄入，因此食盐(氯化钠)、苏打(碳酸氢钠)和味精(谷氨酸钠)均在限制的范围内。正常成年人每日摄入食盐量一般在 10g(相当于钠 4g)左右。轻度心力衰竭患者应限制在 5g 左右，中度患者应限制在 2.5g 左右，重度患者应限制在 1g。患者可用中号牙膏盖估计，装平一盖约为 1g。以上所指的量包括食物中原来含有的食盐在内。因此，心力衰竭患者的饮食应给予豆浆、米粥、米饭、无碱面、鲜肉、鸡蛋、牛奶等含盐量低的食品。一切含钠和潴留钠的药物都应该限制。在严格限制钠摄入时，一般水分不必严格控制，每日以 1.5～2.0L 为宜，夏季可适当增至 2.0～3.0L。

4.保持一定程度的活动

我国"慢性收缩性心力衰竭治疗建议"中推荐除重度心力衰竭患者外，心力衰竭患者应每日进行多次步行运动，每次持续 3～5min。心力衰竭患者运动耐量下降的重要原因之一是骨骼肌功能紊乱、有氧代谢减少、无氧代谢增加，导致细胞内酸中毒、细胞凋亡和纤维蛋白类型改变。运动训练可以提高患者骨骼肌的有氧代谢，改善其功能和组织学状况，降低血浆 TNF-α 和血清 TNF 受体水平，降低血清去甲肾上腺素和 IL-6 水平，增加 LVEF。

5.停用某些药物

1)抗心律失常药：大多具有心脏抑制作用和致心律失常作用。只有胺碘酮、多非利特不影响心力衰竭患者的存活率。

2)钙拮抗剂：除氨氯地平外，均能使心力衰竭患者出现血压降低、心功能降低和心力衰竭加重。

3)非甾体消炎药：能使心力衰竭患者心、肾功能减退，利尿剂和 ACEI 的疗效降低，特别在肾灌注不良者，因该类药物能阻滞前列腺素的合成，而后者是一种内源性血管扩张剂。当肾灌注不良时，前列腺素能支持肾小球滤过率，对利尿剂的利钠和 ACEI 的扩血管都能起到一定作用。阿司匹林由于对前列腺素合成的干扰，影响 ACEI 对心力衰竭患者血流动力学和生存率的改善，因此有主张心力衰竭患者需要血小板抑制药时改用氯吡格雷。

4)细胞因子拮抗剂：如英夫利昔单抗、依那西普等药物具有拮抗 TNF 的作用，临床用于类风湿关节炎、Crohn 病等慢性炎症，对慢性心力衰竭患者会使其心力衰竭加重。

5)内皮素拮抗剂：如波生坦，具有干扰内皮素与其受体的作用，用于肺动脉高压有效，但长期应用使心力衰竭加重。

6)正性肌力药物：如多巴酚丁胺、米力农等，短期使用能明显改善血流动力学；长期使用好处不明显，且有增加心律失常与死亡的危险，故不宜长期使用。

### 6.调节心脏的代谢

调节心脏的代谢有可能减缓心力衰竭的进展、改善心脏功能。如曲美他嗪，其作用机制是经过选择性抑制长链 3-KAT 以抑制脂肪酸氧化，使代谢转向更为高效的葡萄糖氧化，生成更多的 ATP。其剂量为 20μg，每日 3 次。又如 L-卡尼汀，其作用是使缺氧时堆积在心肌细胞内的长链脂酰辅酶 A 进入线粒体内，减少其对腺嘌呤核苷酸转位酶的抑制，使心脏从以无氧酵解为主回到以脂肪酸氧化为主，改善心肌细胞的能量代谢。其剂量为 1～3g，静滴或缓慢静注，每日 2 次。

### (二)慢性收缩性心力衰竭的治疗

慢性收缩性心力衰竭的治疗除进行心力衰竭的常规治疗外，很多患者尚需加用药物或其他辅助心室的器械治疗。

### 1.利尿剂

凡是心力衰竭患者，如有或曾有体液潴留，可考虑长期给予利尿剂。它能增加尿钠排泄，减轻液体潴留，给药数小时到数日后即可降低肺静脉压和减轻肺淤血、腹水、外部水肿、体重，继续使用能改善心功能和运动耐量。利尿剂应从小剂量开始渐渐增加，一旦病情控制、肺啰音消失、水肿消退、体重稳定，即以最小有效量长期维持，并按液体潴留情况随时调整，使患者的钠平衡得到维持，保持干重，防止体液容量负荷过重。如剂量不足，体内即有液体潴留，会降低机体对其他治疗心力衰竭药物的效果，并有增加β受体阻滞剂负性肌力作用的危险。如用量过度，会导致倦怠、无力、血容量不足、低血压、低血钾、低血镁，并增加其他药物引起肾功能不全的危险。因此，必须经常检查血电解质、血压与肾功能，如有低血压、氮质血症而无液体潴留，可能为血容量不足；如低血压、氮质血症伴液体潴留，可能为心力衰竭加重，须行相应的治疗措施。利尿剂的作用是在肾小管特定部位抑制对钠、氯的重吸收。目前临床上用的利尿剂有噻嗪类(如氢氯噻嗪)、美托拉宗(甲苯喹唑酮)、襻利尿剂类(如呋塞米)和保钾利尿剂类(如螺内酯、阿米洛利)等。噻嗪类利尿剂和美托拉宗作用点以远曲小管为主，襻利尿剂的作用点以髓襻为主，保钾利尿剂的作用点以肾皮质的集合管为主。噻嗪类利尿剂在肾小球滤过率低于 30～40mL/min 时一般无效，故对重度心力衰竭患者无效。美托拉宗在 20～30mL/min 时尚有效。襻利尿剂可使滤过钠的排泄增加 20%～25%，且增加对水的清除，在肾功能损害较重时亦有作用。噻嗪类利尿剂只能使滤过钠排泄增加 5%～10%，因此只适用于肾功能正常的心力衰竭患者，而襻利尿剂可用于肾功能不佳、需要显著利尿的重症心力衰竭者。静注襻利尿剂的作用较口服强，如再加用其他类利尿剂作用可再增强效果。保钾利尿剂阿米洛利和氨苯蝶呤作用于肾远曲小管和集合管，在该处阻滞 $Na^+-K^+$、$Na^+-H^+$ 交换，促使肾脏利钠保钾。螺内酯竞争性地抑制醛固酮，因此同样地抑制 $Na^+-K^+$、$Na^+-H^+$

在远曲小管和集合管的交换，促使肾脏利钠保钾。单独使用保钾利尿剂的利尿作用不强，如与襻利尿剂和(或)噻嗪类同用，则由于作用不在同一部位，效果可以相互增强，而且可以减少出现高血钾或低血钾的机会。保钾利尿剂不应使用于血清[K$^+$]＞5mmol/L、肾衰竭或有低血钠的患者。

利尿剂的不良作用主要为：①电解质失衡。低钾、低镁可引起严重的心律失常，在同时服用洋地黄类药物时更危险。此外，低钠、低氯、碱中毒时亦可出现低钾。②利尿剂对心力衰竭患者能进一步激活神经内分泌系统，促使心室重构进展。③低血压、氮质血症和血容量不足。④对尿酸排泄与糖耐量不利。⑤个别患者可以出现皮疹、血小板减少、粒细胞减少。呋塞米可以引起耳聋。⑥保钾利尿剂可以引起高血钾和高血镁。螺内酯还可引起男性患者阳痿和乳房发育。

2.ACEI

因为利尿剂不能阻止心室重构的进行，而促使心室重构的RAAS在心力衰竭发展过程中很早就被激活，因此，当利尿剂使患者的液体潴留得到解除后，就应及时使用ACEI与β受体阻滞剂。通过大规模临床试验发现，ACEI不但能改善患者的临床症状、增加心排血量、降低PCWP，还能减少住院与死亡危险的20%～30%。疗效出现于用药数周或数月后。因此，心力衰竭患者即使无症状，都应长期使用ACEI，除非有禁忌证或无法耐受。

ACEI对心力衰竭的作用主要通过下列途径：①抑制RAAS。ACEI能抑制使Ang Ⅰ转化为Ang Ⅱ的转化酶活性，限制血管紧张素Ⅱ引起的血管收缩，改善对重要器官的灌注，减少心脏后负荷，增加心排血量。②干扰RAAS，减少醛固酮分泌，减少钠的潴留和钾的排出。③作用于激肽酶Ⅱ，抑制缓激肽的降价，增加缓激肽活性及其所介导的前列腺素和氧化氮的生成，使血管扩张。但由于缓激肽活性的增加，也可以引起咳嗽。④抑制交感神经的兴奋性和毒性以及抑制RAAS都能改善心室与血管的重构。

ACEI的使用必须从极小剂量开始，如能耐受，3～7d后可将剂量翻倍。如能渐渐增加到大规模临床试验时所用之量，则效果更能保证。但在实际临床诊治中，药量应个体化，并须定期监测肾功能与血清钾。

ACEI主要的副作用有血压降低、肾功能恶化与钾潴留。如患者出现血压降低或肾功能减退，可调整利尿剂、降压药或其他扩血管药的剂量，或改变服药时间，以避开几种降压药的峰作用时间。应尽量维持使用ACEI，待心力衰竭稳定后再加用β受体阻滞剂。血压降低易发生在血压已有降低、血容量不足、肾前氮质血症(特别是由利尿所致)和低钠血症的患者，也常见于递增剂量的最初数日。因此，在增加剂量后的数日或至少在2周内要查询患者有无血压降低、肾功能减退及血钾情况。

对ACEI曾有致命性不良反应的患者，如血管神经性水肿、无尿性肾衰竭或妊娠妇女，绝对禁用ACEI。以下情况需慎用：①双侧肾动脉狭窄。②血肌酐水平升高，血清肌酐＞225.2μmol/L(3mg/dl)。③高血钾，血清钾＞5.5mmol/L。④低血压，收缩压＜80mmHg。⑤咳嗽无法耐受。⑥有胶原血管病。⑦同时在用螺内酯。ACEI突然停止会使临床情况恶化，故除致命性并发症(如血管神经性水肿)外，应避免突然停药。

3.血管紧张素Ⅱ受体(AT₁)拮抗剂(ARB)

ARB是一种作用于AT₁的药物，比ACEI能更完全阻断AngⅡ的作用。ARB对心力衰竭患者血流动力学的效应，以及改善运动耐力、心功能和心力衰竭症状等方面与ACEI相仿。因根据现有临床研究，ARB长期治疗后，降低心力衰竭死亡率和病残率的作用尚不比ACEI优越，而且缺乏通过缓激肽所引起的作用，故一般对心力衰竭患者先用ACEI，如有咳嗽、血管神经性水肿等不良反应或效果不满意时则可改用ARB。

4.醛固酮拮抗剂

过去认为醛固酮仅引起钠潴留和钾、镁的丢失。现在发现它还促使儿茶酚胺释放、血管内皮功能失调，增加纤溶酶原激活剂抑制物对纤溶的抑制，促使心肌和周围血管纤维化。醛固酮拮抗剂螺内酯不仅能帮助心力衰竭患者保钾、保镁、利尿，还可以减少心肌纤维化和心室重构，有助于控制高血压、改善血管顺应性。大规模临床试验证实它能降低心力衰竭患者的住院率和死亡率。因此，对NYHAⅢ～Ⅳ级，特别是心肌梗死后左心室收缩功能减退(LVEF≤40%)的患者，除使用ACEI/ARB与β受体阻滞剂外，除非有高血钾或肾功能减退，应尽早使用螺内酯。螺内酯用于抑制心血管重构的剂量为12.5～25mg，每日1～2次；用于利尿的剂量为12.5～25mg，每日3次。为避免出现血钾过高，在用药前应先检查肾小球滤过率，并经常测定血钾。在已用固定量ACEI与β受体阻滞剂的情况下，如血清肌酐≤221μmol/L(2.5mg/dl，男性)或≤176.8μmol/L(2.0mg/dl，女性)，血清钾≤5mmol/L，而肾小球滤过率≥60mL/min，可用螺内酯25mg/d，并在用药后1周、1个月及3～6个月监测血清钾。如肾小球滤过率为30～60mmol/min，应在更短期限内监测血钾。如肾小球滤过率<30mmol/min或基础血钾>5mmol/L，则不宜用醛固酮拮抗剂。如患者需要排钾，可用噻嗪类或襻利尿剂。高血钾易见于老年人、慢性肾病、肾小球滤过率低、糖尿病患者，以及同时使用ACEI、非甾体消炎药、β受体阻滞剂、环孢素、他克莫司、保钾利尿剂和补充钾盐的患者。螺内酯的副作用是无选择性地影响其他类固酮受体，引起男性乳房发育、阳痿，或女性月经周期紊乱、乳房胀痛等。依普利酮是另一种醛固酮拮抗剂，它选择性地作用于醛固酮受体，因此不会引起上述副作用，其剂量为25～50mg/d。

5.β受体阻滞剂

心力衰竭时，心排血量的减少使肾上腺素能α₁、β₁、β₂受体，特别是β受体长期过度激活，致心脏受到进一步损害。持续使用β受体阻滞剂能减轻心力衰竭症状，提高运动耐量，缩小已扩大的心脏，增加EF，减少心律失常的发生。据统计，ACEI能减少心力衰竭患者住院率和死亡率的20%～30%，加用β受体阻滞剂后能再减少主要临床事件的30%～40%。因此，虽然β受体阻滞剂有负性肌力作用，却有益于心力衰竭的恢复。β受体阻滞剂有许多种类，各具特性，在大规模临床试验中，证实最能改善患者生存率的为美托洛尔缓释片、比索洛尔与卡维地洛。

由于交感神经的激活在心脏受到初始损伤后很早就开始，因此当心脏受损患者的EF有减损时，虽无心力衰竭现象，也可使用β受体阻滞剂。但由于该药的负性肌力作用，对于已有液体潴留的心力衰竭患者应在潴留消除、病情稳定，并在利尿剂、ACEI已经使用且剂量已调整到最适宜的情况下再使用。从小剂量开始，密切观察体重、心率、血压与心力衰竭症状。如无不良反应，每 2 周可以加量。如用药后体重增加、液体潴留、气急增加，可追加利尿剂剂量，或减少β受体阻滞剂剂量。如有血压降低，可减少其他可使血压降低的药物，或减少β受体阻滞剂剂量，有时可将两种药的服用时间分开，以免作用的高峰时间相遇。务求β受体阻滞剂能缓慢不断地向最大耐受量递增，并长期使用。其疗效将在用药后数周到数月才显示。如必须中途停药，最好先减半量后再渐渐递减，不宜突然停药。在使用过程中如患者感到乏力、头晕，轻者不必治疗，重者减少利尿剂或改用其他有效的β受体阻滞剂。如出现心动过缓，心室率＜60 次/min 或出现Ⅱ度及以上房室传导阻滞时应停药，必要时也可植入起搏器以维持β受体阻滞剂继续使用。如心功能进一步代偿失调，除增加利尿剂剂量外，缓撤β受体阻滞剂，并可加用米力农或多巴酚丁胺。

β受体阻滞剂的禁忌证为：①支气管痉挛性疾病。②心动过缓，心率＜60 次/min，Ⅱ度及以上房室传导阻滞。③急性心力衰竭。④NYHAⅣ级患者大多不宜用β受体阻滞剂。

**6.洋地黄类药物**

洋地黄类药物被用于治疗心力衰竭已 200 余年，几十年来认为其疗效来自药物的正性肌力作用，由洋地黄抑制心肌细胞上的 $Na^+$-$K^+$-ATP 酶使细胞内 $Na^+$ 增高，促使 $Ca^{2+}$-$Na^+$ 交换，于是心肌细胞内 $Ca^{2+}$ 增加，心肌收缩力增强。近来发现它还抑制迷走神经传入神经的 $Na^+$-$K^+$-ATP 酶，提高颈动脉窦和心脏压力感受器的敏感性，转而使中枢神经系统下达的交感兴奋性和循环中的去甲肾上腺素浓度减少。此外，它通过抑制肾脏的 $Na^+$-$K^+$-ATP 酶，减少肾小管对钠的重吸收，增加钠向肾远曲小管的释放，并使肾素分泌减少，因此它也起到减轻神经内分泌系统激活的作用。治疗量的洋地黄降低窦房结和心房的自律性，提高交界区和浦肯野纤维的自律性，减慢房室交界区的传导速度，缩短心房和浦肯野纤维的有效不应期。中毒量洋地黄能抑制传导系统，也能使心脏不同组织的自主起搏增多，后者在血钾过低时更易出现。对心肌细胞传导性的抑制常间接通过迷走神经所致，自主起搏增多系晚期后除极所引起的触发活动，主要为细胞内 $Ca^{2+}$ 过多所致。

洋地黄有很多制剂，目前最常用的是地高辛。在轻到中度心力衰竭患者，用药 1～3 个月后可以减轻症状、提高生活质量和运动耐受性、改善 EF。对于长期应用是否能减少死亡率目前尚无定论，因此常认为地高辛只对减轻症状有效，仅用于慢性心力衰竭有 EF 降低，经过利尿剂和 ACEI 治疗仍有症状的患者，以减轻症状。其实地高辛对症状严重和收缩功能较差的患者常较有效，可以对这类患者在应用β受体阻滞剂前先用地高辛，待病情改善后再加用β受体阻滞剂，更容易奏效。对伴有快速心率的房颤或阵发性室上速的心力衰竭患者，地高辛应作为首选药物。对于无症状的左心室功能减退患者，目前并不主张用地高辛。

地高辛的剂量一般为 0.125～0.25mg/d，对消瘦、老年人（＞70 岁）或肾功能不良[血清肌酐＞132.6μmol/L（1.5mg/dl）]的患者剂量应减少。如欲控制房颤的心室率，可能需要加大剂量。用放射免疫法可测定血清地高辛浓度，但地高辛的疗效与血药浓度不成正比，地高辛浓度也不需常规测定。对于肾功能不佳或联用其他有相互作用的药物时，应在开始后的 7～10d 测定，一般浓度在 0.5～1ng/mL 较为适宜。血清地高辛浓度＜0.5ng/mL 表示地高辛的治疗量不足。地高辛的不良反应主要表现为心律失常、消化道症状和神经系统症状。这些症状出现时，血清地高辛浓度常＞2ng/mL，但症状也可发生在浓度较低，尤其是伴有低钾血症、低镁血症、高钙血症，以及有缺氧、老龄、体重轻、肾功能差等情况时。大环内酯抗生素、胺碘酮、伊曲康唑、环孢素、维拉帕米、奎尼丁、螺内酯、普罗帕酮、氟卡尼等药物都可增加血清地高辛浓度，增加其中毒机会，联合应用时应将地高辛的剂量减半。质子泵抑制剂和一些抗生素能增加消化道对地高辛的吸收，临床应用时应予以注意。

洋地黄中毒的表现与处理如下。

1)心血管系统：如患者在使用洋地黄过程中出现窦性静止、窦房传导阻滞和房室传导阻滞，心率突然减慢或加快，心律突然变为不规则或规则，出现加速性交界性节律、房速或室速，伴有频发交界性逸搏或室性期前收缩的房颤，伴有房室传导阻滞的异位心律，多源性室性期前收缩呈二联律及双向性或双重性室速，均提示有出现洋地黄中毒的可能。

如出现心律失常同时又有低血钾，应立即补钾，并停用排钾利尿剂。如钾盐无效，血钾正常，可用苯妥英钠或利多卡因静注。超速起搏亦有效。但禁用电复律，以防止室性心律失常恶化。对Ⅱ度及以上窦房或房室传导阻滞，可用阿托品静注。如心室率过慢，则可用临时心室起搏。异丙肾上腺素在洋地黄中毒时易诱发室性心律失常，不宜应用。洋地黄特异性抗体地高辛Fab抗体片段能迅速逆转洋地黄所起的作用，38mg洋地黄特异性抗体能中和0.5mg地高辛。其指征为有生命危险的心律失常如反复出现室速、室颤等，效果良好。由于该抗体的半衰期较地高辛为短，因此在用药24～48h后血地高辛浓度可以再度增加，毒性症状又反复出现，须及时将抗体补足。

2)消化道症状如食欲不振、恶心、呕吐，神经系统和视觉症状如眩晕、定向障碍、意识错乱、视觉障碍、黄视等，亦提示洋地黄中毒的可能。在停药后均能自动缓解，不需特殊用药。

7.扩血管药物

能扩张小静脉的药物主要有硝酸酯类、BNP、ACEI、ARB；能扩张小动脉的药物有双肼屈嗪、钙拮抗剂、硝酸酯、BNP、$\alpha_1$受体阻滞剂、ACEI、ARB。使用扩血管药物的目的为降低周围血管阻力，减少心脏前(后)负荷，减少室壁张力与氧需。从实际使用效果看，硝酸酯类对高血压伴功能性二尖瓣关闭不全、肺动脉高压和阵发性夜间气喘的患者均能减轻症状，且能增加运动耐量，但远期效果并不理想。剂量为硝酸异山梨酯10～20mg，每日3～4次，或长效单硝酸异山梨酯(异乐定)50mg，每日1次。联合应用硝酸酯类与双肼屈嗪25～100mg，每日3次，可降低死亡率，但效果仍较ACEI为差，且两者单独使用均不能改善心力衰竭患者的死亡率，因此目前并不常规应用于慢性心力衰竭，主要用于不能耐受ACEI类药物的患者。对急性心力衰竭，硝酸酯类能起重要作用，但对于那些依赖左心室充盈压升高以维持心排血量的阻塞性心瓣膜病或左心室流出道梗阻的患者不宜应用。$\alpha_1$受体阻滞剂治疗心力衰竭的效果不定，钙拮抗剂治疗心力衰竭的效果不佳。ACEI效果最好，可能还与许多其他作用有关。

8.正性肌力药物

1)cAMP依赖性正性肌力药：主要是肾上腺能受体兴奋剂多巴胺、多巴酚丁胺，以及磷酸二酯酶抑制剂氨力农、米力农。这些药物不能改变心力衰竭的死亡率，而是使心肌内cAMP浓度增加，细胞内$Ca^{2+}$浓度亦增加。它可增加心肌收缩力，扩张周围血管，但也可能加重心肌缺氧，降低冠状动脉灌注压，加速心率，容易触发室性心律失常。其应用指征为：①各种原因引起的急性心力衰竭，如心脏手术后心肌抑制所致的急性心力衰竭等。②慢性心力衰竭患者病情变化，对利尿剂、地高辛和血管扩张剂联合治疗无效时可短期应用，有助于病情的稳定和争取下一步治疗的机会。③对心力衰竭患者不主张长期使用 cAMP 依赖性正性肌力药物，这会增加死亡率。只有在心力衰竭非常严重并危及生命时才应用。

2) 对钙增敏的正性肌力药：左西孟旦是一种钙增敏剂，能增加肌原纤维对 $Ca^{2+}$ 的敏感性，从而发挥其正性肌力作用。它能开放 ATP 敏感的 $K^+$ 通道，使血管扩张。因为它的正性肌力作用并不牵涉β受体，因此它的血流动力学作用不会被β受体阻滞剂所减弱。它对严重低心排血量心力衰竭患者较多巴酚丁胺更能改善血流动力学，用药后 6 个月的死亡率较多巴酚丁胺为低。与安慰剂比，静滴左西孟旦 $0.05 \sim 0.6\mu g/(kg \cdot min)$ 能使每搏量增加 28%，心排血指数增加 39%，降低 PCWP、右心房压与肺动脉压。其改善程度为剂量依赖性。

9. 心脏再同步治疗 (CRT)

心脏失同步化是指心脏在收缩时丧失了房室间、左右心室间甚至左心室局部之间的协调运动，从而减弱了心室收缩功能，造成二尖瓣反流，减少左心室充盈，增加前负荷，降低心排血量。

CRT 是在传统右心房、右心室双心腔起搏基础上增加左心室起搏，以恢复房室、室间和室内运动的同步性。设定适当的房室间期可实现房室的同步运动，减少二尖瓣反流，延长左心室充盈时间，恢复心房收缩对左心室充盈的帮助。设定适当的室间间期，纠正左、右心室收缩的时差，从而避免室间隔矛盾运动，增加心排血量。此外，CRT 通过刺激左心室较晚激动部位的心肌，可使左心室心肌同步收缩，协调地向心运动以提高心脏的排血效率，同时改善左心室舒张。长期应用还可改善神经激素环境、逆转心室重构。

目前结合我国情况，我国 CRT 治疗的 I 类适应证为同时满足以下条件者：①缺血性或非缺血性心肌病。②充分抗心力衰竭药物治疗后，心功能仍能在 III 级或不必卧床的 IV 级。③窦性心律。④LVEF≤35%。⑤LVEDD≥55mm。⑥QRS 时限≥120ms 并伴有心脏运动不同步。IIa 类适应证为：①药物充分治疗后心功能好转至 II 级，并符合 I 类适应证其他条件。②慢性房颤，又符合 I 类适应证其他条件者可行 CRT 治疗，部分患者可结合房室结射频消融以保证有效夺获双心室。

10. 抗凝剂

对有房颤或有过栓塞史的患者应抗凝，对急性心肌梗死后有心室血栓形成的患者应抗凝。对心力衰竭患者有肝充血、吸收不良，用药又多，抗凝难控制，但有心室血栓者，偏向选用抗凝治疗药物华法林，并监测 INR。

11. 慢性收缩性心力衰竭的治疗原则

治疗慢性心力衰竭的众多药物和方法必须针对不同患者的不同病期和病理生理状态做个别处理。一般可根据 NYHA 分类或 ACC/AHA 分期来设计治疗方案。如药物或 CRT 无效，而病情严重者，可考虑心脏移植与心室辅助装置。

(三) 难治性心力衰竭的治疗

慢性心力衰竭患者经过利尿、ACEI、β受体阻滞剂、扩血管药物、正性肌力药物的应用后，一部分患者改善了症状，延长了寿命。还有一部分患者随着年龄增长和心脏疾患的反复，心功能渐渐减退，有的更难治疗，大致有以下几种形式。

**1.顽固性水肿**

顽固性水肿患者口服利尿剂失效，水肿无法控制，体重明显上升，此时应深入找寻诱因，尽量治疗基础病变，不宜再用 ACEI 或β受体阻滞剂，并可考虑下列问题：①饮食是否遵照医嘱。②是否同时服用非甾体消炎药，如是，应立即停止。③是否合并其他疾病，如肾衰竭、肺炎、心律失常。④是否因右心衰竭加重、肠系膜充血而影响利尿剂吸收，是否因左心衰竭加重、肾血流量减少而影响利尿剂在肾脏作用部位的释放。是否需要增加利尿剂剂量，如口服利尿剂难吸收，静注呋塞米可使其高浓度进入循环，可能起效。⑤试再加作用于肾小管其他部位的药物，如美托拉宗可能有效。如因此引起大量利尿，要注意低血钾和低血镁。⑥是否因为某些扩血管药物(如 ACEI 等)降低肾脏灌注，从而降低利尿剂的效果。如是，应停止。⑦如再无效，可加用能够增加肾血流量的药物如多巴胺或再加多巴酚丁胺可能有效。⑧静注 BNP 可能有效。目前供治疗用的 BMP 为重组人类 BNP(奈西立肽)。⑨用血液透析、腹膜透析方法可能有效。⑩如液体潴留得到改善，患者在出院以前一定要做到"干重"。

**2.低钠血症**

低钠血症是指血清钠浓度<135mmol/L，可因机体缺钠引起，也可因血清钠浓度被细胞外液体稀释所致。在严重的晚期慢性心力衰竭患者，常以后者为多见。

1)稀释性低钠血症：其原因多与慢性心力衰竭的肾血流动力学改变、神经体液因素改变、多用利尿剂或严格限制钠盐而未限制摄水有关。有许多慢性心力衰竭患者的 AVP 与 BNP 分泌增多。AVP 有抗利尿作用，它通过拮抗肾脏 $V_2$ 受体，抑制水分排泄，并改变尿素与钠在肾脏的再吸收，使大量水分潴留在体内，稀释血液。BNP 又有排钠作用。两者一起更促进血钠浓度降低。长期使用利尿剂，特别是保钾利尿剂和襻利尿剂，可使血压降低、血钠降低、肾血流量降低、血浆渗透压降低，而尿素氮常升高。以上这些都是心力衰竭患者出现低血钠的重要原因。据统计，慢性心力衰竭伴有低钠血症者，3 年死亡率较慢性心力衰竭血钠正常者高 1 倍以上。临床上这类患者血容量增多、静脉充盈、全身水肿甚至脑水肿、血液稀释、血细胞比容降低。

对稀释性低钠血症患者的治疗首先要限制进水，在必须使用利尿剂的时候更要限水。对襻利尿剂和保钾利尿剂的使用要非常慎重。ACEI 能减低肾小球滤过率，有可能引起尿素氮升高，使用时剂量要小。如出现脑水肿、抽搐，可用 20%甘露醇静滴再静注呋塞米脱水。有建议在短期内使用地塞米松或乙酰唑胺，数日后再应用襻利尿剂，但疗效不肯定。

目前试用的托伐普坦是一种口服的非肽类 $V_2$ 受体拮抗剂。托伐普坦和 $V_2$ 受体结合后能减少肾血管阻力，使肾血流量增加、肾小球滤过率增加，排出大量稀释尿。Gheorghiade 等对有体液容量过多的心力衰竭患者，将托伐普坦 30～90mg/d 加入原来的标准心力衰竭治疗方案(包括利尿剂在内)或单独使用后，发现其能增加排水、减轻体重、提高血钠水平，60d 后对血压、心率、电解质(包括血钾)平衡或肾功能均无不良影响。对失代偿的心力衰竭患者和明显水肿、低血钠患者更有益。目前对托伐普坦效果的最后评估尚有待大规模临床试验证实。

2) 缺钠性低钠血症：即低钠血症完全由机体缺钠引起。患者有限钠和反复利尿的病史，表现为脱水、体重减轻、血容量减少、静脉塌陷、血压降低、尿比重高、血液浓缩、血细胞比容增加。

对于轻症缺钠性低钠血症患者应暂停利尿，在饮食中适量加盐。对病情严重者，静脉给予生理盐水，少量多次补充，但须缓慢滴入，以免加重心力衰竭。

3.心排血量减少伴全身组织灌注不足

难治性心力衰竭患者可以不出现肺或全身淤血和水肿，但有明显乏力、气短、运动受限、四肢厥冷、尿少、氮质血症，甚至低血压、意识模糊。此时血流动力学已不稳定，由于灌注不足，极易引起终末器官功能衰竭、休克或死亡。治疗目标应针对心脏功能和器官灌注的改善以及全身血流动力学的维持。

1) 使用正性肌力药物改善心肌收缩，需要时再用加压药支持全身系统的血压。正性肌力药物能刺激心脏收缩，增加心排血量，同时扩张周围血管，使 PCWP 降低，增加对周围器官的灌注。这些药物包括增加心肌内合成 cAMP 的多巴酚丁胺等，减少心肌内 cAMP 降解的米力农等，以及增加肌原纤维对 $Ca^{2+}$ 敏感性的左西孟旦。米力农和多巴酚丁胺相比，米力农的扩血管作用较强，持续时间较长，如有不良作用则持续时间亦较长，出现耐药性较少，但引起低血压的机会较多。因为两药作用的部位不一样，联用两药对某些非缺血性心肌病可能特别有用，但要注意两药均能使心率增快、心肌缺血增加，出现心律失常的机会也增加。同样，由于作用部位不一样，慢性心力衰竭长期服用β受体阻滞剂的患者如因代偿失调需用正性肌力药，亦以米力农类为佳。多巴酚丁胺的用法是连续静滴，开始为 $2\sim3\mu g/(kg \cdot min)$，以后可渐渐增加到 $2.5\sim10\mu g/(kg \cdot min)$，最大可达 $20\mu g/(kg \cdot min)$。米力农开始时一次使用 $25\mu g/(kg \cdot min)$，$10\sim20min$ 静注；继以静滴 $0.375\sim0.75\mu g/(kg \cdot min)$，最大剂量可达 $1.13mg/(kg \cdot min)$。短期单用或合用两药均对难治性心力衰竭有效，但长期应用能增加心脏事件(包括死亡)，应予避免。如 cAMP 依赖性正性肌力药无效，亦可用左西孟旦。

2) 对液体的处理：应将患者维持于干重而不影响周围组织灌注。应同样重视血流动力学测定(PCWP、心排血指数、中心静脉压)和临床观察的结果，相互参考。

3) CRT。

4) 用升压药支持血压：常用的是多巴胺和去甲肾上腺素。

(1) 多巴胺作用于心脏和周围循环中的多巴胺受体亚型 $DA_1$、$DA_2$ 受体以及 $\beta_1$、$\alpha_1$ 受体，其综合的血流动力学作用与剂量有关。低剂量 $[<2\mu g/(kg \cdot min)]$ 刺激 $DA_1$、$DA_2$ 受体，扩张肾和内脏血管；中剂量 $[2\sim10g/(kg \cdot min)]$ 作用于 $\beta_1$ 受体，增加心排血量；大剂量 $[5\sim20\mu g/(kg \cdot min)]$ 刺激 $\alpha_1$ 受体，使 PCWP、SVR、血压和心率均增加，但使肾血流量下降。多巴胺有助于同时出现肺淤血和周围组织灌注不足的患者。对于血压正常而有肺淤血者，用小剂量多巴胺可增加肾血流量，单用或与多巴酚丁胺联用可增加呋塞米的利尿效果。大剂量多巴胺对血压降低、周围器官灌注减少患者的血压有支持作用。

(2) 去甲肾上腺素在治疗量时能刺激 $\alpha_1$ 和 $\beta_2$ 受体。由于没有 $DA_1$ 受体的效应，其增加全身血管阻力和血压的程度较多巴胺强。由于其对全身血管收缩的程度较强，即使在心排血量因β受体刺激而增加时，它仍能使肾血流量减少。因此它只用于休克且对多巴胺无效的患者。

剂量一般为 0.02～0.04μg/(kg·min)静滴，调节滴速到血压满意的水平。维持量为 2～44μg/min，极量为 254μg/min。

两种药物均可产生严重的不良作用。过多刺激α受体会引起周围血管收缩，影响器官的灌注；如局部有药液溢出，则引起组织坏死。过多刺激β受体会引起严重的房性、室性心律失常与心肌缺血。过多刺激 DA₁ 受体会引起恶心、呕吐。

5)机械手术方法和心脏移植：如药物无效，可用主动脉内球囊反搏(IABP)、心室辅助等方法稳定难治性心力衰竭的病情，直至行心脏移植。IABP 对急性心肌梗死、急性心肌缺血引起的心源性休克，特别是同时存在室间隔缺损、乳头肌断裂等并发症时，能有效地稳定病情。心室辅助的短期应用对于临床和血流动力学的稳定有较好效果，因此在等待心脏移植的过程中，该治疗方法的死亡机会较对照组减少48%；长期应用则易引起感染、血栓栓塞、出血。如做心脏移植，则 1 年存活率为 80%～90%，5 年可达到 60%～70%，生活质量亦明显提高。

(四)舒张性心力衰竭和高心排血量心力衰竭的治疗

1.舒张性心力衰竭(亦称射血分数正常的心力衰竭)

舒张性心力衰竭的治疗需要纠正过度的容量负荷，但此时心脏搏出常依赖于前负荷，过分的利尿和静脉扩张会使心室充盈不足，引起血压降低。因此，理想的治疗目标是在防止气急与肝大的同时能保持足够的心排血量。当血流动力学经治疗得到稳定，充血症状消失后，治疗应针对发病原因如高血压、心动过速、心肌缺血等。β受体阻滞剂、钙拮抗剂、ACEI、ARB、醛固酮拮抗剂对舒张功能不全可能有帮助。曾有报道磷酸二酯酶抑制剂依诺昔酮在舒张功能急性减退时能使其改善，但尚有待于进一步证实。

为防止心力衰竭的反复出现，需要特别注意控制血压和心率，维持窦性心律，保持房室顺序传导，保证舒张期充分的容量，限制钠盐，监测体重，调整利尿剂，建立适宜的体力活动方案。

2.高心排血量心力衰竭

高动力性循环(或称高动力性心脏状态)是指静息状态下心排血指数＞4L/(min·m²)。如果患者心脏原来就有病变，极易引起心力衰竭，表现为高心排血量心力衰竭，但心排血量比其未出现心力衰竭时已降低，不再能满足机体代谢的需要。虽然患者心排血量在心力衰竭时仍高于正常人，但因机体常存在动脉向静脉的分流，周围组织对氧供的需求只能依靠增加心排血量才能得到维持。这一类患者虽然有淤血、水肿等心力衰竭症状，但循环常呈血流加快、静脉回流与心脏前负荷过多、脉搏宽大、四肢温暖、血循环时间不延长等特点。临床上可以引起高心排血量心力衰竭的疾病有贫血、先天性或获得性动静脉瘘、甲状腺功能亢进、维生素 B₁ 缺乏病(脚气病)、妊娠、肝硬化、肺源性心脏病、肾小球肾炎、真性红细胞增多症、极度肥胖、类癌综合征与肢端肥大症等，也偶见于 Paget 病、纤维异常综合征和多发性骨髓瘤等。

治疗方面，以严重贫血所引起的高心排血量心力衰竭为例，其处理应非常及时。治疗成功的关键在于纠正贫血以减轻对高心排血量需要的同时，要防止血容量迅速增加所引起的心力衰竭加重。患者应卧床休息、给氧，然后缓慢静滴红细胞悬液 200～400mL/24h，同时积极利尿，可静注呋塞米 40mg，每 8～12h 1 次。严密观察患者是否有气急与肺啰音加重。如有肺水肿出现，应停止或减慢红细胞输入。因为此类心力衰竭本身已处于血管充分扩张状态，扩血管药物的效果常不明显。对引起贫血的原因应尽快做出诊断，及时纠正。又如脚气病性心脏病为维生素 $B_1$ 缺乏引起，患者呈高动力性循环状态，有水肿、脉压增宽、小动脉与表皮血管扩张、心率增快、心脏有杂音与奔马律、心脏扩大，左、右心室可同时衰竭。严重者心力衰竭呈暴发性出现，可在 48h 内死亡。有时表现为低血压、乳酸性酸中毒、心动过速，在数小时内出现心源性休克与肺水肿。单用洋地黄和利尿剂治疗的效果不佳，应立即给予维生素 $B_1$50～100mg，加入 5%葡萄糖液 20mL 中静注，以后根据情况每 4h 给予 20～50mg 静注 1 次，至心力衰竭现象消失为止；或每日肌注 100mg，连续 7～10d，以后改为口服。洋地黄和利尿剂可以帮助心力衰竭恢复。这类患者有营养不良史与长期饮酒史，常有舌炎、神经炎、血硫胺素浓度降低，血清丙酮酸浓度增加而红细胞转酮酶活性降低，对维生素 $B_1$ 治疗的良好反应有诊断价值。

(五)心肌顿抑和心肌冬眠的治疗

1.心肌顿抑

心肌顿抑为引起心功能不全的原因之一。如果发生在冠状动脉病变严重、原有心功能较差的基础上，可导致心力衰竭，增加死亡机会。在缺血区面积较大的不稳定型心绞痛或急性心肌梗死，虽然缺血已经解除，因为有可能存在顿抑，仍须严密监护，注意对循环的支持和心排血量的恢复。如急性心肌梗死早期溶栓成功后心室仍存在大片无运动区，应尽快判断其原因属心肌顿抑或心肌坏死。重建血运对前者有益，而对后者则无效。急性心肌梗死溶栓后或心脏手术后仍处于心源性休克的患者，如果泵衰竭的原因是以心肌顿抑为主，则其预后较以心肌坏死为主者为佳。

当心肌顿抑已经存在并导致心室功能不全时，应使用药物进行治疗。多巴胺、肾上腺素、异丙肾上腺素等正性肌力药物或增加前负荷、降低后负荷措施均可改善顿抑心肌收缩功能。

心肌顿抑的预防更为重要。在溶栓、血管成形术、心脏手术或心脏移植等情况下，首先是设法减轻心肌缺血的严重程度和持续时间。有效的药物主要是钙拮抗剂和自由基清除剂。

2.心肌冬眠

心肌冬眠与心肌顿抑的共同点是以可逆性收缩功能障碍为特征，且两者均为缺血所引起。其不同点是：①冬眠心肌在静息时心肌收缩功能的减弱及代谢水平下降是对缺血的一种保护性反应。心肌顿抑是缺血-再灌注损伤的延续。②引起心肌顿抑的缺血时间短(数分钟)，但缺血程度重。冬眠心肌缺血的持续时间较长(数周、数月或数年)。③心肌顿抑功能障碍持续时间较短，在再灌注后数日或数周恢复。冬眠心肌在恢复血供后常需数月才能从冬眠状态中恢复过来。

临床上心肌冬眠现象并不少见。一般认为，慢性无症状性心肌缺血、严重心肌缺血或负荷稍重症状即明显加重者容易发生心肌冬眠。心肌梗死时室壁运动异常区的冠状动脉狭窄≥90%或冠状动脉完全闭塞而远端由侧支循环供血者，存在心肌冬眠的可能性更大。有些不明原因的左心室功能不全或以心力衰竭为突出表现的冠心病患者在 CABG、PTCA 术后心功能有显著改善，很可能与严重大面积的心肌冬眠或合并心肌顿抑有关。所以，准确评价心肌存活情况对指导治疗和评价预后有重要意义。目前所用的检查方法有：①PET，被视为"金标准"。②磁共振波谱技术（MRS）。③心肌灌注显像。④低剂量多巴酚丁胺超声心动描记术，其阳性预测值平均为87%，阴性预测值平均为84%。

心肌冬眠是心肌氧供和心功能达到相对平衡的一种状态，但这是一种暂时现象。当心肌氧供进一步减少或心肌氧耗进一步增加时，这种平衡可能被打破，冬眠心肌可演变为坏死心肌。因此，应积极改善冠状动脉供血，治疗冬眠心肌，以改善预后。治疗的主要方法有PCI、CABG及采用基因治疗促进血管再生等。

（六）急性心力衰竭的治疗

急性心力衰竭多见于急性冠状动脉缺血、急性心肌梗死及其并发症（乳头肌、室间隔或心室游离壁破裂）、高血压危象、急性瓣膜病变、心肌炎、心肌病，以及持续性心律失常、急性肺栓塞等。临床上大多呈急性肺水肿、心源性休克或慢性心力衰竭急性失代偿等类型。急性右心衰竭则多见于大块肺栓塞或右心室梗死。急性肺水肿患者静脉压升高、肺淤血明显，同时交感神经极度兴奋，周围血管强烈收缩，后者又迫使更多血液集中到肺循环内，使肺静脉压更高。当肺毛细血管压升高超过血浆胶体渗透压时，液体即从毛细血管渗漏到肺间质、肺泡甚至气道内，引起肺水肿。患者极度气急、咳嗽、咳粉红色泡沫痰、皮肤湿冷、大汗淋漓、神志烦躁、面色灰白、青紫、肺啰音、心率增快、奔马律；血压可明显升高，亦可降低，甚至休克。胸片呈蝴蝶形大片阴影，由肺门向周围扩展；上肺静脉充盈，肺门血管模糊不清。EF降低，也可能有不降低者，可能为舒张功能衰竭所致。肺水肿亦可由心脏以外的原因引起。心源性与非心源性肺水肿的区别在于心源性者有心脏病的症候，如心脏奔马律、心脏扩大、病理性杂音、PCWP升高、血BNP升高等，而非心源性者没有这些特点。心源性休克的患者同时出现肺充血和周围血管收缩，由于心排血量减少，各器官组织的灌注明显不足。患者血压降低，既有肺啰音，又有四肢厥冷，即使患者的缺氧、酸中毒和血容量不足得到纠正，休克仍存在。血BNP水平明显升高。重要的是冠状动脉灌注不足使心排血量进一步降低，形成休克的恶性循环。慢性心力衰竭急性失代偿患者的起因常为治疗心力衰竭药物的停用或使用不利于心力衰竭的药物，以及输液、摄盐及饮酒过多、疲劳、妊娠、心律失常、高原反应、感染、贫血、心脏病病情加重等。这些患者多已长期存在神经内分泌与细胞因子的激活，临床上除有肺水肿外，常有心脏扩大、水肿与长期心力衰竭病史，而纯属急性心力衰竭者常无心脏扩大和水肿。

急性心力衰竭患者的众多症状曾被传统地分为湿、干、冷、温四类。水肿、肺啰音、颈静脉扩张等液体潴留症候被称为"湿"，反之则称为"干"。心排血量不足，血管阻力增加，组织灌注差，四肢冷，被称为"冷"，反之则称为"温"。温湿者大多有肺水肿、左心室充盈压增高，宜用利尿剂与扩血管药使左心室充盈压降低。湿冷者宜使用扩血管药与正性肌力药以增加心排血量。干冷者宜用导管判断其原因是否系属血容量不足或右心室功能减退。干温者应探讨是否确系心力衰竭。

如用漂浮导管测量血流动力学，则干温者近似Farrester I型，温湿者近似 II型，干冷者近似 III型，湿冷者可能出现 IV型。但临床观察与导管测值亦常有分离现象，故对两方面结果应综合考虑。

1.急性肺水肿的治疗

患者取坐位或半卧位，双腿下垂，以减少下肢静脉回流。

1)保持足够的 $PaO_2$。

(1)高流量氧气吸入，监测血氧，$PaO_2$ 应＞60mmHg，$SaO_2$ 应＞95%，如无效，可用面罩给氧。

(2)如气管内有大量分泌物无法控制，造成严重缺氧、呼吸性酸中毒与极度气急，可考虑气管插管吸痰，必要时再加呼气末正压通气(PEEP)或持续气道正压通气(CPAP)。但是，呼吸道正压在增加胸腔内压力的同时会减少血液流向肺循环，能导致心排血量减少，应予注意。

2)降低肺静脉压，利尿，缓解肺水肿，由于周围血管收缩对肺水肿形成的重要性，应使用下列药物扩张周围血管，降低肺静脉压力。

(1)吗啡：能有效对抗交感神经收缩周围血管的作用，且使血液移入内脏循环，很快降低肺循环内压力，并减少由化学感受器传递的通气反射，减少气急、呼吸做功和氧需。剂量为 3～5mg 静注。

(2)襻利尿剂：因其能使肾脏释放前列腺素，扩张周围动脉、静脉，而其他利尿剂无此作用，故它比其他利尿剂更能增加肺水肿患者的排尿量，甚至在利尿前即能使病情好转。剂量为呋塞米 40mg 静注。

(3)直接扩血管药：硝酸甘油与硝普钠通过对血管平滑肌细胞内裂解环化酶的刺激，对动脉阻力血管与静脉容量血管扩张，从而降低肺血流量和肺静脉压。硝酸甘油可静滴或舌下含化，对缺血性心脏病患者更有益。如确定收缩压≥100mmHg，可首剂 0.3mg 舌下含化，5min 后复查血压，如收缩压≤90mmHg，应停止给药。否则可再给 0.3～0.6mg，5min 后再测血压。如无效，可用硝酸甘油静滴，剂量为 10～20μg/(kg·min)，从小剂量开始逐渐增加，以达到所需要的血流动力学或临床目标，48h 以上会出现耐药性。如无效，可用硝普钠。硝普钠对动脉阻力血管的作用较大，对严重高血压或瓣膜反流引起的急性肺水肿更适宜，但容易使血压降低，长期应用会引起氰化物和硫氰酸盐中毒。硝普钠剂量为 0.3μg/(kg·min)静滴，从小剂量开始，逐渐增加，每 5～10min 增加剂量，最大剂量为 300μg/min。一般认为用扩血管药后，收缩压较用药前平均降低 10mmHg 较为合适，在收缩压降到 90～100mmHg 时应及时减量。

(4)BNP：主要在心室容量和压力负荷增加时由心室肌合成和分泌，具有扩张动脉、静脉和冠状血管的作用，有利钠、抑制交感神经和 RAAS 的作用，还能抑制平滑肌细胞的增生。静注重组人类脑利钠尿肽(奈西立肽)对于心力衰竭患者可以增加心排血量，降低 PCWP，增加肾小球滤过率和抑制肾髓质集合管的重吸收。奈西立肽用量为 2μg/kg 静注，继以 0.01～0.03μg/(kg·min)静滴。VMAC 试验对 500 例 NYHA Ⅳ 级心力衰竭患者随机用硝酸甘油 29～56μg/min 或奈西立肽 0.015μg/(kg·min)静滴24h 做比较,结果奈西立肽组患者气急和 PCWP 的减少出现得更早、更持久。Bungen 将奈西立肽 0.015～0.03μg/(kg·min)和多巴酚丁胺≥5μg/(kg·min)静滴做比较，前者出现心律失常机会和 6 个月的死亡率均较后者低。

急性失代偿性心力衰竭患者伴有严重容量负荷过多者，应及早使用奈西立肽；而对血压降低、周围组织灌注不足者不宜使用；介于两者之间，但对标准治疗（包括利尿剂、硝酸酯）反应不够快者，可加入原来的标准治疗一起应用，使症状和血流动力学变化得到进一步改善。最常见的毒副作用是血压降低。对肾功能有无副作用尚在深入研究。该类药物除奈西立肽外，尚有卡培立肽与乌拉立肽，具有同样作用，目前正在研究中。

处理急性肺水肿时要注意以下几个问题：①在某些通气-灌注有异常的患者可能会出现$PaO_2$下降。②如果肺淤血主要因心脏舒张功能不全而非液体积滞过多所致，则过多地利尿和扩血管会使血压降低。③异常血流动力学的纠正较肺内过多水分的清除早，也先于肺积水体征或 X 线片征象的消失。因此，如只根据肺部体征来决定利尿剂用量，会造成过度利尿，引起患者血容量过低。④急性肺水肿患者血容量不一定增多，大量利尿注意血容量不足。

3）正性肌力药物：正性肌力药物包括多巴酚丁胺、米力农、左西孟旦和洋地黄类等，主要用于心排血量低的急性肺水肿患者。

4）对难以控制的急性肺水肿患者可用漂浮导管检查，帮助了解血流动力学失常情况，以指导用药。可参考 Forrester 分类。

5）对急性心肌梗死、急性二尖瓣反流或急性室间隔穿孔引起的血流动力学失常，用 IABP 可增加舒张期冠状动脉血流灌注，同时减低心脏后负荷；反指征为主动脉瓣反流、主动脉夹层动脉瘤。

6）静脉放血，如气急、冷汗、周围血管收缩持续不止或病情垂危，可切开静脉放血 250～500mL，使肺循环血容量减少，有助于临床好转。

2.心源性休克的治疗

心源性休克的常见原因是广泛性心肌梗死或心肌梗死伴有严重并发症，其死亡率高达50%～90%。其他原因有感染性休克伴心肌抑制、左心室流出道梗阻（如梗阻性肥厚型心肌病、主动脉瓣狭窄等）、心肌炎、心肌病终末期、心脏挫伤、心腔内血栓或肿瘤、急性心瓣膜损坏等。

1）心源性休克的诊断标准。

（1）动脉收缩压<90mmHg，或虽达 100mmHg，但较基础时已降低 30mmHg 以上（后者可能包括一部分休克前患者）。

（2）尿量<0.5mL/（kg·h）。

（3）终末器官功能减退，包括：①肾衰竭。②意识模糊。③周围循环灌注不良、四肢厥冷。

（4）血流动力学监测 PCWP>18mmHg，心排血指数<2.21/（min·m²）。

心源性休克应与心外阻塞性休克区别，后者的始动发病环节是血流循环路径的某一心外部分受到阻塞，如心包填塞、大块肺栓塞、张力性气胸等。

2）心源性休克的治疗原则为初步抢救、提高血压、稳定病情和治疗病因。

（1）初步抢救包括绝对卧床、纠正缺氧与严重的酸中毒。如患者通气不畅、意识不清或$PCO_2$升高达 46mmHg 以上，须作气管插管、机械通气；患者疼痛与焦虑时可用吗啡；及早纠正电解质紊乱；如有心律失常，立刻静注胺碘酮、行心脏复律或超速起搏控制。

（2）提高血压、稳定病情，包括：①补充血容量。血压降低可能因全身体液不足引起血容量减少，也可因使用扩血管药引起血管扩张所致。除非有严重肺水肿或静脉压明显升高（>20cmH$_2$O），否则都应立即补充液体，以增加每搏量。开始补液时可按预先设定的目标，以 20mL/min 的速度静注 5%葡萄糖液 200～300mL，每 3min 测定尿量和静脉压。如有效，则尿量增加，静脉压暂时性上升。此后，点滴液体的速度可依据尿量、静脉压、血压、PCWP、心排血量而定，目标为 PCWP≥15mmHg、静脉压≥10cmH$_2$O，并参考临床肺水肿体征，适当掌握输液量和速度。对右心室梗死患者，足够的前负荷更为重要。经过以上积极处理，如血压上升满意，即可针对病因进行治疗。如血压仍不能稳步上升，应考虑用加压药、正性肌力药或 IABP。②加压药。如收缩压为 75～90mmHg，可用多巴酚丁胺增加心排血指数和血压。如无效，可再加多巴胺。如收缩压<75mmHg，则先用多巴胺，迅速将收缩压维持于 90～100mmHg，再加多巴酚丁胺以增加心排血量。多巴胺与多巴酚丁胺联用较单用更有效。如血压仍不能升高，则用去甲肾上腺素。因它有较强的α肾上腺能作用和较少的β$_1$肾上腺能作用，主要效应是收缩血管，也增加心排血量，对恢复血压比其他药物有效。一般从 0.02～0.04μg/(kg·min)起，静滴至满意效果。但如剂量达 15μg/min 尚不能使血压维持在 90mmHg，则再加剂量很难奏效。多巴胺和去甲肾上腺素都能使心率增加、周围阻力增加，但也因此增加缺氧和心律失常的机会。去氧肾上腺素（新福林、苯福林）为α$_1$受体激动剂，专一地增加血管阻力，一般不主张用于心源性休克，但由于升压作用专一，引起心律失常的机会少，当其他加压药因心率增加或心律问题而受限制使用时可考虑试用，剂量为 4μg/(kg·min)。③正性肌力药物。如患者血容量已够而组织灌注仍不足，可使用正性肌力药物如多巴酚丁胺或左西孟旦等，但应注意血压降低、氧耗增加、心律失常等药物副作用。如收缩压已>100mmHg，也可谨慎地使用扩血管药以增加心排血量。但都必须根据个别情况，严密观察。④心泵功能差的患者需联用两药，常用的有硝普钠和多巴胺。前者降低左心室前负荷；后者增加心排血量，维持血压。也可联用硝普钠和多巴酚丁胺。⑤IABP。可减少收缩期后负荷、增加舒张期灌注压、增加心排血量、改善冠状动脉血流。与加压药、正性肌力药相比，它不必增加氧需就能达到效果。它降低后负荷，但不降低血压。在组织灌注差的患者用 IABP，可以支持心脏、稳定病情，争取时间来完成更彻底的治疗。⑥稳定病情的要求是最大限度地提高冠状循环灌注，最小限度地增加需氧，要为患者建立一个能充分灌注脏器并减少肺淤血的系统性血压，并使心室充盈压在血流动力学监护下达到最佳状态。为了避免增加氧耗，有的学者不主张将去氧肾上腺素用于心源性休克，去甲肾上腺素也最好在 IABP 无效时再用。

（3）病因治疗：包括急性心肌梗死的抢救、血运重建与并发病的外科修补，急性瓣膜疾病的外科手术，肺动脉栓塞的溶栓或手术摘除，心包填塞的抽液等。

3.慢性心力衰竭的急性失代偿

对慢性心力衰竭患者出现急性失代偿后的治疗可采用加大利尿剂用量、静滴硝普钠、用多巴酚丁胺或多巴胺以增加心肌收缩等方法。如心排血量低，PCWP 高而血压正常，用硝普钠静滴最能见效。可以从 0.3μg/min 开始，每 5～10min 增加 15～20μg/min，直到血流动力学变为正常或血压下降不能再增加剂量为止。如有肺水肿、全身水肿，则静注呋塞米可使利尿通畅，并在用硝普钠基础上进一步使 PCWP 下降，以达到 PCWP<20mmHg 的目标。如果器官组织的灌注仍不足或动脉压下降，可以再加多巴酚丁胺或多巴胺。用多巴酚丁胺 5～

15μg/(kg·min)可增加心排血量。如血压上升仍不满意，则改用多巴胺 10～20μg/(kg·min)以增高血压。也可以用米力农或左西孟旦，对大多数患者能起到作用，除非是终末期患者。当患者肾功能和器官灌注得到恢复，肺淤血消失，再将以上治疗维持 1～2d，大致能使病情稳定。稳定后可渐渐撤去静脉用药，转为口服药物，以硝酸酯类加双肼屈嗪或加 ACEI 继续维持，患者生活亦可逐渐恢复正常。如静脉用药无法撤去，则可继续间断用多巴酚丁胺静滴。如确系终末期，可参考难治性心力衰竭的治疗。

（七）右心室衰竭的治疗

右心室功能减退和右心室衰竭可起源于许多疾病，如心肌病、肺动脉栓塞、心肌梗死、围手术损伤、败血症、心脏移植、先天性心脏病、各种原因引起的肺动脉高压、心脏或周围血管的血液分流、心包与心瓣膜疾病等。不论起源于何种疾病，决定长期预后的因素是右心室的功能。右心室的收缩力、压力负荷和容量负荷是决定右心室功能的 3 个重要因素。右心室功能减退和右心室衰竭的区别在于：右心室功能减退是指右心室舒张末期容量增加时，心排血量尚能增加；而右心室衰竭指右心室舒张末期容量增加时，心排血量已无法再增加。由于室间隔的向左推移和左、右二心室的相互联系，右心室衰竭对左心室充盈也有很大影响，使体循环也受到牵累。此外，右心室心肌缺血、过度的交感神经和 RAAS 系统刺激以及三尖瓣反流使容量负荷过多，都会对右心室功能减退产生影响。右心室从功能减退发展到心力衰竭的速度可以较快，也可以历时数年。发展速度的不同与不同的病因有关，也有基因因素的参与。在分子生物学方面，在心功能减退或衰竭的右心室心肌中，有α肌球蛋白重链基因的减少和胚胎型β肌球蛋白重链的表达。右心室肥厚的出现是保持右心室功能的一种机制。在阻塞性肺疾病中，向心性右心室肥厚是右心室压力负荷过度的最早信号。治疗右心室功能减退或衰竭，除针对原发病因外，必须纠正以下 3 个重要因素。

1.纠正右心室容量负荷过度，减轻前负荷

1）药物治疗：可用利尿剂和醛固酮拮抗剂，如已有右心室衰竭，可再加正性肌力药如地高辛等。利尿，也包括腹水的大量抽吸，要避免引起全身性血压过低，否则交感神经系统和 RAAS 受到刺激，又会使右心室衰竭加重。

2）右心室梗死的治疗：典型的右心室梗死常为心脏下壁梗死，并累及室间隔。由于右心室的室壁薄，平时在低氧需的条件下工作，冠状动脉灌注压在整个收缩与舒张期也都较低，因此广泛的不可逆性右心室损伤不一定出现很多。右心室梗死的预后常与同时存在左心室梗死的范围有关。增加容量的治疗方法（急性梗死后数小时内补液 200～1 000mL）对右心房压力低的患者有效。由于 PCWP 高低和左心室充盈障碍程度之间不一定平行，因此血流动力学的监测需要心动超声与心导管测压一起进行。

3）心律失常和心室收缩不同步的治疗：心律失常可用胺碘酮或导管消融术治疗，后者对快速性房性心律失常有较好效果。因为右心室收缩延迟可以损害左心室的充盈，再用同步方法治疗左心室、右心室的不同步收缩可能很有价值。

4）左心室、右心室或动脉、静脉间血流分流的封堵：将分流的血流经手术或导管封堵可以减轻右心室容量负荷，但接受手术有一定要求。以房间隔缺损为例，其平均肺动脉压应小于平均全身性动脉压的 2/3，或肺血管阻力（PVP）应小于全身血管阻力的 2/3。

5)房间隔造瘘术：在心房水平做心内分流术，有利于延长严重肺动脉高压患者的生命。能接受此手术的患者，其 $SaO_2$ 应＞90%，血细胞比容应＞35%，LVEF 应＞45%。

2.纠正右心室压力负荷过重，减轻后负荷

1)很多急性右心室压力负荷过重是由急性肺动脉栓塞引起，治疗方法有抗凝治疗、溶栓治疗与肺动脉血栓摘除术。介入治疗开展后又有导管局部溶栓术、导管血栓吸取术、导管导丝碎栓术、肺动脉支架植入术等方法可供选择。对肺动脉近端的慢性机化血栓可用肺动脉血栓内膜切除术。对于严重肺动脉高压的最后治疗方法为肺移植术。右心室后负荷高压被解除后，右心室容量和功能的重塑转向正常化的方向发展。

2)血管扩张剂也可以减轻右心室的后负荷，理想的药物应该对肺血管有高度选择性，对通气-灌注匹配的影响最小，仍能维持全身性血压。由于右冠状动脉的血流量有赖于主动脉与右心室间的压力差，所以必须有较高的全身性血压才能使右心室获得足够的冠状动脉血流量。必要时也可在应用肺血管扩张药的同时加用全身性升压药。钙拮抗剂能扩张肺动脉，但由于对心肌和全身性血压都有负面作用，因此对右心室已有衰竭的患者不再适宜应用。前列环素($PGI_2$)及其类似药物能扩张肺血管，其作用大于扩张体循环血管，它能抑制血小板聚集，对抗血栓形成，还能通过抑制血管平滑肌增生、逆转血管的重塑，以改善右心室功能。常用的有依洛前列素(吸入、静注)、贝前列素(口服)、曲前列尼尔(静脉或皮下注射)、依前列醇(静注)等。其他可能有效的肺血管扩张药物有内皮素受体拮抗剂(波生坦、西他生坦)、磷酸二酯酶抑制剂(西地那非)、腺苷、肼苯屈嗪、NO 和 L-精氨酸等。各种药物的选择可参考 NO 吸入法等血管反应试验的结果决定。

3.改善心肌收缩和患者的生活质量

1)正性肌力药：如在血管扩张药和利尿药使用的同时出现全身性血压降低，则需要用正性肌力药和升压药。异丙肾上腺素与多巴酚丁胺等β肾上腺能药能扩张肺血管，也会影响通气-灌注的匹配，但在药物发挥正性肌力作用后，患者混合静脉血氧饱和度($SvO_2$)增加，可以对此补偿。多巴酚丁胺比异丙肾上腺素较少引起心律失常、心动过速与心肌缺血，文献报道其对肝移植后肺动脉高压与心脏移植后心动过缓引起的右心衰竭都有帮助。左西孟旦对肺动脉高压终末期心力衰竭患者的效果亦有初步观察，认为该药对肺动脉高压患者能降低平均肺动脉压力与肺血管阻力，增加心排血量与 $SvO_2$。磷酸二酯酶抑制剂氨力农、米力农、依诺昔酮等均有正性肌力作用，但也可能降低血压、引起心律失常。

2)缺氧的纠正：氧气为选择性肺血管扩张剂，能改善肺动脉高压患者的心排血指数、肺血管肌力而不降低 $PaO_2$。

3)标准化的呼吸、运动训练：即使肺动脉压较高的患者，还是能接受标准化的呼吸、运动训练，以达到提高生活质量、改善心功能的效果。

(八)心力衰竭合并心律或心率问题的处理

很多严重心力衰竭患者因泵衰竭不断恶化而死亡，也有不少表现为猝死，很可能由心律失常引起。患者在死亡或猝死前常存在某些心律失常，如持续性室速、房颤、左束支传导阻滞和频繁的室性期前收缩等，但很难肯定这些心律失常的出现仅仅表示心力衰竭严重的程度，或确由它们触发了与死亡或猝死直接有关的恶性心律失常。

1.心力衰竭和室性心律失常

如心力衰竭患者出现室性期前收缩或短阵非持续性室速，应检查并及时纠正电解质紊乱（低钾、低镁）、交感神经兴奋、心肌缺血、抗心律失常药或β受体阻滞剂被停止等诱发因素。纠正诱因后，如患者无症状，无须用药物抑制。如有症状或出现持续性室速，则应使用抗心律失常药控制：胺碘酮(0.5~1.0mg/min)或利多卡因(0.5~2mg/min)静滴可用作急性处理。索他洛尔或口服胺碘酮可作为长期选用。持续性室速常出现者可考虑植入ICD。

2.心力衰竭和房颤

如果心力衰竭患者出现房颤，首先应该控制心室率，一般先用地高辛与β受体阻滞剂；如无效，可选用胺碘酮、多非利特或索他洛尔，不但能控制心室率，也有可能转房颤为窦性心律，有时可用作电复律的术前准备。胺碘酮的负荷量以<1 000mg/d为宜。如用多非利特，由于阻滞 $I_{kr}$ 通道，有可能并发尖端扭转型室速等致死性心律失常，因此在起用的24h内必须有心电图和Q-Tc的持续监测，并根据肾功能决定剂量。阿齐利特和多非利特同样是Ⅲ类抗心律失常药，阻滞 $I_{kr}$ 和 $I_{ks}$，据报道对左心室功能减退伴房颤的患者能有效地维持窦性心律，而对患者总死亡率的影响为中性。对于出现血流动力学不稳定、心肌缺血、明显心绞痛，以及无法控制快速室率的房颤患者应立即作电复律。如房颤>24h，须用肝素抗凝。

虽然房颤患者对心率或心律控制的效果在总死亡率方面并无明显区别，但在同时有房颤和心力衰竭的个别患者，窦性心律可能改善生活质量，可能也减少死亡机会，有些非抗心律失常药物如ACEI和ARB能减少心力衰竭人群中房颤的发病率。他汀类药物也有同样的报道。

用导管消融心力衰竭患者的房颤，可以改善左心室功能、生活质量和活动能力，成功率可达到70%，因此对于这类患者是一个很有前途的治疗方法。

3.心力衰竭与基础心率的关系

心力衰竭患者的基础心率与患者的死亡率、心血管死亡率、住院率有关，根据统计资料显示，它是一个独立的危险预计因素。基础心率增加、影响心力衰竭预后的原因可能与交感神经活力增加、迷走神经活力减退、心肌耗氧与能量利用的增加以及舒张期冠状动脉灌注时间减少有关。交感神经张力增加和迷走神经张力减退使室颤出现的危险性增加。

有症状的慢性心力衰竭患者用β受体阻滞剂治疗可以减少死亡率和猝死的发生率，其原因可能有一部分与心率减慢有关。但β受体阻滞剂可引起血压降低和疲乏等副作用，因此需要一种能降低心率而没有副作用的药物。伊伐布雷定专门作用于心脏窦房结起搏细胞的 $I_f$ 电流而不影响心脏其他离子流，并不引起血管扩张和负性肌力作用。动物实验和临床初步观察发现，心力衰竭患者用该药使心率减慢后，左心室收缩功能改善，收缩末期左心室直径缩小，每搏量增加，心排血量不减少，提示适当减慢心率对衰竭心脏有保护作用。

(九)心力衰竭伴其他合并症的处理

对合并心绞痛的心力衰竭患者可根据具体情况使用血管重建术、硝酸酯类、β受体阻滞剂、氨氯地平等。

对合并高血压的心力衰竭患者，宜将血压控制于≤140/90mmHg。如尚有糖尿病、心肌梗死后、卒中后、肾功能减退、蛋白尿等危险因素，宜将血压控制于≤130/80mmHg，ACEI、

ARB、β受体阻滞剂为首选药物。

合并糖尿病者，应控制血糖于正常范围，实行有利于患者的生活方式，对超重的2型糖尿病患者如肾功能正常(肾小球滤过率＞30mL/min)，可首选二甲双胍。由于噻唑烷二酮类可引起水肿，对心功能NYHAⅢ～Ⅳ级的患者为反指征，Ⅰ～Ⅱ级则可使用，但应注意水肿。

有肾脏疾病者，ACEI、ARB可使肾功能出现轻度、暂时的减退。对持续减退者，应另找原因，是否有过度利尿、血压持久降低、使用损伤肾脏的药物等，及时纠正。如患者血清肌酐值＞500μmol/L，可做透析。

心力衰竭合并肺部疾病者，ACEI、ARB、β受体阻滞剂仍可应用。但对慢性阻塞性肺疾病患者，β受体阻滞剂宜从小剂量开始，渐渐递增，如症状加重，则减量或停用。如支气管哮喘患者，β受体阻滞剂禁用。心、肺症状常难分，可测BNP区别。

合并贫血的原因可能由血液稀释、肾功能减退、营养不良、慢性炎症、骨髓功能减退、缺铁、药物作用以及其他慢性疾病引起，贫血可以影响全身器官功能，激活神经内分泌系统，助长循环衰竭，使患者生活质量进一步降低。对慢性心力衰竭患者输血并不理想，用红细胞生成素加铁剂可能更为适合。

## 第三节 动脉粥样硬化

### 一、概述

动脉粥样硬化是一种慢性动脉疾病，可始于青年时期，此后持续进展，在成年时影响器官或组织血液灌流，造成缺血性损伤，已成为限制人类健康和长寿的主要因素。它的临床后果严重，往往导致心肌梗死和卒中，已成为发达国家主要死亡原因。在世界范围内，动脉粥样硬化相关疾病造成的致死率和致残率可以千万计。相当比例的西方人有高胆固醇血症及肥胖症，很容易发展成冠心病。因此，动脉粥样硬化的广泛发病率、致命性以及巨大的经济支出都要求有一个完整的科研、药物及诊疗体系。在中国，随着经济发展和饮食西方化，冠心病发病率已呈每10年增加2～3倍之势，而冠心病由于冠状动脉粥样硬化引起者占90%以上，因此也是非常值得重视。

尽管"动脉粥样硬化"和"动脉硬化"两个词交替使用，但严格地讲，动脉硬化(动脉壁的硬化)是动脉粥样硬化的一种形式。动脉粥样硬化实际上是一类疾病的统称，这系列疾病包括动脉壁变硬、变脆且丧失弹性。动脉粥样硬化一词来自希腊词语糊剂和硬化的合称。动脉粥样硬化的发展过程是细胞碎片、结缔组织纤维脂质沉积在动脉壁上形成斑块的过程。斑块一般沉积于大血管或者中血管的内膜(血管壁的最内层)。斑块包括脂肪、胆固醇、细胞废物、血纤维蛋白和钙质。斑块会逐渐长大甚至堵塞血管。斑块形成或者斑块内破裂会导致血栓形成，血栓脱落后，漂浮的斑块会漂浮到身体的其他部分(如心、脑、肾和下肢等)，阻塞小血管的血流，导致组织器官的严重损伤。一般来说，动脉粥样硬化是随年龄进行性发展的复杂疾病，但应注意的是有些病情从年轻的时候就开始启动了，在小孩身上可能发现动脉粥样硬化的早期特征。有的小孩和他们的兄弟姐妹虽没有心脏或血管病症状，但却已存在冠状动脉病变。

动脉粥样硬化可导致冠心病、心肌梗死、心绞痛、脑血管疾病、血栓性卒中、短暂性缺血发作、下肢和足趾的缺血(跛行)、器官损害和糖尿病的血管并发症。但是因为早期症状轻微，动脉粥样硬化被称为"无声的杀手"。特别在高危险性心脏病患者中，它能毫无症状地进展几年。流行病学调查已经证实，动脉粥样硬化的主要危险因素包括高血脂、高血压、老年、吸烟、糖尿病和肥胖。这些危险因素单个或联合促成动脉粥样硬化形成。

## 二、发病机制

当今对动脉粥样硬化的理解源于 1851 年 Carl Von Rokitansky 的血栓形成学说或者"硬壳理论"。此理论表明动脉粥样硬化源于血栓在血管内膜的沉积、成纤维细胞的浸润和脂质继发性沉积导致的斑块机化。5 年后 Rudolf Virchow 提出炎症理论，认为动脉粥样硬化源于血管壁内脂质浸润变性，并与细胞内外物质相互作用而导致内膜增生。

接下来 1 个世纪里，其他的理论相继推出，在 120 年后 Ross 提出了 1 个统一的理论。受到损伤理论的影响，他认为动脉粥样硬化始于内皮损伤，从而脂质更容易聚集，血栓更容易沉积。此理论和血管损伤理论相关，主要基于以下 3 点：内皮结构的微小改变会引起其功能改变；内皮损伤伴有微小血栓；损伤到血管中层，将导致严重的血栓形成。

血脂的分类研究在 20 世纪 40 年代中期被重视。此后，1949 年 Gofman 等使用当时刚研制出的超速离心机，通过浮集法分离出血浆中的脂蛋白，分析了低密度脂蛋白(LDL)对形成动脉粥样硬化的影响，进一步发展了血脂的分类。七国研究是脂质理论研究的里程碑之一，同时证实了脂质理论的正确。25 年随访研究发现，在不同国家，胆固醇与冠心病的死亡率均成线性相关，胆固醇含量增加时，冠心病的死亡率相应增加。

他汀类药物非常有效地降低了脂质水平，但死亡率并没有降低到零。这使研究者们产生疑问：是 LDL 水平没有降到足够低吗？还是除脂质外，存在其他因素影响着发病率和死亡率？最近的研究如 PROVE IT-TIMI 22 已证明，对于极高危险患者，降低 LDL 可有效降低未来心血管疾病发病的可能。LDL 和冠心病危险性之间的对数线性关系证实了 LDL 水平上升，患冠心病危险性随之升高。数据提示，LDL 水平每上升 0.78mmol/L(30mg/dl)，冠心病发生的相对风险将增加 30%。

目前很多证据支持他汀类药物除了降低脂质水平外，还有其他多种作用，包括抗炎作用。事实上，除了动脉粥样硬化和其他心血管疾病，他汀类药物的抗炎作用也许会明显影响其他疾病治疗。这些疾病均涉及炎症反应，如类风湿关节炎、1 型糖尿病、器官移植排斥反应和多发性硬化。

## 三、危险因素

(一)动脉粥样硬化的发展

有很多危险因素参与，有些能被控制，而有些则不能。这些危险因素如下所述。

(1)任何动脉中有明确存在的粥样斑块(很可惜的是大部分医学检查都无法检测到)。

(2)糖尿病或者血糖与胰岛素水平在正常高限而尚未被诊断为糖尿病者[根据 2001 年一项欧洲试验报道，糖化血红蛋白($HbA_1C$)＞5.0%]。

(3)脂质代谢异常(胆固醇和三酰甘油水平紊乱):高水平的 LDL、脂蛋白(a)[LP(a)]和极低密度脂蛋白(VLDL);低水平的 HDL。HDL 能将胆固醇从组织转移回肝脏,但在实际运作时变异很多。

(4)血纤维蛋白原水平升高。

(5)同型半胱氨酸在正常范围高值水平,或者在异常高值范围。

(6)老年和男性(女性在停经后有高危险性,但激素替代治疗对危险性反而不利)。

(7)吸烟,即使是每日 1 支。

(8)近亲中有人在相仿的年龄患有心脏疾病或者卒中。

(9)高血压。

(10)在困难面前难以控制情绪,甚至易怒。精神压力和情绪紧张。

(11)肥胖(特别是中央性肥胖,即腰部肥胖;腹内小肠附近的脂肪积聚较皮下脂肪影响更大)。

(12)运动少,特别是有氧运动少。

一些体内生化标记的测定说明感染和危险因素可能也有关。

从临床试验的结果来看,这些危险因素协同促进早期疾病发生、发展,但即使考虑了上述诸多危险因素,仍会遗漏许多严重动脉粥样硬化致残患者。

事实上,几乎人人都可能有不同程度的动脉粥样硬化,但目前常只有高危险性患者被建议改变饮食结构、运动、减肥、服用调脂药物和控制血糖在低水平。大部分调脂药物是处方药。而在饮食结构方面,如何才是最佳调节和如何个体化调节仍在研究中。

(二)细胞学基础

遗传和环境因素之间的复杂作用可能调节着动脉粥样化的发展。当刺激因素强度超过保护因素,动脉粥样硬化便进一步发展;反之,则动脉粥样硬化消退。

在动脉粥样硬化过程中,血管壁细胞会经常不断地变化。传统认为动脉系统病变主要在内膜。如今在包括中膜和外膜的所有血管层都发现病理性改变。从细胞水平上讲,内皮细胞在动脉粥样硬化的发展中起主要作用。正常血管内皮在血流和周围组织之间具有抗血栓形成的屏障作用,任何导致内皮功能异常和损伤的病理刺激都会导致动脉粥样硬化的发生。

动脉粥样硬化动脉的内皮细胞在形态学和代谢上有许多变化,典型的改变包括黏附蛋白、化学趋化因子和缩血管因子产生增加,而一氧化氮合酶和扩血管的脂质中间代谢物表达降低等。

平滑肌细胞是血管壁中含量最丰富的细胞,它的作用是维持血管壁的完整性,维持正常血压。在动脉粥样硬化发展过程中,平滑肌细胞可能从中膜迁移到内膜,从收缩型转变成合成型。在不同致动脉粥样硬化因子的刺激下,平滑肌细胞可合成更多的细胞外基质,加快自我增殖速度。在晚期,大量平滑肌细胞死亡,可导致斑块破裂。

最新研究提示,动脉粥样硬化的发生过程中,血管细胞的前体细胞出现功能障碍,在血液中的数量减少。当他汀类药物治疗时,血管干细胞的数量及质量均有所提高。动脉粥样硬化的另一特征是炎症因子的浸润。病变部位的巨噬细胞和淋巴细胞(主要是 T 细胞)的含量异常增高。特别当斑块快破裂时,许多炎症细胞和免疫细胞被激活,分泌细胞因子和其他促炎症反应因子。

斑块组织中，浸润的细胞暴露在含有大量的细胞毒性物质(例如氧化脂蛋白和促炎症蛋白)环境中，血管壁细胞因凋亡或其他机制而大量死亡。如果没有足够的新生血管壁细胞取代已坏死的组织细胞，血管壁将会变薄，最终破裂。另外，作为对血管损伤的修复反应，损伤周围组织的细胞增殖使内膜增厚。细胞合成细胞外基质和生长因子，组织修复和重塑接踵而至。因此，动脉粥样硬化的细胞学特征是细胞死亡和生长之间的平衡改变。

动脉粥样硬化的另一主要特征是富含脂质的泡沫细胞参与了病变的全部发展阶段。大部分泡沫细胞来源于单核-巨噬细胞，小部分来自平滑肌细胞和肥大细胞等其他细胞。泡沫细胞形成的主要分子机制是清道夫受体途径。存在于斑块内的不同类型清道夫受体介导了对富含胆固醇的脂蛋白进行识别、摄取和转移。减少胆固醇沉积和泡沫细胞的形成是动脉硬化降脂治疗手段的主要细胞学基础。

总之，动脉粥样硬化是一种独特的慢性炎症疾病，其特征在于脂质代谢失调、凋亡和增殖。病变长期发展过程演示出病理发展的各个阶段，每一阶段都有其独特的形态学和代谢特征，其特征与疾病的临床症状、并发症紧密相关。动脉粥样硬化的细胞学基础包括血管源性细胞(如内皮细胞和平滑肌细胞)和非血管源性细胞(如免疫细胞，包括巨噬细胞和 T 细胞)，这些细胞暴露在不良的微小环境中，氧化应激增加，炎症和脂质沉积。动脉粥样硬化中血管对损伤的反应是不断的组织重塑和泡沫细胞形成，这也是动脉粥样硬化病变的标志。

### 四、病理

#### (一)动脉粥样硬化的病理特征

正常的动脉血管壁有完整的内膜、中膜和外膜，内膜由单层内皮细胞和内皮下层构成。当动脉粥样硬化发生时，这些层次的结构被损坏，血管内膜层有脂质(主要是胆固醇及其衍生物)、组织、细胞废物、钙质及纤维蛋白(血液凝固物质)沉积。这些沉积物(斑块)可以部分或完全阻塞动脉血流，进而导致斑块表面的血栓形成。如果斑块阻塞了整个血管，就有可能导致心脏病或卒中发作。病理显示血管腔最早期可见的损伤是脂肪条纹。在 10 岁人群中可发现此损伤，在 30 岁人群中损伤发现率增高。斑块可遍及整个动脉网，更常发生在血管分支部位。脂质(胆固醇酯和游离胆固醇)沉积使脂肪条纹呈现黄色，其特征是平滑肌细胞、单核-巨噬细胞及 T 细胞的局灶沉积。这些细胞能分泌趋化因子和生长因子，从而刺激内皮细胞、平滑肌细胞和成纤维细胞的增殖。这些因子包括血小板源性生长因子、成纤维生长因子、白细胞介素-1、表皮生长因子及转化生长因子。斑块中的巨噬细胞分泌一系列蛋白水解酶，包括胶原酶、明胶酶、间质溶解素和弹性蛋白酶。这些酶非常重要，因为在动脉粥样硬化的整个发展过程中，它们参与了最初的病变，即内弹力板和其他弹力板的损伤，这将最终导致血管腔狭窄和(或)血管瘤样扩张。

动脉粥样硬化的典型特征是纤维斑块。纤维斑块呈白色，不同程度地突向血管腔。纤维斑块的成分是纤维组织、大量平滑肌细胞、成肌纤维细胞以及少量泡沫细胞和数量不等的细胞内外脂质。胶原、弹性纤维、糖蛋白和平滑肌细胞增殖使内膜增厚。在进展期的斑块，内膜中积聚的平滑肌细胞、单核-巨噬细胞源性泡沫细胞和细胞间物质形成圆顶盖型纤维帽，覆盖在由富含细胞外胆固醇酯的坏死组织所组成的斑块中心核上。

　　复合性病变是指纤维性斑块发生了细胞坏死、出血、钙质沉积、内皮层脱落和血栓形成。这种复杂损伤可导致冠状动脉灌注减少。血管阻塞可能由损伤部位明显的腔内突出物引起，或者因血栓上的附加物突入腔内引起，后者可能导致远端小冠状动脉的阻塞及紧随的血小板栓塞形成。由于斑块内单核细胞浸润和蛋白水解酶的释放，斑块中央坏死和粥样物质聚积，使血管壁变薄弱。这种血管壁的变化可能导致血管壁的夹层、血管瘤、斑块破裂、血栓形成和(或)部分斑块成分使远端动脉网阻塞。

　　根据美国心脏病协会的人类动脉粥样硬化的最新分类，动脉粥样硬化的组织学改变与临床进展有密切联系。从脂质条纹到复杂病变的动脉硬化血管病变过程分为5种临床分期和6种主要病变。

　　1.一期(慢性发展期)

　　一期包括病变的先兆，往往在年幼时就被发现。它们在形态学上分成3种类型。Ⅰ型和Ⅱ型病变代表了血管内膜小的脂质聚集，Ⅱ型即通常所指的脂质条纹。Ⅲ型是Ⅱ型和更进一步损伤之间的过程。在儿童身上出现的只有Ⅰ型或Ⅱ型。在早期损伤中，血管内部结构改变微小或几乎没有改变。血管中膜和外膜没有影响。Ⅰ、Ⅱ、Ⅲ型病变被认为是未来可能发生病变的隐性先兆。

　　Ⅰ型病变是血管内膜病变起始的组织学改变，特征是富含脂滴(巨噬泡沫细胞)的孤立巨噬细胞群。血流动力学、机械、感染或免疫性损伤使血液中单核细胞或其他炎症细胞，如淋巴细胞和中性粒细胞有可能黏附于损伤并表达特殊黏附分子的内皮细胞上。这些单核细胞侵入血管内皮下层、内膜深处，转变成组织巨噬细胞。如动脉壁内存在被氧化LDL，巨噬细胞通过清道夫受体吞噬，并转变成富含胆固醇酯的泡沫细胞。

　　Ⅱ型病变的特征是有巨噬细胞和平滑肌细胞的参与，其中巨噬细胞存在于血管壁的不同层次中。此型包括脂质条纹。脂质存在于细胞内，主要由胆固醇酯(77%)、胆固醇和磷脂组成。胆固醇酯是由胆固醇油酸和胆固醇亚油酸(分别占胆固醇脂肪酸的35%和26%)组成。青春期人群的冠状动脉中可有明显的Ⅱ型病变存在。

　　Ⅲ型病变主要由平滑肌细胞、围绕在细胞外的纤丝和脂质沉积所组成。Ⅲ型病变是早期和晚期损伤(Ⅳ型损伤)的过渡期。由于Ⅳ型损伤的定义是粥样斑块期，因此Ⅲ型病变被认为是粥样斑块前期，许多内膜平滑肌细胞可能包含了脂质滴，即泡沫样变性。在此期，大量、连续、界限清晰的细胞外脂质沉积(脂核)尚没有出现。

　　2.二期(进展期)

　　进展期是指动脉内膜有脂质、细胞和矿物质等基质成分聚集，结构紊乱，内膜有修补与增厚，血管壁已有变形。病变进一步发展可导致血管内腔狭窄，通过血管造影可观察到此狭窄，严重时有临床症状出现。即使血管腔还没有明显狭窄，有可能因为病变部分形态突然改变而产生严重的临床后果。有相当部分病变血管出现代偿性扩张而无狭窄表现，但粥样斑块可继续增大，以至最终破裂。进一步损伤包括3种主要的组织学类型：Ⅳ、Ⅴ和Ⅵ型。二期病变包括Ⅳ和Ⅴa型，它们的高脂质含量不一定导致血管狭窄，但很容易使斑块破裂。Ⅳ型病变的特征是广泛细胞外脂质沉积和连续肌纤维增生。在Ⅴa型病变，细胞外脂质形成脂质池(或称脂核),外覆薄层纤维帽。脂质池由紧密聚集的细胞外脂质形成,在内膜中叮广泛存在,但分界清晰。脂质池和内皮表面之间,特别是在富含脂质的内膜病变"肩"部,含有相对丰富的单核-巨噬细胞、淋巴细胞和肥大细胞。

3.三期(急性期)

此期特征是Ⅳ或Ⅴ型病变的裂隙形成或破裂,导致Ⅵ型病变形成。Ⅵ型病变的特征是单个闭塞性附壁血栓,可能没有临床症状,也可能导致心绞痛。附壁血栓机化和纤维组织增生可使血管阻塞逐步进展。

4.四期(血栓形成期)

如同三期,Ⅳ或Ⅴa型斑块破裂并导致了Ⅵ型病变。但是,四期的重要特征是闭塞性血栓形成,并且导致急性冠状动脉综合征:急性心肌梗死、不稳定型心绞痛或突然死亡。Ⅵ型病变是大多数冠状动脉粥样硬化致残和死亡的主要原因。病变表面结构的改变包括裂隙和溃疡形成。引起和加速内膜结构破坏的因素包括泡沫细胞的单核-巨噬细胞型以及淋巴细胞、肥大细胞等炎症细胞的参与,病变内巨噬细胞释放毒性物质和蛋白水解酶,冠状动脉痉挛和血流切应力改变等。

5.五期(重塑期)

此期代表了在斑块破裂和血栓形成后,组织修复、愈合或重塑的过程,包括Ⅴb和Ⅴc型病变。当Ⅳ型或Ⅵ型表面纤维组织形成后,就会进一步发展为Ⅴb和Ⅴc型。无论血管壁形态是否改变,Ⅵ期血栓积聚和纤维机化会导致Ⅴ型典型病变的纤维狭窄更严重。还在三期时,Ⅴ型病变的发展即可导致心绞痛恶化或冠状动脉完全阻塞。Ⅴ型病变中许多巨噬泡沫细胞周围有一层层平滑肌细胞和新形成的细胞外基质。富含胶原的纤维组织在血管腔和脂核之间聚集,取代了富含糖蛋白的基质。脂核边界毛细血管新生,给正在发展中病变细胞组织提供营养。脂质也聚集于邻近中膜中,中膜中的平滑肌细胞排列紊乱,数量减少。

(二)斑块破裂和急性血管综合征的病理研究

一项24例的尸检研究充分证明了在致死性ST段抬高型心肌梗死患者中,特别是在发病后12~24h死亡者中,70%以上有闭塞性血栓。心脏病突发1h内死亡的患者中,只有一半发现有血栓存在。发病前无症状的患者中,<30%的患者发现有血栓。在致死性无Q波梗死或致死性心绞痛患者中,冠状动脉血栓的发病率多少不一。

近来多数关于致命性心肌梗死或冠状动脉血栓导致猝死的描述是患者存在破裂或被腐蚀的斑块,或再有1个或2个脆弱斑块,它们很多已破裂,伴有管腔内血栓,偶尔有闭塞性血栓。绝大部分患者有2~3支冠状动脉粥样硬化。大部分血栓附在使血管腔直径狭窄超过70%的斑块上。但是Farb和Burke进行大规模充分研究后发现,大部分致死性血栓附在血管狭窄不超过50%之处。其他患者大多有严重的血管狭窄,但没有血栓,其中超过一半的人有陈旧性心肌梗死。

心肌梗死时,冠状动脉的最常见组织学是斑块破裂合并闭塞性血栓。典型的破裂斑块范围大,但除去因新鲜出血涌入斑块导致的扩大外,狭窄面积只有70%~90%,相当于50%~70%的直径狭窄。粥样硬化斑块一般比较大,其特征是一个大的脂核坏死(包含泡沫细胞和胆固醇结晶)与难以鉴定的碎片,有的区域内有陈旧性玻璃样化出血、钙化点和新生血管形成；纤维帽薄于 65μm，几乎没有平滑肌细胞；在大部分斑块，其"肩"部聚集成堆的巨噬细胞(通常有少量 T 细胞和肥大细胞)；除非是刚刚损伤的斑块，否则很少发现中性粒细胞。

个体发生冠状动脉疾病的危险性和它们的凝血系统亦有关。易损斑块甚至斑块破裂可发生在以前没有任何先兆症状的心肌梗死患者。有时患者的血液不容易凝结，斑块容易破裂。很多因素影响了凝血功能，如基因差异、饮食、吸烟、同型半胱氨酸水平、血液黏性及不同的用药史。局部影响因素包括血管痉挛、狭窄，血管近端病变及血液切应力的改变都可能影响机体的血栓形成特性。

### 五、临床表现和诊断

当斑块在动脉内形成时，其症状和体征可能逐渐发展，也可能几乎没有。病变动脉部位不同，其症状也完全不同。当斑块阻塞一支或更多动脉，血流严重减少时，身体一些部分会因此缺血、缺氧，才会出现明显的临床症状，例如心脏可出现疼痛或不适。当血栓完全阻塞了已经狭窄的血管，将会出现严重的症状如心脏事件或卒中等。

症状可发生于全身任何部位，取决于狭窄或闭塞的动脉。如果冠状动脉狭窄，则出现胸痛(心绞痛)；如果冠状动脉阻塞，则心脏事件发生，心律失常和心力衰竭也可能发生；颈动脉阻塞会导致卒中；下肢动脉狭窄会导致跛行。在＞55 岁人群中，单侧或双侧肾动脉狭窄或阻塞有时会造成肾衰竭或恶性高血压。

当血管越来越狭窄时，其供血的组织将无法得到足够的血供和氧气。当血供不能满足组织需氧量时，首发症状是疼痛。例如人在运动时心脏血供不足，可有胸痛；行走时，下肢的氧供不足，将出现跛行。

通常随着斑块逐渐阻塞动脉，症状也逐渐加重。但是，如果阻塞突然出现，症状亦呈突发。例如粥样斑块狭窄的动脉内一旦有血凝块，就会出现心脏事件或卒中发作。

动脉粥样硬化通常在其他并发症出现后或在另一种病理情况如冠状动脉疾病等确诊后才诊断。要确定病因，医生需要回顾患者各项症状、病史和家族史并完成体格检查。其实在并发症出现前，听诊有时可听到损伤血管处的吹风音；触诊时可摸到损伤血管搏动减弱，甚至有时患侧血压较健侧显著降低。危险因素的存在和高胆固醇病史都值得引起注意。

动脉粥样硬化，特别是冠状动脉粥样硬化的诊断手段还包括心电图、放射性核素显像、超声心动图(如需增加心脏负荷，则可注射多巴胺或腺苷)、平板运动试验、CT(特别是多层螺旋 CT)及冠状动脉造影等。

### 六、预防

吸烟加速动脉粥样硬化的发展，常导致冠心病。与不吸烟的女性比较，吸烟女性心脏病发病率是前者的 2～6 倍，危险性随着每日吸烟量的增加而增加。可喜的是，无论患者多大年龄，一旦戒烟，即使在戒烟第 1 年，患病危险率随即大幅度下降。

即使稍高的血压也可能成为动脉粥样硬化的危险因素。根据美国心脏中心建议，理想血压是＜130/85mmHg。高血压还可能增加患者卒中、充血性心力衰竭和肾脏疾病。长期服药能成功控制高血压，常用的处方药包括利尿剂、血管紧张素转换酶抑制剂、血管紧张素受体拮抗剂、β受体阻滞剂、钙拮抗剂等。注意：短效硝苯地平(钙拮抗剂的一种)可能导致心脏病发作。目前尚不清楚其他钙拮抗剂是否有同样危险。如果患者血压不是很高，首先可通过改变生活方式来控制血压，诸如减肥、规律体育锻炼和减少乙醇、钠盐摄入，以及少食或少用含钠多的食物或药物。

高胆固醇是动脉粥样硬化的危险因子，而患者饮食中过量的饱和脂肪酸和胆固醇会使血胆固醇含量超标，几年后血中过多的胆固醇和脂肪会沉积于血管壁形成粥样斑块。胆固醇在血中的运输形式是脂蛋白，血中 LDL 含量高会导致动脉粥样硬化。NHLBI 报道认为，高水平的 LDL-C 是冠心病的主要原因，应该重点针对性地将其控制在理想水平。大多数人通过减少食物中饱和脂肪酸和胆固醇的含量，就能减少总胆固醇和 LDL-C 的含量。超重患者有规律地进行体育锻炼和减肥也减少血胆固醇水平。减肥、戒烟和运动还能帮助患者增加血中 HDL-C 水平。

三酰甘油过高也是危险因子，它由肝脏利用饱和、多聚不饱和脂肪和单不饱和脂肪所产生。对于正常人或有心脏病相关危险因素的人群，三酰甘油水平最好 $<1.64$ mmol/L（149mg/d），而 $<1.1$ mmol/L（100mg/dl）是理想水平。

同型半胱氨酸是血中正常氨基酸的一种。近期研究证明，血中此物质的高水平可能增加心脏病发作、卒中和减少肢端血流的可能。同型半胱氨酸可能破坏动脉，使血流黏稠和（或）血管壁弹性下降。因此，减少患者同型半胱氨酸水平也很重要。

肥胖，特别是腰部脂肪聚集与 HDL-C、三酰甘油的水平异常有关。食用富含水果和蔬菜的健康饮食，减少食用饱和脂肪，用单不饱和脂肪（橄榄油）和多聚不饱和脂肪（如葵花油、红花油、花生油、芸苔油）做菜，食用蛋白质主要来源于鱼和植物（如大豆和豆荚），对保持健康体重不无帮助。

### 七、治疗

如果动脉粥样硬化引起症状如心绞痛，通过治疗能有所改善。轻度、无症状的粥样硬化患者通常可经调整饮食、适当运动来治疗。如病灶加重，有明显的组织缺氧、缺血，或发生过急性血管综合征（心绞痛、卒中及外部血管栓塞等），就应考虑药物及手术治疗。药物往往是治疗心血管疾病的第一步。随着药物的改进，药物治疗成为长期治疗的最有效手段，但是药物使用存在高费用、副作用等问题，因此在药物治疗的同时改变生活方式是促进动脉血管健康生长的方法，如戒烟、吃健康剂的食物、有规律的体育锻炼。

（一）药物治疗

很多药物能减慢或逆转动脉粥样硬化的过程。

1.调脂药物

它能大幅度降低 LDL-C，从而减慢、停止或逆转动脉中的脂质沉积，同时也提高 HDL-C 水平，如他汀类和贝特类降脂药。临床试验亦已证实，调脂药物能显著降低 LDL 水平，提高大颗粒脂蛋白（HDL）水平，能减慢、阻止甚至部分逆转斑块形成。降低 LDL 的水平能减小不稳定斑块的面积，降低其巨噬细胞水平和脂质含量，使斑块更稳定，不容易破裂。每日大量服用维生素 $B_3$ 减少 Lp(a) 的水平。维生素 $B_3$ 也能将 LDL 向大颗粒脂蛋白转移并提高 HDL 功能。除了维生素 $B_3$ 的作用外，对于影响 HDL 颗粒浓度和功能的研究可能更加重要，这些研究也在逐渐进展中。联合应用他汀类、维生素 $B_3$、小肠胆固醇吸收抑制药物(如依折麦布)和贝特类降脂药能更好地改善脂代谢紊乱，取得良好的临床效果。单一饮食控制效果有争议，基本上难以达到最佳效果。

2.抗血小板聚集药物

如阿司匹林，可以防止血小板在狭窄血管中凝聚、血块形成和血管栓塞。

3.抗凝药物

如肝素和华法林，可防止血凝块形成。

4.控制血压药物

如β受体阻滞剂、血管紧张素转换酶抑制剂和钙拮抗剂，它们在有效控制血压的同时能减缓粥样斑块形成。

5.其他药物

包括控制动脉粥样硬化的某些危险因素，如控制糖尿病的药物。越来越多的证据证明，糖尿病患者尽管临床看来没有发现动脉粥样硬化疾病，但因其动脉粥样硬化所致的事件比起已有动脉粥样硬化疾病的正常血糖患者严重得多，因此，糖尿病患者的治疗与动脉粥样硬化的治疗同样重要。降低同型半胱氨酸水平，控制其在正常范围。使用深海鱼油，临床证明有预防作用。临床双盲试验证明，为了抗氧化而服用的大剂量维生素 E 和维生素 C，没有任何有效作用。另外，如他汀类和其他一些药物被证明有显著抗氧化作用，这也许是它们治疗成功的部分原因。

(二)非药物治疗

1.手术和其他方式

当病情发展到出现严重症状时，如器官功能损害，或血供不足引起肌肉、皮肤缺血或溃疡，那么患者可能需要介入治疗，如溶栓治疗、动脉内膜切除术、血管成形术(PTCA 或支架植入)、血管旁路术等。

2.基因治疗

研究者已经确认了许多与动脉粥样硬化的形成、发展有关的基因。靶标基因治疗将来可能提供一种新的治疗方式。

3.有氧运动、减肥和饮食控制

有氧运动、减肥和饮食控制均有效，但很多人很难长期坚持。

4.干细胞治疗

近年来用血管干细胞来治疗动脉粥样硬化及其并发症如心肌梗死或脑梗死已在进行临床试验。血管干细胞可帮助血管组织再生和修复，并提供生长因子，保护血管组织的形态及功能的完整性。

总之，发掘更有效的治疗手段的关键在于更好地理解疾病的本质。目前，必须结合各种不同治疗手段进行积极的综合治疗，而不仅仅是依赖独立的或局限的治疗方法。

## 第四节　急性肺源性心脏病

### 一、概述

肺源性心脏病(简称肺心病)是指肺组织、胸廓及肺血管病变所致的肺循环阻力增加,肺动脉高压引起右心室肥厚、扩大,伴或不伴有右心衰竭的心脏病。根据发病急缓可分为急性肺心病和慢性肺心病。前者的主要病理改变是右心室扩大,后者主要为右心室肥厚。高原心脏病是指正常人从平原移居到高原后,由慢性低压低氧所致肺动脉高压、心肌缺氧,最后引起右心肥大以致心功能不全的一类心脏疾病。

急性肺源性心脏病是指突发的右心室后负荷过重所致右心室射血量迅速减少,造成右心室急剧扩张和急性右心衰竭,亦可伴急性循环衰竭。

### 二、病因和发病机制

#### (一)大面积肺栓塞

突然大面积肺栓塞,因血管广泛阻塞,同时在神经反射、多种炎症介质和细胞因子的作用下,缺血性肺血管收缩导致肺动脉压快速增高,进而右心排血量减少,引起右心室急剧扩张和急性右心衰竭。同时左心回血量突然减少,室间隔左移,使左心室充盈不足,左心室排血量随之减少,体循环血压下降,甚至发生休克。

#### (二)急性呼吸窘迫综合征(ARDS)

ARDS 因弥漫性肺损伤,微血管床破坏,跨肺压急剧增高,血流难以通过肺毛细血管床,引起右心流出道阻力增高。呼气末正压通气(PEEP)的应用使未受损的肺组织膨胀,肺功能残气量增大。当 PEEP 超过一定水平时,肺血管阻力和肺动脉压进一步增高,可引起右心室后负荷过度加重,从而发生急性右心衰竭。

### 三、临床表现

临床表现因原发病不同而有所差异。除原发病的临床特征外,它们有以下共同表现。

#### (一)症状

多为突然发作。主要有静息时呼吸困难,伴胸痛、咯血、咳嗽、心悸、窒息感。重者因血压急剧下降而表现为烦躁不安、大汗淋漓、四肢厥冷、晕厥,可因休克、心脏停搏或室颤而猝死。如能够度过心源性休克阶段,可出现肺动脉高压和心力衰竭。

#### (二)体征

常见呼吸急促、心动过速、发热、面色苍白或发绀、血压低或测不到。听诊可闻呼吸音减低或伴有湿啰音,肺动脉瓣区第二音亢进、分裂、收缩期和舒张期杂音,三尖瓣区收缩期杂音及舒张期奔马律。肝大伴压痛,下肢水肿。

#### (三)辅助检查

(1)心电图:多数患者可出现电轴显著右偏,极度顺钟向转位,右束支传导阻滞,肺型 P 波,$V_1 \sim V_4$、Ⅱ、Ⅲ、aVF 导联 ST 段压低和 T 波倒置。$S_1Q_3T_3$ 的出现也很有诊断价值。

(2)胸部 X 线检查:除有原发病表现外,可见右下肺动脉干增宽,肺动脉段明显膨隆,心影向两侧扩大,奇静脉和上腔静脉影增宽。

(3)心脏超声检查：主要表现为右心室、右心房内径增大，室间隔矛盾运动，右心室壁活动早期增加、后期减弱，三尖瓣反流，左心室舒张期功能不全，近端肺动脉扩张和肺动脉高压征象。

(4)放射性核素肺扫描：可见肺梗死区域放射性分布稀疏或缺损，但应排除其他病变的存在。如能结合 $^{131}I$ 气溶胶扫描了解通气功能损害，则可提高其诊断率。

### 四、治疗

(一)肺栓塞所致急性肺心病

主要是针对肺栓塞的治疗。尽早溶栓可迅速恢复肺血流灌注和右心功能，减少休克等并发症，降低死亡率。

并发休克时可用多巴胺、多巴酚丁胺、去甲肾上腺素静滴。心力衰竭时可用毛花苷 C、毛旋花苷 K 等快速强心剂。

(二)ARDS 所致急性肺心病

以往急性肺心病是 ARDS 机械通气治疗的一个严重并发症。自从采用低潮气量、低呼吸频率、限制气道压的通气策略以来，其发生率及预后有了显著改善。

目前多数学者认为，ARDS 患者机械通气中平台压应<28cmH$_2$O，潮气量≤6mL/kg，PEEP 应≤10cmH$_2$O。内源性 PEEP 是右心室后负荷过重的重要原因，常由呼吸频率过高所致。因此，适当控制呼吸频率亦是减轻右心室后负荷的重要措施。严格限制通气指标后，仍有一部分患者会出现严重的急性肺心病，这提示尚存在严重的急性肺损伤所致的肺动脉高压，采用降低肺动脉压的措施，可改善右心功能不全。

## 第五节　慢性肺源性心脏病

### 一、概述

慢性肺源性心脏病是由呼吸系统在结构或功能上的慢性病变所致的肺循环阻力增加，肺动脉高压引起右心室肥厚、扩大，伴或不伴有右心衰竭的心脏病。据全国各地调查 4 792 138人，本病的患病率平均为 0.48%(0.12%～2.19%)。北方较南方患病率高，高原山区较平原高，农村较城市高，吸烟者较不吸烟者高。患病年龄多在 40 岁以上，患病率随年龄增长而增高，其死亡率也很高。

### 二、病因

(一)慢性阻塞性肺疾病(COPD)

如慢性支气管炎、肺气肿、支气管哮喘、支气管扩张等。

(二)慢性限制性肺疾病

如特发性肺间质纤维化、硬化病、系统性红斑狼疮、皮肌炎、肺结核、肺沉着症、接触有毒气体、肺部放射治疗等所致弥漫性肺纤维化、结节病、特发性肺含铁血黄素沉着症等。

### (三)影响呼吸运动的疾病

胸廓畸形、胸廓改形术后、胸膜纤维化、神经-肌肉病变、呼吸中枢功能不足、过度肥胖所致慢性通气功能障碍。

### (四)肺血管疾病

肺动脉栓塞和血栓形成、肉芽肿性肺动脉炎、原发性肺动脉高压所致肺动脉高压。

### (五)其他

上呼吸道阻塞、睡眠呼吸暂停综合征、高原病等所致长期慢性缺氧。

## 三、发病机制

### (一)呼吸系统的组织结构改变

COPD、肺沉着症、肺间质纤维化等均能破坏肺的血气屏障结构，减少气体交换面积，导致肺活量和肺弥散量降低，通气/血流比例失调。上述病变还可造成肺毛细血管床减少、闭塞及纤维化，以至肺循环阻力增加。胸廓畸形、胸膜广泛粘连等引起胸廓活动障碍，不仅引起限制性通气障碍，而且可压迫肺部造成血管扭曲、肺不张等，亦可增加肺血管阻力。

### (二)呼吸功能改变

各类病变均可导致阻塞性通气障碍和(或)限制性通气障碍并伴有换气功能失常，使$PaO_2$降低，$PaCO_2$升高，造成呼吸性酸中毒。支气管阻塞可使肺泡内压力增高，以至肺血管床总面积减少。

### (三)肺血管收缩和肺血管重塑

多种原因导致的肺动脉高压，组织病理学上均表现为肺小血管增殖、重塑。在其发生、发展过程中，血管内皮细胞、中层平滑肌细胞、外膜成纤维细胞及细胞外基质都起着重要作用。

近年研究发现，肺血管重塑的主要启动机制是肺动脉血管平滑肌细胞(PASMC)及肺血管内皮细胞(PAEC)由正常表型向致病或失控表型转变。启动和促进这种转变的因素除遗传因素外，还有各种环境因素，包括高血流所致的剪切力、慢性缺氧、炎症反应、毒性物质等，它们可引起PAEC损伤，从而合成和释放多种血管收缩因子、趋化因子、生长因子等，造成调控肺血管舒张与收缩的因子和细胞生长的促进与抑制的因子之间平衡失调，使肺血管收缩，PASMC呈过度增殖状态，合成过多的细胞外基质参与血管重塑。

### (四)血液黏度增高和血栓形成

缺氧所致的红细胞增多、血液黏度增高可增加肺血管阻力，加重肺动脉高压。肺微血管中原位血栓的形成可能与肺血流改变、炎症反应、凝血及纤溶功能异常有关，机械因素也参与肺动脉高压的形成。

上述诸因素均导致肺动脉高压。持续而严重的高压影响右心排血量，使右心室肥厚、扩大。当右心负荷过重、失代偿，则发生右心衰竭。

## 四、临床表现

从慢性肺部疾患发展到肺心病的过程是缓慢潜隐的。患者可长期存在咳嗽、咳痰、气喘、胸闷等呼吸道症状。随着肺动脉压的增高，患者容易感到疲劳，动则气短、心悸等。如肺动脉压起源于肺血管病变，则更易出现胸痛。体征方面除有呼吸音减低、啰音、桶状胸等肺部原有疾病体征外，因右心室肥大而可在剑突下扪及右心抬举感，因肺气肿而使心音遥远，肺动脉高压使肺动脉瓣区第二心音亢进。三尖瓣区有收缩期杂音，提示有三尖瓣关闭不全。右心室可出现第三心音、第四心音和奔马律。患者尚可有发绀、颈静脉怒张、肝大、下肢乃至全身水肿等右心衰竭表现。在急性加重期，由于缺氧、酸中毒、电解质紊乱及心脏扩张，常伴有各种心律失常。由于呼吸功能减退，患者可出现神疲、乏力、多汗、失眠、易躁动、沉睡、昏迷等呼吸衰竭症候和多脏器衰竭症候。在老年患者，某些症状如软弱、气短、沉睡常被误认为衰老而被疏忽，因而丧失了早期诊治的机会，应特别注意。

### 五、辅助检查

**（一）X线检查**

胸片除可见原有肺部疾病及肋软骨钙化、脊柱脱钙后突等老年性变化外，尚可见肺动脉高压和右心肥大的表现。

（1）右肺下动脉干扩张，横径≥10mm，或其横径与气管横径比值≥1.07。

（2）肺动脉段凸出≥3mm。

（3）中心肺动脉扩张和外部分支纤细。

（4）右前斜位示肺动脉圆锥凸出≥7mm。

（5）右心室增大表现，如心尖上翘或圆凸，心脏左上部膨隆，右前斜位示心前缘前凸。

具有上述5项中的一项即可诊断。

**（二）心电图检查**

检测右心室肥厚的特异性较高，但敏感性较差。诊断标准包括额面平均电轴右偏≥+90°，$V_1$导联RS≥1，重度顺钟向转位，$RV_1+SV_5$＞1.05mV，$V_1$～$V_3$导联呈QS、Qr、qr，肺型P波等。

**（三）超声心动图检查**

诊断符合率为60.6%～87%，较心电图和胸片的敏感性高。我国1977年修订的诊断标准如下。

1.主要条件

包括：①右心室流出道≥30mm。②右心室舒张末期内径≥20mm。③右心室前壁厚度≥5.0mm。④左心室与右心室内径比值＜2。⑤右肺动脉内径≥18mm或主肺动脉内径≥20mm。⑥右心室流出道与左心房内径比值＞1.4。⑦肺动脉瓣超声心动图出现肺动脉高压表现：α波低平或＜2mm，有收缩中期关闭征等。

2.参考条件

包括：①室间隔厚度≥12mm，振幅＜5mm或呈矛盾征象。②剑突下区探查示右心房增大，≥25mm。③三尖瓣前叶曲线的DF、EF速度增快，E峰呈高尖型或有A-C间期延长。④二尖瓣曲线幅度低，CE＜18mm，CD段上升缓慢，呈水平位或EF下降速度减慢，＜90mm/s。

具有上述2项条件（其中必须具有一项主要条件）者均可做出诊断。

### (四)MRI

MRI可获得右心室的最佳影像，因此可作为评估右心室质量、室壁厚度和心室腔容量的金标准。COPD患者经MRI测得的右心室游离壁容积与肺动脉压密切相关，并可测定肺动脉内径，确定肺动脉高压的程度。该技术是无创的，可避免放射损伤。

### (五)放射性核素检查

核素心脏显像可估测左、右心室的功能。有研究认为，右心室射血分数(RVEF)<40%，右心房舒张平期排空率<19%、右心室相角程>60°可作为COPD肺动脉高压的标准，其敏感性和特异性分别为91%、82%、82%和75%、75%、25%。如果将此三项标准联合判断，则具有其中2项阳性者诊断肺动脉高压的敏感性为91%，特异性为100%。肺灌注显像如出现肺上部血流增加、下部减少，表示有肺动脉高压存在。与肺吸入显像结合，能准确地反映肺、支气管、肺血管损害的范围和病情变化。

### (六)实验室检查

**1.血液及血生化检查**

大多数患者因慢性缺氧使血红蛋白和红细胞增多，血细胞比容常达55%～60%。全血黏度和血浆黏度常增高，红细胞电泳时间常延长。急性发作期患者可出现肝、肾功能异常，如ALT增高，尿素氮和肌酐升高。在病情发展的不同阶段，可出现各种酸碱失衡状态和血电解质改变，如高钾、低钠、低钾、低氯、低钙、低镁等。

**2.血气分析**

由COPD所致肺心病的血气改变常见$PaO_2$降低，$PaCO_2$升高。由原发性肺血管病变或肺间质疾病所致者常表现为$PaO_2$降低，而$PaCO_2$不一定升高。pH值正常、降低或升高，随酸碱失衡代偿情况而定。

**3.脑钠肽(BNP)**

BNP的水平能鉴别来自心或肺的呼吸困难，可用于评价肺心病右心衰竭的严重程度，并预测其预后和观察治疗效果。

## 六、诊断

本病诊断应结合病史、症状、体征、各项辅助检查等进行全面分析和综合判断。主要根据下列各项：①慢性呼吸系统疾病或中枢神经系统、神经-肌肉病变的病史。②肺动脉高压，右心室肥厚、扩大和(或)右心功能不全的各种表现。③临床上排除其他可引起上述改变的心脏病。

## 七、鉴别诊断

### (一)风湿性心脏病

肺心病心脏扩大时，因三尖瓣有关闭不全而出现明显收缩期杂音，易与风湿性心脏病相混淆。可根据风湿性心脏病患者发病年龄较轻，常有关节炎和心肌炎病史，二尖瓣区有明显杂音；胸片示左心房扩大；心电图示二尖瓣P波；心脏超声检查示瓣叶和腱索增厚、钙化、瓣叶连接处融合、变形等改变，而与肺心病鉴别。

（二）冠心病

肺心病与冠心病均多见于老年人，且可合并存在。主要根据冠心病常有心绞痛、心肌梗死、左心衰竭史，多伴有高血压、高脂血症、左心室肥厚为主的表现等加以区别。

（三）扩张型心肌病

肺心病右心扩大伴右心衰，可与本病相似。但本病多为全心增大，无明显慢性呼吸道感染史、肺气肿及肺动脉高压征象，无明显的心脏顺钟向转位、电轴右偏等心电图改变，而以心肌劳损多见等，可资鉴别。

（四）慢性缩窄性心包炎

该病可见颈静脉怒张、肝大、压痛、腹水、下肢水肿等表现，但患者往往有结核病史、急性心包炎史；脉压较小，心包可有钙化；心电图示普遍性低电压，T波低平或倒置；超声心动图示心包增厚，一般不难鉴别。

## 八、治疗

（一）控制呼吸道感染

支气管和肺部感染可加重肺心病患者的病情，是导致呼吸衰竭和心力衰竭的主要诱因，因此及时控制呼吸道感染是本病急性发作期重要的治疗措施。

寻找确切的致病菌是正确选用抗生素的关键所在。痰液的检测是最常用、最方便的检验措施。如果痰培养发现有意义的致病菌，可经药敏试验来合理选择抗生素。但药物敏感度只能表示抗生素的抗菌能力，不能反映机体内实际抗病能力。药敏试验时仅测一种药物浓度的敏感度，因此一般剂量无效时，加大剂量仍可有效。在紧急情况下不能等待检查结果，应立即治疗。首先选用杀菌剂，剂量充足，并经静脉给药。感染较严重时考虑可能是混合感染，应选用 2 种以上抗生素联合用药。

（二）保持呼吸道通畅

肺心病急性加重期患者由于气道炎症使呼吸道阻塞加重，因此除控制感染外，还必须解除支气管痉挛、减少气道分泌物、消除非特异性炎症，以保持呼吸道通畅、改善通气功能。

（三）纠正缺氧和 $CO_2$ 潴留

(1) 合理氧疗：吸氧可提高 $PaO_2$，从而降低呼吸肌做功和肺动脉高压，减轻右心负荷。应在较短时间内使 $PaO_2$ 提高至 60mmHg 以上，$SaO_2$ 应达 85% 左右。以 COPD 为基础疾病者不宜吸入高浓度氧。应采用持续低流量氧疗。氧浓度控制在 24%～35%，可用 Venturi 面罩调节或以 1～2L/min 的氧流量经鼻塞或鼻导管给予。对 I 型呼吸衰竭患者（如弥漫性肺间质纤维化），应采用非控制性较高浓度吸氧，一般多在 50% 左右，但如吸氧时间 >24h，则浓度以不超过 50% 为宜。

(2) 呼吸兴奋剂：当患者 $PaCO_2$ 明显升高、呼吸浅表、意识障碍不重而气道尚通畅，但无条件或不适合使用无创通气时，可使用呼吸兴奋剂。常用尼可刹米、洛贝林、都可喜等。近年主张应用多沙普仑。已有呼吸肌疲劳的患者应慎用呼吸兴奋剂。

(3) 机械通气：由于机械通气治疗易引起多种并发症，因此建立人工气道和机械通气应把握好时机，严格掌握指征。

### (四)降低肺动脉压

肺动脉高压是肺心病发病的主要环节。降低肺动脉压、降低右心后负荷是肺心病心功能不全的重要治疗措施之一。目前用于降低肺动脉压的血管扩张剂主要包括钙拮抗剂(硝苯地平、地尔硫䓬)、前列环素类(曲前列环素、贝前列环素、伊洛前列环素)、内皮素-1受体拮抗剂(波生坦)、磷酸二酯酶V抑制剂(西地那非)、一氧化氮等。

近年来，中药对肺动脉高压的作用颇受关注。活血化瘀中药丹参、川芎嗪具有抗血小板聚集作用，能降低全血黏度及红细胞聚集指数，并能扩张肺血管而降低肺动脉压，改善肺循环，可使心率减慢、心排血量增加，从而改善心功能。此外，当归、灯盏细辛、红景天、汉防己甲素、前胡提取物等亦能降低肺动脉压。

### (五)心力衰竭的治疗

1.强心剂主要有洋地黄、多巴酚丁胺、磷酸二酯酶Ⅲ抑制剂。

1)洋地黄：对右心室舒张终末压增高者能使其下降，但对不增高者无效，对伴左心衰竭者能有效控制心力衰竭。肺心病患者长期处于缺氧状态，应用洋地黄容易出现毒副作用，因此对抗感染、扩血管、利尿等治疗有效的右心衰竭患者一般不用洋地黄。当经上述治疗不能取得良好疗效时，或以右心衰竭为主要表现而无明显急性感染者或伴急性左心衰竭者，可考虑应用洋地黄。剂量宜为常规量的1/2～2/3，应选用作用短、排泄快的制剂，如毛花苷C(西地兰)0.2～0.4mg或毒毛旋花苷K 0.125～0.25mg，加入25%葡萄糖液20mL中缓慢静注。慢性心力衰竭者可口服地高辛0.125～0.25mg，每日1次。使用中应注意纠正缺氧，防止血钾过低，以免药物中毒。患者心率增快与肺功能不全、拟交感神经药物作用有关，因此不能以心率减慢作为洋地黄是否足量的唯一指征。

2)多巴酚丁胺：有较强的$\beta_1$受体兴奋作用，对$\beta_2$和$\alpha$受体兴奋性较弱。增加心肌收缩力作用大于加速心率的作用，可增加心排血量，并能扩张支气管和周围血管，改善肺毛细血管楔嵌压、右心房压、外部阻力。其剂量为5～10μg/(kg·min)静滴，如超过15～20μg/(kg·min)，可轻度增加心率。

3)磷酸二酯酶Ⅲ抑制剂：氨力农和米力农都是双异吡啶衍生物，对磷酸二酯酶Ⅲ有特异性抑制作用，具有显著正性肌力和扩血管作用，但会增加心肌缺氧，容易诱发室性心律失常，应该注意。

2.利尿剂

可解除水钠潴留，减少血容量，减轻心脏前负荷。但应注意低钾、低镁、代谢性碱中毒、心排血量不足、痰黏不易咳出等副作用。一般患者宜选用作用缓和的制剂，小剂量短期间断应用。常用氢氯噻嗪12.5～25mg，每日1～3次；螺内酯(安体舒通)20～40mg或氨苯蝶啶50～100mg，每日1～3次。重度水肿患者可应用呋塞米(速尿)20～40mg肌注或静注。同时必须监测血电解质变化。水肿大部分消退后应及时停用利尿剂。

3.抗凝治疗

对血红蛋白＞150g/L或合并冠心病、高血压的患者宜用抗凝剂。肝素最为常用，能降低血黏度及血小板聚集性，从而缓解血液高凝状态；还可以防止多发性微小肺栓塞发生，防止血小板释放5-羟色胺等炎症介质，缓解支气管痉挛；并通过抑制醛固酮生成、改善肾微循环来增加肾血流量，起到利尿作用。

**4.静脉放血**

由于红细胞增多引起血黏度增高，可加重血管阻力、影响微循环的流畅，因此对血细胞比容＞55%者可采取静脉放血，每次 200mL，然后输入等容量右旋糖酐 40mg 以补充血容量，使血细胞比容降至 50%以下，以降低肺动脉压力和肺血管阻力，增加患者运动耐量。

**(六)控制心律失常**

肺心病患者常见的心律失常是室性期前收缩、房性期前收缩、阵发性室上速、房颤和房扑。可针对不同的心律失常给予抗心律失常药物，如频发室性期前收缩或室速，可用利多卡因 50～100mg 静注，然后 200mg 加入 200mL 液体中静滴。如为房性期前收缩或室性期前收缩，可分别给予维拉帕米和美西律。此外，必须针对导致心律失常的原因予以控制感染、纠正缺氧、纠正酸碱失衡与电解质紊乱等治疗，消除病因后，心律失常易于控制。

**(七)营养支持疗法**

右心衰竭、高碳酸血症常导致胃肠道淤血，药物刺激和低氧血症易引起胃肠道损伤和功能紊乱，常发生厌食、恶心、呕吐、腹泻等症状，而气促、呼吸功能增加使能量消耗增多，因此肺心病患者有 25%～65%处于营养不良状态。给予要素饮食，补充多种维生素、微量元素、氨基酸、白蛋白、脂肪乳剂等能提高体内蛋白含量，有利于提高免疫功能，减轻呼吸肌疲劳，纠正呼吸衰竭，降低死亡率。

**(八)缓解期治疗**

**1.戒烟**

吸烟是 COPD 合并肺动脉高压最直接的致病因子。戒烟不但是 COPD 有效的治疗措施，而且也是 COPD 合并肺心病患者主要的治疗方法之一。药物治疗可使戒烟速度加倍。目前常用的帮助戒烟的治疗是尼古丁替代治疗和安非他酮。

**2.适当的体育锻炼**

根据不同的体质状况，可进行散步、慢跑、广播操、太极拳等运动，增加肌力、呼吸及循环功能，并提高机体免疫功能。

**3.呼吸锻炼**

指导患者做深而慢的腹式呼吸及缩唇呼气，增强膈肌活动度，提高潮气量，减少呼吸频率，可以改善气体分布、纠正通气/血流比例、提高 $SaO_2$，从而改善通气功能。

**4.逆转肺血管重塑**

不但肺动脉高压具有可复性，而且肺血管重塑也是可逆的。神经内分泌拮抗剂包括 ACEI、β受体阻滞剂、醛固酮受体阻滞剂等，可拮抗神经内分泌的过度激活，长期应用可改善血管内皮功能，延缓或逆转肺血管重塑。此外，西地那非、肾上腺髓质素、辛伐他汀等可能也有改善血管内皮功能，抑制血管壁平滑肌细胞增殖的作用。近年有研究显示，丹参、川芎嗪、红景天、当归、粉防己碱等中药制剂亦有类似作用。

**5.增强免疫功能**

为提高患者的细胞免疫功能、增强防御能力、减少继发感染的机会、预防急性发作，可采用以下药物。

1)转移因子：仅对 T 细胞起作用，可选择性提高细胞免疫功能，每次 1U，腋部皮下注射，每周 1～2 次。

2)卡介菌多糖核酸：属多功能免疫调节剂，能增强细胞免疫、平衡体液免疫、激活单核-巨噬细胞系统功能。每次 2mL，肌注，隔日 1 次。

3)胸腺素：从小牛胸腺提取的多肽激素。它能增强 T 细胞、B 细胞和 NK 细胞活性，增加巨噬细胞移动抑制因子、IFN-γ 等细胞因子的生成，增强机体抗病毒、细菌、真菌等病原体的抵抗能力。每次 10～20mg，肌注，隔日 1 次，2～3 个月为 1 个疗程。

4)核酸：每次 2～4mL，肌注或皮下注射，每周 2 次。

5)必思添：系克雷白杆菌提取的糖蛋白。首次治疗 8d，每日口服 2mg，停服 3 周；第 2 次治疗 8d，每日 1mg，停服 3 周；第 3 次治疗 8d，每日 1mg。如此连续 3 个月为 1 个疗程。

6)长期家庭氧疗：缺氧引起的肺血管收缩和重塑是 COPD 患者肺动脉高压、肺心病、慢性呼吸衰竭的主要原因。低氧的长期存在还可促进肺肝综合征和末梢神经病变的发生、发展。氧气是一种选择性肺血管扩张剂。长期持续氧疗能逆转肺动脉高压、肺血管病变和右心室肥厚，可改善 COPD 伴慢性呼吸衰竭患者的生存率。当呼吸衰竭稳定 3～4 周，$PaCO_2 \leqslant 55mmHg$，血细胞比容＞55%，并有右心室肥大，不论是否有高碳酸血症，都可进行长期氧疗。每日经鼻导管吸氧 15h 以上，流量为 1～2L/min，以使 $PaO_2$ 达到 60mmHg 为目标，数周至数月后可使肺小血管较充分地扩张，部分患者可延长寿命。

# 第六节　心肺复苏

## 一、概述

心肺复苏(cardiopulmonary resuscitation，CPR)是指各种原因所致心脏和(或)呼吸骤停时的一种急救方法，主要研究心脏和(或)呼吸骤停的原因、机体的病理生理变化、诊断与复苏方法、并发症防治与预后评价等。

引起心搏骤停的原因可分为心脏原发性因素和继发性因素。前者包括心电功能失常和心泵机械衰竭，后者则是心源性猝死的最常见机制。

心搏骤停时心电图的 3 种表现及其常见原因：①心室颤动。常见原因为急性心肌梗死、急性心肌缺血、低血钾、药物中毒、触电早期等。②心室静止。常见原因为高血钾、病态窦房结综合征、高度或完全性房室传导阻滞等。③心电-机械分离。目前常称为无脉性电活动(pulseless electrical activity，PEA)，常见于广泛的心肌损害、心包填塞或严重休克等。

心搏骤停及 CPR 过程中 3 种心电表现可相互转化。

## 二、病理生理

心搏骤停后心泵功能完全丧失，血液因失去推动循环的动力而停止流动。无论是否伴有呼吸停止，血氧浓度均显著降低，全身组织器官均处于缺血、缺氧状态。由于缺血、缺氧，葡萄糖无氧酵解，酸性代谢产物积聚，同时 $CO_2$ 潴留和呼吸性酸中毒，各组织器官处于酸性环境中，导致细胞内线粒体功能障碍和多种酶功能失活，造成组织器官损伤。若时间过长，损伤就会不可逆转。一般认为常温下各脏器耐受缺血、缺氧的时间分别为：大脑 4～6min，小脑 0～15min，延髓 20～30min，脊髓 45min，交感神经节 60min，心脏和肾脏 30min，肝脏 2h，肺脏时间更长些。

### 三、临床表现和诊断

心搏骤停时，患者出现意识突然丧失，心音消失，脉搏扪不到，血压测不出，可出现全身短暂抽搐、叹息样呼吸、间断呼吸，随后呼吸停止，进行性发绀，瞳孔散大固定。

由于 CPR 需分秒必争，因此只要见突然无反应、无呼吸、无意识，就可立即抢救，凭摸脉搏消失诊断心搏骤停，常耽误时间。了解患者原发疾病病史和发病前征兆有助于明确引起心搏骤停的原因。

### 四、肺复苏方法

一旦确认患者心搏骤停，应立即实施 CPR。完整的 CPR 应包括基本生命支持、高级生命支持。近年来，特别提出了保证心搏骤停患者存活的生命之链的概念，即尽早现场抢救并呼叫专业人员，尽早心肺复苏，尽早除颤，尽早高级生命支持。

（一）基本生命支持（BLS）

1.基本程序及措施

BLS 指在没有医疗器械和药物的条件下对院外发生的心搏骤停患者实施的基本救助。它由以下部分组成：最初的评估、气道通畅的维持（airway）、呼吸通气（抢救呼吸，breath）及胸外按压（circulation）。通常将 BLS 分解为如下步骤：①识别心搏骤停；②开放气道（airway）；③抢救呼吸（breath）；④维持循环（circulation）；⑤除颤（defibrillation）。

首先判断患者有无反应及呼吸。如果发现无任何反应，应立即使患者仰卧在坚固的平（地）面上；如果患者面朝下时，应把患者整体翻转，将双上肢放置在身体两侧，以便于 CPR。经过训练的急救者应位于患者一侧，或两人分为两侧，适于急救时人工通气和胸外按压。患者无反应或无意识时，肌张力下降，舌体和会厌可能把咽喉部阻塞，要把下颌向上抬，使气道打开。若有自主呼吸而无颈部创伤，可以采用仰头抬颏法开放气道，并清除患者口中的异物和呕吐物。发现无呼吸或呼吸异常时，应立即实施人工通气；如果不能确定通气是否异常，也应立即进行人工通气。口对口呼吸是一种快捷、有效的通气方法，呼出气体中的氧气足以满足患者需求。要确保气道通畅，并捏住患者的鼻孔，防止漏气。急救者用口唇把患者的口全罩住，呈密封状，缓慢吹气，每次吹气应持续 1s 以上，确保呼吸时胸廓起伏。口对口呼吸常导致胃胀气，并可能伴发严重并发症；如内容物反流，可致误吸或吸入性肺炎。

胸外按压目前越来越被重视。猝死为窒息（如溺水）所致时，患者先有低氧血症，可先人工通气，接着按压。一般情况下均按压在先。胸外按压是在胸骨下 1/2 加压，通过增加胸膜腔内压或直接挤压心脏使血液流动，血液流经肺脏，辅以适当呼吸，即可为脑和其他重要器官提供充足的氧气。心脏按压不足，心肌血流就会减少，如今提倡 CPR 按压/通气比例为 30∶2，按压频率为 100 次/min。每完成 30 次按压、2 次人工通气为一轮 CPR。CPR 过程中观察心电图、注射药物、气管插管或检查患者时，按压均不得停顿。心电图显示 QRS 波只要未呈规则化，没有变窄，就不必为扪诊脉搏而停止按压。按压应做到快、深（对正常形体的患者，按压幅度为4～5cm），最理想的按压效果是可触及颈动脉或股动脉搏动，并让胸廓充分回弹。这样的要求使得1名医生操作CPR时，长时间坚持有困难，抢救人员每2min轮换操作较妥。

以往认为遇到心搏骤停，现场抢救者可即刻拳击患者前胸，有可能使心脏复律。但近来发现拳击常使原先心律更趋恶化，如使室速转成为室颤，或者拳击后立即出现完全性心脏传导阻滞及心室静止等，所以目前已不被推荐为现场抢救措施。

面罩皮球给氧最快捷，应即刻实施。气管插管常被选择是因为它可保证有效通气，便于吸痰，多一种给药途径，保证胃内容物、血液及口腔黏液不误吸入肺。但气管插管需要医护人员训练有素，操作滞误反而有害。目前已有多种改良式插管。如咽及气管复合插管、喉罩式插管等，操作便捷，不容易误插入食管，但抢救人员平时仍应多练习。插管成功与否需结合临床及一些检验核实（如胸廓抬起、胃里气过水声、呼出气$CO_2$测定、插管管腔是否在食管内的核查等）。气管插管指征为用非侵入性措施无法保证昏迷患者的通气或患者缺少保护性反射（如昏迷、心搏骤停等）时所用的方法。患者如有自主循环，插管中需要连续监测经皮血氧饱和度和心电图。若有2位急救人员，应在插管期间持续行负压吸引，以免内容物反流吸入肺内；确保气管插管在气管开口处，并用拇指与示指从右至左固定环状软骨，压力不能过大，否则会梗阻气道或影响气管插管。人工气道建立后，每分钟给予呼吸8～10次，不可过度，以免血液偏碱。

心搏骤停最多见的表现是无脉性室性心动过速和室颤，如室颤未及时电击或胸外按压，很快便转为心室静止或心电-机械分离，故以往强调遇到心搏骤停时首先除颤。现场抢救，急救人员应携带自动体外除颤机（AED）到场。培训专业急救人员，无论在医院或救护车中，一有需要便最快采取早期电除颤。目前，发达国家在民众聚集的公共场所如机场、体育场馆都安装了AED，大众经短期培训后就能使用。但AED识别室颤或室速等需一定时间，室颤发生后，心肌内氧及代谢产物数分钟即耗尽，即刻胸外按压能补充心肌能量，按压越及时则除颤成功率越高。除颤前至少做5轮CPR，室颤复律后，心肌多处于顿抑状态，不可能立即恢复有效血液循环，至少还应做5轮CPR，所以除颤前后必须不停地做有效的胸外心脏按压，按压和除颤转换必须快速，延迟不超过10s。

近年来，对于除颤器的研究取得一些突破，从以往应用的单相电击波改为双相电击波后，电击时能量及次数均减少，由360J降为首次150～200J，由连击3次改为1次，将更多的时间让给了按压，也减少了心肌的损伤。如今还出现了许多新兴的CPR技术，包括叠加腹压CPR（IAC-CPR）、高频CPR、主动性加压-减压CPR（ACD-CPR）、同步通气-按压CPR（SVC-CPR）、自动脉冲装置（A-CPR）、机械（活塞）CPR等。

心室静止或心电-机械分离的处理，首先是积极地进行CPR，按压加人工呼吸，同时寻找病因，纠正如高血钾、严重酸中毒、心包压塞等。起搏治疗主要用于阿-斯综合征、黑蒙、心绞痛、心力衰竭等显著性心动过缓；心室静止或心电-机械分离状况下，心肌受各种因素抑制，起搏常无效。

实时判断CPR疗效的指标主要有2项：①冠状动脉灌注压。CPP=主动脉舒张压－右心房舒张压。CPP与心肌血流量及能否恢复自主循环直接相关。CPP≥15mmHg可预测能成功恢复自主循环，因此复苏抢救中应尽力升高动脉舒张压。肾上腺素注射、胸外按压等措施均能增高CPP。CPP测定需动脉插管，唯ICU中能应用。②呼气末二氧化碳分压。CPR之初，循环血流量极低，组织$CO_2$经血流携带至肺的释放量极度降低；如达到自主循环恢复，肺释放$CO_2$即会增加。CPR过程中，呼气末二氧化碳分压<10mmHg表示预后很差。此方法较之CPP法，操作安全、简易，便于推广。

开胸心脏按压危险性大，需要有经验的抢救队伍，不建议常规开展，尤其不能作为长时间复苏的最后努力。开胸指征是胸部穿透伤引起的心搏骤停，其他情况包括体温过低、肺栓塞或心包填塞、胸廓畸形、体外CPR无效、穿透性腹部损伤，病情恶化并发生心搏骤停。

2.CPR常用药物

心脏停搏时，应首选建立周围静脉通道，因其穿刺容易，并发症少，且不受CPR干扰，但外部静脉用药较中心静脉给药的药物峰值浓度要低，起效循环时间较长。静脉给药后，应立即推注20mL液体。静脉穿刺困难时也可经骨松质内插管，其静脉基不会萎瘪，药物注入相当于进入中央静脉，但骨内通道注射药物国内报道尚欠缺。如在静脉建立前已完成气管插管，肾上腺素、利多卡因和阿托品也都可通过气管给药，其用药量应是静脉给药的2～2.5倍，并用10mL蒸馏水稀释。在气管末端插入导管，迅速向气管喷入。院外气管给药抢救报道成功率很低。

CPR药物对心血管系统的影响主要在3个方面，即对外部血管紧张度、心肌收缩力及心脏变时性的影响。

盐酸肾上腺素适用于心搏骤停患者，主要因为其有α受体激动剂的特性，在CPR时可以增加心肌和脑的供血。而其β肾上腺素能样作用是否有利于复苏尚有争议。肾上腺素至今仍为CPR一线药物，是CPR用得最广泛的药物，但遗憾的是，至今几乎没有多少确实证据支持其改善了患者存活率。动物实验和人类的临床实践显示肾上腺素有利有弊。目前治疗剂量仍主张1mg，除非心搏骤停因β受体阻滞剂或钙拮抗剂中毒所致，用量可偏大。给药途径一般为静注或骨松质内插管，失败时可气管内给予。

血管升压素是一种抗利尿激素，当给药剂量远大于其发挥抗利尿激素效应剂量时，有强烈血管收缩作用，此作用非肾上腺素能中介，而系直接刺激平滑肌$V_1$受体所致。感染性休克状态下，周围血管扩张，儿茶酚胺类药物疗效亦不佳时，血管升压素仍可起作用，因此目前备受瞩目。外源性血管升压素可能对心搏骤停患者有益，短暂室颤后行CPR时，血管升压素可增加CPR、重要器官(如大脑)的血流量，增大室颤波幅，在自主循环恢复后不会造成心动过缓。目前认为血管升压素与肾上腺素作用相当，互不取代，血管升压素是除肾上腺素外的另一种备选药物。

阿托品用于心搏骤停、症状性心动过缓、缓慢性PEA及房室结水平的阻滞。剂量为0.5～1mg，静注，可每3～5min重复给予，最大剂量0.04mg/kg。患者有急性心肌梗死或心肌缺血时，应用务必谨慎，以防心率增快、缺血加重。

去甲肾上腺素是一种血管收缩药和正性肌力药，用后心射血量可增高，也可降低，此取决于血管阻力大小、左心功能的好坏和各种反射的强弱。与肾上腺素比较，其对于心搏骤停的抢救有害无益，神经系统的后遗症明显增加。

目前知道钙并不能改善心搏骤停患者的存活率，所以已不再是CPR常规用药。只在有确切指征时如高血钾、低血镁或钙拮抗剂中毒等才予使用。对于用洋地黄治疗的患者，由于钙增加洋地黄中毒的可能，也应小心。

碳酸氢钠可降低血管阻力，降低CPR，可使血红蛋白氧合曲线右移，组织摄氧减少。另外，因$CO_2$增加，导致心、脑细胞内酸中毒；其与儿茶酚胺血管活性药物又相拮抗，故并非CPR一线用药，除非患者原有代谢性酸中毒、高钾血症或三环类抗抑郁药或苯巴比妥类药物过量。心搏骤停时间较长者，应用碳酸氢盐治疗可能有益，但只有在除颤、胸外心脏按压、气管插管、机械通气和血管收缩药治疗无效时方可考虑应用，并切忌导致碱血症。达到自主恢复循环时，组织酸中毒多能自动消除。

（二）高级生命支持（ACLS）

ACLS包括在继续进行CPR的同时，运用辅助设备和特别技术，建立和维持有效通气和自主血液循环，心电监护，识别和治疗心律失常，建立有效静脉通路，使用药物和电学方法等多种措施治疗及保持心肺功能及治疗原发性疾病。

1.病因预防及治疗

心搏骤停最常见的病因是急性冠状动脉综合征（包括不稳定型心绞痛、急性心肌梗死等），须尽快让阻塞的冠状动脉再通，降低心肌耗氧量，这是防止心搏骤停的关键措施。如ST段抬高型急性心肌梗死（STEMI），应尽可能于发病6h内重建冠状动脉。有适应证者，30min内即应开始纤溶治疗，或90min内实施经皮冠状动脉介入术（PCI）。心脏/呼吸骤停的另一重要病因为脑卒中，脑梗死要求1h内纤溶治疗。

2.重症监护

一旦患者自主循环相对稳定，就应立即转送ICU。在转送过程中，应不间断辅助呼吸和维持用药，并密切观察意识和大动脉搏动的变化，随时做好CPR的准备。进入ICU后，通常应监护如下项目：①临床体征，包括意识水平、血压、脉搏、体温，有无脑外伤和胸外伤，有无抽搐等。②持续心电监测和持续氧饱和度监测。③动脉血气，包括血$PO_2$和$PCO_2$、pH值、剩余碱等。④血糖。⑤电解质水平。⑥血、尿渗透压。⑦呼吸频率、潮气量、气道压力监测。⑧呼出气二氧化碳监测。⑨有条件者可做颅内压监测和颅脑氧饱和度监测。

3.维持内环境和生命体征稳定

内环境包括水、电解质、酸碱度、血糖、渗透压、$PO_2$等，生命体征主要指血压、脉搏、呼吸、体温等。由于缺氧造成各脏器功能障碍及复苏过程中多种药物的应用，体内水、电解质、酸碱代谢、血糖、渗透压处于不断变化的动态过程，处理不当易造成新的内环境紊乱，加重处于修复期的各功能脏器的损伤。生命体征的不稳定也会造成新的脏器损伤。维持内环境和生命体征稳定是保证各脏器功能恢复的基础，尤其是对脑复苏和心功能恢复而言。

4.治疗性低温

自主循环恢复后，允许患者处于轻度低温（＞33℃），只要血流动力学稳定，就不必温暖其身体。体温正常者，也可诱导治疗性低温，将体温降至32～34℃。降温越早，转归越好。一般维持12～24h。复温过早不利于复苏；复温过快则易致反弹性高温，加重脑的损害。低温能降低脑代谢水平，减轻再灌注损伤。体外降温（冰毯、冰袋等）达到目标温度时间较长，目前用体内降温法疗效显著，如 30min 输注 4℃类晶体 30mL/kg、腹膜或胸膜腔低温液灌洗、特殊低温导管、股静脉插管血液体外降温后回输等，闭胸心肺转流(CPB)降温最有效，但需设备和技术。

5.控制心律失常

致死性心律失常、室颤或无脉性室速等必须立即中止。当电除颤和应用肾上腺素无效时可试以抗心律失常药，如利多卡因、普鲁卡因胺、胺碘酮等。

对于血流动力学稳定、非急性心肌梗死所致的单形性室速，普鲁卡因胺较利多卡因有效。遇到 QRS 波宽大畸形性心动过速，与室速鉴别困难时，也可试用普鲁卡因胺，剂量为 20～50mg/min，直至心律失常被控制、产生低血压、QRS 波增宽 50%或总量达 17mg/kg。

6.防治多器官功能不全

心搏骤停患者 CPR 后，全身的所有组织器官均经历了一次缺血-再灌注的损伤过程，多个脏器如心、脑、肺、肾等可同时或相继出现功能障碍。

1)呼吸系统：自主循环恢复后，患者自主呼吸未必立即恢复，即使存在自主呼吸，也不一定能满足氧的需求。此时，一方面应再度详细体检、摄胸片，以了解 CPR 的并发症；另一方面应根据血气分析、临床状况调节机械通气参数，条件具备时逐步撤机。如患者持续需较高氧浓度，就应仔细检查有无急性呼吸窘迫综合征、肺炎、肺不张、肺水肿等情况。

呼吸机治疗过程中，患者尽可能取半卧位，防止吸入性肺炎。镇静剂及肌肉松弛剂的应用应减至最低程度，目前主张每日应暂时停药，让患者"复苏"，以期正确评估神经系统功能和减少感染发生率。此外，应避免过度通气，持久的低 $PCO_2$ 会减少脑血流量，加重脑的缺血损伤。

2)循环系统：不论因心脏疾病，还是因心搏骤停后心肌损伤，CPR 后心脏功能均有降低，可在血流动力学监测下调整患者的前、后负荷，纠正心律失常，亦可适时应用正性肌力药物。由于患者多为急危重症患者，故常静滴半衰期短的多巴酚丁胺或磷酸二酯酶Ⅲ抑制剂氨力农、米力农等，必要时亦可联合应用以度过严重心功能不全阶段。对于血压偏低者，一方面应积极估测血容量，将中心静脉压提升至 8～12cmH₂O，用呼吸机正压通气时提升至 15～18cmH₂O；另一方面，在充盈压好转的条件下，应用多巴胺甚至去甲肾上腺素等升高血压以纠正、维持体循环的灌注和氧的供给，预防多脏器衰竭。洋地黄类药物适于慢性心力衰竭，心搏骤停时多不用，除非患者有快速性房颤，其静脉制剂可迅速减慢心室率、增高心排血量。

3)急性肾衰竭(ARF)：CPR 后全身缺血、缺氧，加上复苏后常见的低血压和血容量不足，均可导致肾缺血性损害。ARF 是心搏骤停后常见的并发症，一旦产生，其他脏器功能就受连锁损伤。

血容量恢复、休克纠正后如尿量仍不增加，就应警惕急性肾小管坏死，甚至只要存在肾损伤的病因，就应预防肾功能障碍。如今已有多种肾损伤的生物标志物，对其诊断很有帮助。预防方法首先是停用任何对肾有伤害的药物甚至造影剂等，维持良好的血流动力学状态(包括前负荷、后负荷、心排血量等)，也可试用一些目前认为能改善肾功能的方法，如氧自由基清除剂、钙拮抗剂、血管紧张素转换酶抑制剂(ACEI)、前列环素($PGI_2$)、前列腺素 $E_2$($PGE_2$)等。心搏骤停患者各系统功能低下，往往不能耐受对血流动力学影响较大的血液透析，因此越来越多的 ICU 配备了血液净化设备,对度过 ARF 起到了很好的作用。

4)弥散性血管内凝血(DIC):应积极治疗原发病,消除应激因子,纠正内环境紊乱。密切监测患者纤维蛋白原水平、血小板计数及凝血因子,密切观察有无消化道出血、呼吸道出血及泌尿道出血;若有出血,又需有创治疗,则要使用冷沉淀物、新鲜冰冻血浆及浓缩血小板。治疗 DIC 要持续输注肝素,同时补充血稳定因子。辅以活血化瘀药如丹参等。

7.脑复苏

CPR 过程中,中枢神经系统功能的保护和恢复是决定患者生存质量的关键。心搏骤停一旦发生,CPR 启动越早、越及时有效,中枢神经系统功能恢复就越有希望;如果早期抢救贻误,则此后的治疗不是无效便是留下永久性后遗症。脑复苏目的在于在 CPR 基础上加强对脑细胞损伤的防治和促进脑功能的恢复,使患者在 CPR 后能尽早重返社会。发生在呼吸、心搏骤停后的脑功能障碍称为心肺复苏后综合征,是一种全脑缺血、缺氧后的脑病。脑功能的恢复取决于心搏骤停和 CPR 的时间,以及与各阶段生命支持相关的其他因素。首先全脑缺血性损伤是复苏后脑损伤的基础。正常脑组织代谢率极高,耗氧量很大,但糖原、氧和 ATP 储备又极少。心搏骤停,血液循环停止,对脑的氧、糖和 ATP 等能源及能源底物的供应停止,ATP 迅速耗竭。氧供应不足,葡萄糖无氧酵解增加,乳酸等酸性代谢产物增加,同时微循环障碍导致酸性代谢产物积聚,脑组织局部酸中毒。能量耗竭和酸中毒会造成线粒体呼吸功能衰竭,多种膜泵和酶失活,引起一系列脑细胞功能障碍。自主循环恢复后,缺血的脑组织会出现低灌注或无再灌注状况。其病理基础是毛细血管内皮细胞肿胀、组织水肿、血黏度增高、红细胞呈泥流状、微血栓形成和血流阻力增大,是缺血性损伤的延续和叠加。其次出现缺血-再灌注损伤。$Ca^{2+}$超载、兴奋性氨基酸产生过多、脂质过氧化、自由基、凋亡、炎症反应等发病机制在缺血-再灌注损伤中发挥重要作用,且上述损伤机制相互影响,可形成恶性循环。

脑复苏方法主要包括:①增加脑血流供应。用呼吸机者,防止过度通气很重要。$PCO_2$降低可致脑血管收缩,脑缺血加重。高压氧治疗可提高血 $PO_2$,增加氧的弥散率和弥散范围,只要患者的生命体征稳定,应尽早应用。钙拮抗剂为强效脑血管扩张剂,可降低及缩短脑缺血后的低灌注状态,临床上目前应用较多的为尼莫地平的静脉制剂。②降低脑组织代谢及氧耗。例如亚低温治疗配合选择性头部降温能降低脑代谢率,延迟 ATP 的耗竭,保护血脑屏障,脑复苏效果显著。③保护脑细胞,减轻有害因子损伤。糖皮质激素有稳定细胞膜、清除自由基的作用,可降低脑水肿,应常规短期应用。④增加脑营养,促进脑细胞生长。现在用得较多的如吡硫醇(脑复新)和 1,6-二磷酸果糖(FDP)等,均可促进脑的糖代谢,修复脑功能。应强调的是,上述措施发挥作用仍取决于内环境的稳定,它可能比那些脑组织专用药物更有助于脑复苏。其他措施还包括维持适当的平均动脉压(MAP)、提高颅脑再灌注、纠正酸中毒、制动和镇静、抗惊厥治疗、控制血糖、促进脑细胞代谢药物以及自由基清除剂等的应用。

# 第七节 心源性休克

## 一、概述

心源性休克是指心脏泵血功能损害引起的休克综合征。常由急性心肌梗死、急性弥漫性心肌炎、严重心肌病引起心肌收缩力丧失，还可由主动脉瓣或二尖瓣狭窄、急性心包填塞等所致的心脏机械功能障碍引起。心脏外科手术、大块肺栓塞也是心源性休克的原因。急性心肌梗死、左室受损面积在40%以上者是心源性休克最常见的原因。

心源性休克发病的中心环节是心排血量迅速降低，血压可显著下降，多数患者外部阻力增高(低排高阻型)，这是因为血压降低使主动脉弓和颈动脉窦的压力感受器冲动减少，反射性引起交感神经传出的冲动增多，引起外部小动脉收缩，使血压能有一定程度的代偿。少数患者外部阻力降低(低排低阻型)，这是由于这类患者心排血量显著降低，血液淤滞在心室，使心室壁牵张感受器受牵拉，反射性地抑制交感中枢，使交感神经传出的冲动减少，外部阻力降低，引起血压进一步下降。

心源性休克发病急骤、死亡率高、预后差。

## 二、诊断

### (一)病因

有诱发休克的病因，如大面积急性心肌梗死、重症急性心肌炎、原发或继发性心肌病、严重的恶性心律失常、急性心包填塞、心脏手术及具有心肌毒性的药物中毒等。

### (二)临床表现

早期患者烦躁不安、面色苍白，诉口干、出汗，但意识尚清；后逐渐表情淡漠、意识模糊直至昏迷。体检心率逐渐增快，常＞120次/min。收缩压＜10.7kPa(80mmHg)，脉压＜2.7kPa(20mmHg)，后逐渐降低，严重时血压测不出。脉搏细弱，四肢厥冷，肢端发绀，皮肤出现花斑样改变。心音低钝，严重者呈单音律。尿量＜17mL/h，甚至无尿。休克晚期出现广泛性皮肤、黏膜及内脏出血，即弥散性血管内凝血的表现，以及多器官衰竭。血流动力学监测提示心脏指数降低、左室舒张末压升高等相应的血流动力学异常。

### (三)辅助检查与监测

1.心肌酶学及心肌钙蛋白测定

急性心肌梗死时，患者的心肌酶及心肌钙蛋白显著升高。

2.动脉血气分析

应定期分析动脉血pH值、血氧饱和度、氧分压、二氧化碳分压与碱储备等，以掌握水、电解质和酸碱平衡，并了解肺通气与换气功能。

3.血乳酸浓度测定

动、静脉全血的血乳酸浓度正常值分别为0.33～0.78mmol/L和0.56～2.2mmol/L，其浓度升高提示组织灌注不良。

4.监测

进行血流动力学监测，有条件时必须插入Swan-Ganz导管监测中心静脉压、心脏指数和肺楔嵌压(PWP)。同时插导尿管,监测尿量。

5.其他

查血常规、肝肾功能、电解质、尿常规、尿比重,拍床旁胸片,心电图,必要时做动态心电图检查,条件允许时行床旁超声心动图检查等。做弥散性血管内凝血的有关检查,如血小板计数及功能检测、凝血时间、凝血酶原时间,各种凝血因子和纤维蛋白降解产物(FDP)。必要时做微循环灌注情况检查。

### 三、治疗

(一)一般治疗

(1)绝对卧床休息,有效止痛,由急性心肌梗死所致者,吗啡3~5mg或哌替啶50mg,静脉注射或皮下注射,同时予地西泮、苯巴比妥。

(2)建立有效的静脉通道,必要时行深静脉插管。留置导尿管监测尿量。持续心电、血压、血氧饱和度监测。

(3)氧疗:持续吸氧,氧流量一般为4~6L/min,必要时气管插管或气管切开,人工呼吸机辅助呼吸。

(二)纠正血容量不足

心源性休克可因伴有各种明确的原因(如出汗多、呕吐、利尿等)而使血容量减少,但有些患者并无明显减少血容量的因素亦存在低血容量。因此,经静脉补充血容量也是治疗心源性休克的首要步骤。

补充血容量首选低分子右旋糖酐250~500mL静脉滴注,或0.9%氯化钠液、平衡液500mL静脉滴注,最好在血流动力学监护下补液,前20min内快速补液100mL,如CVP上升不超过0.2kPa(1.5mmHg),可继续补液直至休克改善,或输液总量达500~750mL。无血流动力学监护条件者可参照以下指标进行判断:诉口渴,外部静脉充盈不良,尿量<30mL/h,尿比重>1.02,CVP<0.6kPa(6mmHg),则表明血容量不足。

低分子右旋糖酐既可补充血容量而有利于增加心排血量,亦可改善微循环和防止血栓形成,但用量过大、时间太长,可引起血小板破坏及出血、凝血异常。维持阶段可用葡萄糖液。液体量24h一般控制在2 000mL左右,右室梗死、低血压、休克时(无左心衰)可用至3 500~4 000mL。

(三)血管活性药物的应用

心源性休克的诊断一旦成立,应立即用多巴胺,维持收缩压在12.0~13.3kPa(90~100mmHg),保证重要器官的血流灌注。首选多巴胺,从2~5µg/(kg·min)开始渐增剂量,在此基础上根据血流动力学结果选择血管扩张剂。对于血压较低,单用多巴胺无效,宜选用间羟胺(阿拉明),它刺激α受体使小动脉收缩的效果较强,血压升高较明显。

(1)肺充血而心排血量正常,肺毛细血管楔嵌压(PCWP)>2.4kPa(18mmHg),而心脏指数>2.2U(min·m²)时,宜选用静脉扩张剂,如硝酸甘油15~30µg/min静脉滴注或泵入,并可适当利尿。

(2)心排血量低且周围灌注不足,但无肺充血,即心脏指数<2.2L/(min·m²),

PCWP＜2.4kPa（18mmHg）而肢端湿冷时，宜选用动脉扩张剂，如酚妥拉明 100～300μg/min 静脉滴注或泵入，必要时增至 1 000～2 000μg/min。

（3）心排血量低且有肺充血及外部血管痉挛，即心脏指数＜2.2L/（min·m²），PCWP＜2.4kPa（18mmHg）而肢端湿冷时，宜选用硝普钠，从 10μg/min 开始，每5min 增加 5～10μg/min，常用量为 40～160μg/min，也有高达 430μg/min 才有效者。

心源性休克时，扩血管治疗的目的在于降低心脏的前、后负荷和扩张微循环。应用扩血管治疗的最佳适应证是低心排出量、高左室充盈压、心脏急性扩张和有肺水肿，但无严重低血压的患者。最常用的血管扩张剂是硝酸甘油和硝普钠。两药比较，硝酸甘油有扩张心外膜冠状动脉、改善心肌缺血的优点，而硝普钠则可能引起"冠脉窃血"现象。但其舒张外部血管的作用更为强大，心源性休克时，应用硝普钠带来的好处超过窃血现象带来的坏处。

（四）正性肌力药物的应用

1.洋地黄制剂

一般在急性心肌梗死的头 24h，尤其是 6h 内，应尽量避免使用洋地黄制剂，在经上述处理，休克无改善时，可酌情使用毛花苷 C 0.2～0.4mg，静脉注射。关于洋地黄的应用，一般认为对心源性休克无益，但在合并心房颤动、急性肺水肿或右心衰竭伴左室充盈压升高者可以应用。注意洋地黄静脉注射可使外部血管及冠状动脉发生暂时性收缩，使后负荷增加，冠状动脉供血减少，对急性心肌梗死后头 24h，应用洋地黄导致严重心律失常的潜在危险性较大，可能出现冠状动脉及全身小动脉收缩，血压急剧上升，病情迅速恶化。

2.拟交感胺类药物

对心排血量低，肺毛细血管嵌顿压不高，体循环阻力正常或低下，合并低血压时，选用多巴胺，用量同前；而心排血量低，肺毛细血管嵌顿压高，体循环血管阻力和动脉压在正常范围者，宜选用多巴酚丁胺 5～10μg/（kg·min）。多巴酚丁胺选择性激动β₁受体。对β₂及α受体作用轻微，可直接兴奋心脏β₁受体，使心肌收缩力增强，心排血量增加并降低左室充盈压和外部血管阻力，扩张冠脉，增加肾血流量。多巴酚丁胺与多巴胺相比，对心脏的正性肌力作用较强，可增加心排血量，降低肺动脉楔压和改善心功能，但对外部血管的作用不明显，故有心力衰竭或以心力衰竭为主时宜选用，而有休克或以休克为主时，宜选用多巴胺。

3.磷酸二酯酶抑制剂

常用氨力农 0.5～2mg/kg，稀释后静脉注射或静脉滴注，或米力农 2～8mg，静脉滴注。

（五）其他治疗

1.纠正酸中毒

休克时组织灌注不足和缺氧、无氧代谢，使乳酸堆积引起酸中毒，严重者（pH 值＜7.2）可抑制心肌收缩力，使血管对升压药物不敏感，易诱发心律失常。常用 5%碳酸氢钠，根据血气分析结果计算补碱量。

2.激素应用

早期（休克 4～6h）可尽早使用糖皮质激素，如地塞米松 10～20mg 或氢化可的松 100～200mg，必要时每 4～6h 重复 1 次，共用 1～3d，病情改善后迅速停药。

3.纳洛酮

首剂 0.4～0.8mg，静脉注射，必要时 2～4h 后重复 0.4mg，继以 1.2mg 置于 500mL 液体内静脉滴注。

4.机械性辅助循环

经上述处理后休克无法纠正者，可考虑主动脉内气囊反搏(IABP)、体外反搏、左室辅助泵等机械性辅助循环。IABP 是从股动脉穿刺插入，将球囊放至左锁骨下动脉开口下的降主动脉中，舒张期气囊充气，升高主动脉内压，以增加冠脉灌注，收缩期将气囊抽瘪，以帮助左室射血，从而增加心排血量。IABP 对稳定病情极有帮助，但不宜用于合并中、重度主动脉反流和主动脉瘤患者。体外反搏是按顺序向四肢气囊轮换充气和放气，增加冠脉血流、降低后负荷、增加心排血量。具有操作简便、并发症少的优点，但功效不及 IABP。体外反搏禁忌证同 IABP。此外，还可应用左室辅助泵。

5.原发疾病治疗

急性心肌梗死患者应尽早进行再灌注治疗，溶栓失败或有禁忌证者应在 IABP 支持下进行急诊冠状动脉成形术；急性心包填塞者应立即行心包穿刺减压；乳头肌断裂或室间隔穿孔者应尽早进行外科修补等。

6.心肌保护

应用 1, 6-二磷酸果糖 5～10g/d，酌情使用血管紧张素转换酶抑制剂等。1, 6-二磷酸果糖是一种生物物质，进入人体后与细胞膜互相作用，能加强细胞内高能基团的重建，提高细胞内磷酸果糖激酶和丙酮酸激酶的活力，促进葡萄糖代谢，提供细胞能量，促进钾内流，增加细胞内钾离子浓度，恢复细胞内的极化状态，减轻细胞内酸中毒，从而加强心肌收缩力。应用 1, 6-二磷酸果糖治疗心源性休克可改善血流动力学，使心功能状态及休克征象均有不同程度改善。

(六)保护重要脏器功能和防治并发症

1.呼吸衰竭

包括持续氧疗，必要时呼气末正压给氧，适当应用呼吸兴奋剂，如尼可刹米(可拉明)0.375g 或洛贝林(山梗菜碱)3～6mg 静脉注射；保持呼吸道通畅，定期吸痰，加强抗感染等。

2.急性肾功能衰竭

注意纠正水、电解质紊乱及酸碱失衡，及时补充血容量，酌情使用利尿剂如呋塞米 20～40mg 静脉注射。必要时可进行血液透析、血液滤过或腹膜透析。

3.保护脑功能

酌情使用脱水剂及糖皮质激素，合理使用兴奋剂及镇静剂，适当补充促进脑细胞代谢药，如脑活素、胞磷胆碱、三磷腺苷等。

4.防治弥散性血管内凝血(DIC)

休克早期应积极应用低分子右旋糖酐、阿司匹林、双嘧达莫(潘生丁)等抗血小板及改善微循环药物。有 DIC 早期指征时应尽早使用肝素抗凝，首剂 3 000～6 000U 静脉注射，后续以 500～1 000U/h 静脉滴注，监测凝血时间调整用量，后期适当补充消耗的凝血因子，对有栓塞表现者可酌情使用溶栓药,如小剂量尿激酶(25 万～50 万 U)或链激酶。

## 第八节 急性病毒性心肌炎

病毒性心肌炎(VMC)系指嗜心性病毒感染对心脏的直接损伤和随后发生的免疫损伤,造成心肌细胞变性、溶解、坏死的心肌炎。同时病变可以累及起搏系统和传导系统,也可以累及心包膜。临床上一般可分为急性期、急性期后、慢性期。急性期可分为轻型(多数)、严重暴发型(病情来势凶,可出现严重心律失常、心源性猝死、严重心力衰竭或心源性休克),也有见急性坏死性心肌炎,部分患者或可演变为扩张型心肌病(DCM)。由于急性病毒性心肌炎经治疗之后可导致慢性心肌炎/扩张型心肌病,故有学者将其统称为病毒性心肌病。

### 一、病因

急性病毒性心肌炎致病病毒为:①常见柯萨奇 B 组病毒和腺病毒。②巨细胞病毒、疱疹病毒、EB 病毒、流感/副流感病毒、微小病毒、腮腺病毒、麻疹病毒等也占少量比例。③肝炎病毒,尤以丙型肝炎病毒可能起重要作用。我国有关丙肝病毒引致急性病毒性心肌炎尚无报道,需待进一步探讨。

### 二、流行病学

(一)年龄

可发生在各年龄段,儿童和 40 岁以下成年人为多,据报道,10～30 岁患者占 35%。

(二)性别

男性略高于女性,但据上海复旦大学附属中山医院报道,1997－1999 年总结 1 000 例急性病毒性心肌炎中,男:女比例为 0.93:1。

(三)季节

以夏季为多、冬天为少,这可能与肠道病毒流行多发于夏/秋季。流行多为散发,也有小范围暴发。20 世纪 80 年代,我国湖北、云南等地暴发病毒性心肌炎,流行期间发病率为26.8%～50%,死亡率为 23.6%。近年来发现我国病毒性心肌炎发病率有逐年上升趋势。

### 三、发病机制

到目前为止,病毒性心肌炎发病机制仍不十分清楚,可能为:①急性期嗜心肌病毒直接侵犯心肌引致心肌损伤。②随后发生的免疫损伤是急性病毒性心肌炎的发生/发展主要机制。

(一)病毒直接侵入心肌引致心肌损害/损伤

1.受体作用机制

有学者认为病毒对心肌直接损伤机制可能主要是肠道病毒受体作用。由炎症介质诱发产生的柯萨奇 B 族病毒各亚型及肠道病毒属中许多其他病毒的内在化多功能受体,这些受体属免疫球蛋白超家族成员,对细胞间接触、黏附中起主要作用,与心肌损伤有关。

2.蛋白激酶切割机制

近年有研究显示，CVB3 感染心肌细胞后，CVB 蛋白激酶 2A 具有切割心肌细胞骨架蛋白的作用，从而导致心肌细胞损伤。CVB 蛋白激酶 2A、3C 切割作用抑制宿主蛋白质合成 CVB3 的蛋白激酶 2B，可改变心肌内质网和浆膜的渗透性，导致胞浆游离钙离子浓度增加和膜的损伤。

3.信号调节酶作用机制

有学者研究发现，CVB3 感染可触发细胞外信号调节酶 1 和 2 的信号激活，而心肌中信号调节酶 1 或者 2 活性增强，又促进了病毒大量复制。病毒通过参与宿主细胞信号调节酶 1 或者 2 信号传导途径而扩大自身复制。

通过上述机制，感染病毒的宿主可以引起病毒血症，病毒从血流直接侵犯心肌，导致心肌纤维溶解、水肿、坏死，心肌细胞破坏，炎症细胞浸润而出现临床症状。

(二)免疫介导致心肌损伤机制

1.抗原、抗体

心肌炎尸解发现，心肌组织中主要组织相容性抗原复合物表达明显提高；也有认为病毒与心肌蛋白交叉反应抗体在免疫介导致心肌损伤中可能起重要作用。

2.细胞因子作用

有研究发现，病毒性心肌炎的发病可能和白介素-1、白介素-2、白介素-6、白介素-12、肿瘤坏死因子α(TNFα)、干扰素γ、降钙素基因相关肽等有关。

3.心肌细胞凋亡

病毒性心肌炎的心肌组织除炎症坏死外，可以通过诱导细胞免疫、体液免疫及多种细胞因子导致心肌细胞凋亡，凋亡心肌细胞数量越多，病变严重程度越大，不同病毒可启动不同细胞凋亡道路。

4.心肌细胞纤维化

动物小鼠实验显示，随着心肌炎病程的持续炎症病变减轻，而心肌纤维化进行性加重，同时 ADAMTS-1 mRNA 含量亦进行性增加，可能使病毒性心肌炎的心肌纤维化，导致扩张型心肌病。

5.患者免疫功能低下

对本病的发病可能也起着重要作用。

### 四、诊断

(一)临床表现

急性病毒性心肌炎的临床表现特点取决于病变的范围、程度。

约半数患者发病前 1~3 周有病毒感染的前驱症状：①发热、咽痛、全身肌痛、倦怠，即所谓"感冒"症状。②或有恶心、呕吐、腹泻等消化道症状。

心脏受累表现如下：①症状。心悸、胸痛、气促，重症者可在短期内出现心力衰竭、低血压或心源性休克，甚至可出现 Adams-stokes(阿-斯)综合征。②体格检查。轻者心界不大，重者心浊音界扩大，可见与发热程度不平行的心动过速，可有各种心律失常(包括期前收缩、心动过速、房室传导阻滞）；第一心音($S_1$)低钝，可闻及第三心音或第三心音($S_3$)奔马律或杂音；有颈静脉扩张、肝大、肝颈静脉回流征阳性等心力衰竭体征，重症者可有心源性休克。

各种年龄均可发病，但以儿童和青年人为多见。

（二）实验室及其他辅助检查

1.心电图

变化较明显：①ST-T改变(ST段水平或下斜型改变，T波倒置)。②各种心律失常，包括各种期前收缩、房室传导阻滞、束支和室内阻滞等。但以室性期前收缩、室性心动过速和房室传导阻滞为多见。③如若合并心包炎，可有ST段上升；如若心肌损害严重者，有时可出现病理性Q波(称为坏死性心肌炎)，需与急性心肌梗死鉴别。

2.心肌酶学

1)血清肌钙蛋白I或T(CTnI或CTnT)：人体肌钙蛋白系列中有CTnI、CTnT、CTnC三种亚单位，形成复合体，调节横纹肌$Ca^{2+}$修饰的肌动蛋白、肌凝蛋白相互作用过程。而CTnI或CTnT系心肌肌钙蛋白复合物的一个亚单位，由于CTnI仅存于心肌收缩的细胞肌丝上，故更具有特异性心肌抗原性。

(1)CTnI特点：①CTnI调节肌肉收缩的抑制性亚单位，由不同于骨骼肌InI的基因控制，有独特氨基酸序列，特异性高且优于CK-MB。②CTnI仅有3%左右游离于细胞质中，绝大部分与心肌结构蛋白结合，固定于心肌肌原纤维上，当心肌损伤发生时，开始是游离状态CTnI释放入血，随着心肌细胞坏死、崩解、结构破裂而持续释放入血，因此血清CTnI呈双峰改变。③CTnI在发病后2～4h开始升高，持续2～3周降至正常，少数可持续2～3个月。④CTnI阳性对VMC诊断有重要作用，但阴性并不能排除VMC的诊断。

(2)CTnT特点：①特异性较差，心肌损伤可增高，其他情况比如骨骼肌损伤、肾功能不全、胎儿发育期、某些肌病患者亦可增高。②若CTnI与CTnT两者均增高，对VMC诊断意义更大。③以CTnT诊断VMC时，需结合症状、体征和心电图表现。

2)心肌肌酸激酶(CK-MB)：①由于CK-MB可以存在于人体任何部位，所以对VMC诊断敏感性高，特异性差。②CK-MB在心肌损伤后3d内恢复正常，所以单用CK-MB诊断或判断VMC会导致误诊。③心脏或心外状况CK-MB亦可以增高，包括急性心肌梗死、脑卒中、肝功能不全、甲状腺功能减退、某些肌病等。因此，诊断VMC最好结合CTnI或CTnT以及核素检查。

3)其他心肌酶：天门冬酸氨基转移酶(AST)、乳酸脱氢酶(LDH)、CK、血浆肌红蛋白等，其诊断敏感性和特异性不如上述心肌酶，临床已少用。

3.X线检查

心影改变取决于心肌损伤程度和范围，如心肌损伤为局灶性者，心影正常；病发弥漫性者，心影扩大、心搏减弱；有心力衰竭者，除心脏扩大，还伴有肺淤血症。

4.超声心动图

病变轻、范围小者，其结果完全正常；病变范围弥散、病情重者，超声可有以下异常表现：①心脏扩大。②心室壁节段或弥漫性搏动减弱。③左室舒张/收缩功能减退。④可有附壁血栓等。

5.放射性核素心肌显像

1)"冷区"显像：由于"冷区"显像对病灶非特异性，且对心肌炎病变范围缺少量化指标，所以临床已少用或不用。

2)"热区"显像：由于心肌病变的坏死区可呈现放射性增高的密集区，故目前对于病毒性心肌炎常用核素标记的抗肌凝蛋白特异抗体进行心肌显像，用以标记病变部位及范围。用$^{111}$铟单克隆抗体为试剂，对坏死心肌敏感性高，但特异性较差。

6.其他免疫或血液检查

白细胞计数可正常或增高；红细胞沉降率(SR)加速；C-反应蛋白(CRP)阳性或增加；白介素-1、白介素-6、TNFα、INFγ等均可增高。

7.病毒学检测

1)病毒分离：咽部病毒分离意义较小，粪便中病毒含量高，发病后可持续排出病毒10d左右，婴幼儿可达2个月左右。

2)病毒中和抗体：发病3周后，相隔2周的2次血清CVB(柯萨奇B组病毒)中和抗体滴度≥4倍或一次高达1：640；特异型柯萨奇B组病毒免疫球蛋白在1：320以上；外部血白细胞肠道病毒核酸阳性，均可能对CVB有诊断意义，但不是病因诊断依据。

3)心内膜、心肌、心包活检：检测病毒抗原或病毒蛋白对病毒性心肌炎有确诊价值，但由于检查部位、检查方法、检查技术等，其检查敏感性低，所以目前临床较少用。

(三)成人急性心肌炎诊断参考标准

1.病史与体征

在上呼吸道感染、腹泻等病毒感染后3周内出现心脏表现，如出现不能用一般原因解释的感染后严重乏力、胸闷、头晕(心排血量降低)、心尖第一心音明显减弱、舒张期奔马律、心包摩擦音、心脏扩大、充血性心力衰竭或阿-斯综合征等。

2.心电图

上述感染后3周内出现下列心律失常或心电图改变者：

1)窦性心动过速、房室传导阻滞、窦房传导阻滞或束支阻滞。

2)多源、成对室性期前收缩，自主性房性或交界性心动过速，阵发或非阵发性室性心动过速，心房或心室扑动或颤动。

3)两个以上导联ST段呈水平型或下斜型下移≥0.5mV或ST段异常抬高或出现异常Q波。

3.心肌损伤的参考指标

病程中血清心肌肌钙蛋白I或肌钙蛋白T(强调定量测定)、CK-MB明显增高。超声心动图示心腔扩大或室壁活动异常和(或)核素心功能检查证实左室收缩或舒张功能减弱。

4.病原学依据

1)在急性期，从心内膜、心肌、心包或心包穿刺液中检测出病毒、病毒基因片段或病毒蛋白抗原。

2)病毒抗体。第二份血清中同型病毒抗体(如柯萨奇B组病毒中和抗体或流行性感冒病毒血凝抑制抗体等)滴度较第一份血清升高4倍(2份血清应相隔2周以上)或一次抗体效价≥640 为阳性，≤320 者为可疑(如以 1∶32 为基础者，则宜以≥256 为阳性，≤128 为可疑阳性，根据不同实验室标准做决定)。

3)病毒特异性 IgM 多以 1∶320 者为阳性(按各实验室诊断标准，需在严格质控条件下)。如血液和肠道同时检测病毒核酸阳性者，则更支持有近期病毒感染。

(四)分期和分型

1.分期

病毒性心肌炎分为三期。

1)第一期：病毒复制期。①症状：为病毒感染所致，发热、胸痛。②实验室检查：心电图可出现房/室性心律失常、宽大 QRS 波，左束支传导阻滞，ST-T 波改变等，超声心动图可显示心室收缩功能减退、室壁运动减弱等。③治疗：如肯定有病毒感染，可抗病毒治疗(免疫球蛋白、干扰素等)。

2)第二期：免疫反应期(这一期可能已进入第三期)。①症状：病毒感染症状已缓解。②实验室检查：细胞内黏附因子-1、可溶性 Fas 配体、T 细胞激活标志物等均高于正常人群，心脏特异性自身抗体(如抗α肌凝蛋白)病毒血清学常阳性。③治疗：若肯定为此期，可用较成熟免疫抑制剂治疗。

3)第三期：扩张型心肌病治疗(DCM)期。基本按 DCM 治疗，但需监测病毒的复燃及自身免疫标志情况。

2.分型

目前尚无指南或专家共识的分型法，一般可分为以下几种。

1)亚临床型：病毒感染后无明显自觉症状，心电图检查发现房/室性期前收缩，ST-T 轻度改变，数周后可以逐渐消失。

2)轻/自限型：病毒感染后 1～3 周出现轻度心悸、胸闷，心前区不适，心脏体检有柔和收缩期杂音或期前收缩，无心脏扩大或心力衰竭表现，心电图 ST-T 改变和各种期前收缩，心肌酶学一度升高，经充分卧床休息和适当治疗后，2～3 个月逐渐恢复而不遗留心肌损伤表现。

3)轻/普通型：症状和体征较轻/自限型为著。心脏可能扩大，心音低钝，心尖部有明显收缩期杂音，可有奔马律和各种心律失常、肺部有啰音、颈静脉怒张、肝大等心力衰竭体征，心电图及心肌酶学异常改变，持续时间长，但持久时间不定，经适当治疗，症状和体征可缓解，临床表现痊愈，但数年后由于免疫损伤出现 DCM，此型也称隐匿进行型。

4)慢性迁延型：急性病毒性心肌炎病史明确，可能未得到适当治疗或治疗反应不佳，症状及病情时轻时重，迁延不愈，其转归各异，约半数患者半年至数年后逐渐痊愈，另半数患者发展为 DCM，这些患者又称心肌炎后代谢性冠状动脉扩张。

5)心律失常型：除有心悸、胸闷外，主要为心律失常，各种类型心律失常均可出现，但以室性心律失常和房室传导阻滞为多见，严重者可出现阿-斯综合征，少数可遗留Ⅰ度房室传导阻滞和左束支传导阻滞。

6)重症型：多在暴发病毒流行的地区。此型发病急骤，病毒感染后 1～3 周很快出现症状：胸闷、心悸、呼吸困难、心动过速、心力衰竭，少数出现心源性休克，且出现各种心律失常，也有少数心电图显示急性心肌梗死，又称"急性坏死型心肌炎"。此型病情多凶险，若抢救不及时或不积极，可在数日至数周死于泵衰竭或严重心律失常，故有人称此型为暴发型病毒性心肌炎。

7）猝死型：较少见，若发生者，多为婴幼儿和青少年，多在活动中猝死，尸解证实为急性心肌炎。

（五）鉴别诊断

由于成人病毒性心肌炎诊断缺乏特异性，故在考虑诊断时，应与下列疾病鉴别。

（1）其他心肌炎：风湿性心肌炎、中毒性心肌炎等。

（2）其他心肌损伤：甲状腺功能亢进、结缔组织病、代谢性疾病、冠心病、二尖瓣脱垂综合征等。

（3）合并心包炎时，需与其他心包炎鉴别，如结核性心包炎、特发性心包炎等。

（4）与其他疾病鉴别，如链球菌感染后综合征、β受体功能亢进综合征等。

## 五、治疗

目前，对急性病毒性心肌炎的治疗仍缺乏有效而特异的方法。

（一）治疗原则

（1）减轻心脏负荷，保护心肌功能。

（2）提高免疫能力，促进心肌修复。

（3）纠正心律失常，防止心衰、休克。

（二）治疗措施

1.减轻心脏负荷

1）充分休息，防止过劳。一旦确诊本病，卧床休息是减轻心脏负荷的好方法，也是急性病毒性心肌炎病程早期的治疗措施。

2）注意饮食、加强营养。进食易消化、富含维生素和蛋白质的食物是急性病毒性心肌炎非药物治疗的重要措施之一。

2.药物治疗

1）抗病毒：本病在病程早期，病毒处于复制期，一旦肯定有病毒感染，可用抗病毒药物治疗。

（1）利巴韦林：10～15mg/（kg·d），分2次肌注或静脉缓慢滴注。连用数日至1周。有一定疗效。

（2）新型抗病毒药物WIN54854，能阻止病毒脱衣壳和穿入心肌细胞，早期应用可能提高生存率。

（3）免疫球蛋白：不管是疾病早期或中晚期运用，都可减轻心肌炎症损害，增加生存率。其可能机制：①急性期免疫球蛋白可直接转为病毒抗体，或免疫调节治疗可改善左室功能和预后。②中晚期可减少血浆交感胺、干扰素、可溶性黏附分子浓度，改善纤维素沉着而引致的心室重构，同时减轻心肌炎症反应，缓解病情。

（4）干扰素（IFN）：干扰素的抗病毒和调节细胞免疫功能已被肯定。α-IFN300U/mL肌注

1次/d×1周为1个疗程，必要时可再用1～2个疗程。如为COXB3病毒持续感染人的心肌细胞，可用β-IFN 100U/mL加γ-IFN 30U/mL治疗3周，或单用β-IFN 300U/mL或γ-IFN 100U/mL治疗3周。

2)免疫抑制剂：由于病毒性心肌炎的发病机制之一是免疫反应的结果，因此，近年来用免疫抑制剂治疗病毒性心肌炎有了较多的报道，但其结果却不一。

(1)肾上腺皮质激素：肾上腺皮质激素是目前最常见的免疫抑制剂，在病毒性心肌炎不同病程中应用各异。

急性期：从动物实验及临床研究中来看，应用肾上腺皮质激素各有利弊，反应不一，需慎重考虑。

有利方面：①激素可以抑制抗原抗体反应，降低血管通透性，减轻局部炎症和水肿。②对危重症患者能帮其度过危险期，为抢救患者赢得时机，得益率大于风险率。③对于反复发作、病情迁延不愈者，应用激素适当延长时间较为有益。

不利方面：①病毒性心肌炎急性期，心肌损害主要是由于致病病毒直接侵犯心肌所致。此时应用激素不利于限制病毒复制。②抑制干扰素的合成和释放，引致机体防御功能下降，导致病毒繁殖加速和病情加重。其可能机制：激素降低单核细胞功能和活动、损害巨噬细胞和网状内皮系统的吞噬作用。③动物实验也证实激素直接作用于靶细胞会增加心肌对病毒易感性，使病毒复制增加，心肌坏死面积扩大，死亡率增高。

使用激素指征：大多数学者认为，急性病毒性心肌炎在发病10～14d，病情并非严重者，不主张用激素。但有下述情况者应用激素可抑制心肌炎症水肿，抑制免疫反应，减轻毒素作用，应尽早应用激素。①严重的毒血症、高热不退等。②短期内心脏急剧增大。③急性、严重心力衰竭。④心源性休克。⑤严重心律失常，包括高度、Ⅲ度房室传导阻滞，持续室性心动过速或其他恶性心律失常。⑥合并多脏器损害等。

激素剂量及用法：泼尼松龙200～300mg/d静滴，或地塞米松10～30mg/d，分次静注，或氢化可的松200～300mg/d静滴，连用3～7d。病情改善后改口服地塞米松4～8mg/d或泼尼松10～40mg/d，并依病情减量或停药，一般病程不超过2周。

慢性期：一般不用激素，但如为慢性迁延性病毒性心肌炎或心肌的损害释放自身抗原，激发或加重自身免疫反应，引致心肌重构，这些状况需应用激素抑制免疫反应，减轻心肌炎症病变，保护心肌，对提高生存率是有好处的。

(2)其他免疫抑制剂：①糖皮质激素+硫唑嘌呤，心肌炎性浸润减轻，左室射血分数提高。②普乐克复(FK-506)作用强，抑制T细胞、B细胞功能似乎较好。③芬戈莫德(FTY720)新型合成制剂，作用机制有待阐明。

3)免疫调节剂：免疫调节剂种类不少，动物实验均可不同程度地减轻心肌的炎症反应，减少淋巴细胞的浸润，显示其有一定临床应用前景，但临床效应有待进一步验证。

(1)白介素-2(IL-2)及抗IL-2单克隆抗体：在病毒性心肌炎的不同时期，应用IL-2治疗，其效果不尽相同。

(2)肿瘤坏死因子(TNF)：已有报道证实，由被激活的巨噬细胞产生TNF在自体免疫性心肌炎中起到了关键作用。也有报道称用抗TNF单克隆抗体处理后的小鼠心肌损害减轻，死亡率降低。

（3）左旋咪唑：有一定免疫调节作用。

3.免疫球蛋白

1）抗病毒，抗炎症，抑制 CVB3 小鼠心肌炎，提高小鼠生存率，减少其心肌炎症改变。

2）在各期（急性/慢性）应用，能抑制淋巴细胞浸润，减少炎症因子释放，减轻或抑制心肌坏死。

3）对继发于心肌炎的扩张型心肌病患者，能改善其心功能。

4.纠正心律失常，防治心衰和休克

1）心律失常治疗：急性病毒性心肌炎心律失常的治疗和抗心律失常药物的选择与其他心脏疾病引起心律失常处理相同。

（1）处理原则：①疗效好、不良反应少。②有循证医学证据。③病情危重，影响血流动力学，先用静脉给药，有效或病情稳定者，改为口服。

（2）治疗措施：室上性心律失常，包括房性、交界性期前收缩、阵发性室上速、心房扑动及颤动等，选用悦复隆（普罗帕酮）、莫雷西嗪、β受体阻滞剂（倍他洛克、比索洛尔、索他洛尔、阿罗洛尔等）、胺碘酮（可达龙）等，心房扑动/颤动可用毛花苷 C、毒毛花苷 K 等。

室性心律失常，可用胺碘酮、β受体阻滞剂、利多卡因、普罗帕酮、美西津等，心室颤动可用电复律或安装临时/永久起搏器等。

缓慢心律失常（AVB、严重窦缓、病态窦房结综合征等），根据病情选用阿托品、异丙肾上腺素、激素或安装临时/永久起搏器等。

2）防治心衰及休克。

（1）急性病毒性心肌炎出现心衰或休克，多数提示炎症范围广、病情重，需尽快抢救、合理治疗。

（2）由于急性病毒性心肌炎存在心肌炎症或坏死等病变，心衰时，对应用洋地黄耐受性差，容易引起洋地黄过量或中毒，应用须从小剂量开始，并加用利尿剂等。也有人认为，心衰时根据病情可选用螺内酯治疗，可预防和逆转心肌间质纤维化及血管重构。

5.抗氧化及改善心肌代谢治疗

1）抗氧化治疗：有文献认为有疗效，但临床证据及循证医学证据不多。抗氧化药物包括大量维生素 C、辅酶 Q10、辅酶 A、维生素 E 等。

2）改善心肌代谢：曲美他嗪治疗缺血性心脏病，机制和疗效已肯定，在治疗病毒性心肌炎中，可以改善 ST-T 段改变，改善心功能（可以提高 EF），辅助性抗心律失常，适应于病毒性心肌炎各个时期治疗，口服 20mg，每日 3 次，连用 3～6 个月。

6.中药

目前用得较多的为黄芪，其作用机制：①抗病毒。②调节免疫功能。③保护心肌细胞、改善心脏功能。

用法：5%～10%葡萄糖液 500mL+黄芪注射液 40g，每日静滴 1 次，连用 3 周；口服液：每次 1 支（1 支含生药黄芪 15g），每日 2 次，连用 3～6 个月。

# 第三章　消化系统疾病

## 第一节　胃食管反流病

### 一、概述

胃食管反流病（GERD）是一种内源性化学性炎症。其定义为：当胃内容物反流造成令人不快的症状和（或）并发症时所发生的状况。事实上，胃内容物可能包括反流到胃腔的十二指肠内容物，当这些含有胃酸-胃蛋白酶或连同胆汁的胃内容物反流入食管，甚至咽、喉、口腔或呼吸道等处时，就可造成局部炎症性病损，并因此而产生胃灼热、反酸、胸痛、吞咽困难等食管症状，以及声音嘶哑、咽喉疼痛、呛咳等食管外症状，且可能发生食管狭窄、巴雷特（Barrett）食管和食管腺癌等并发症。

### 二、流行病学

GERD 是一种临床上十分常见的胃肠道疾病。世界不同地区的患病率不一，在西方国家该病发病率颇高，国内亦呈升高趋势。据估计，有过 GERD 症状经历者约占总体人群的 1/3～1/2。在美国，45%成人群体中每月至少有一次胃灼热症状，而 20%具有间断性的酸反流；50%胃灼热症状的患者罹患反流性食管炎；Barrett 食管发生率约为 0.4%，其癌变率为 0.4%，每年有 2～4 人转变成食管腺癌。上海地区成人胃食管反流相关症状发生率为 7.68%，GERD 患病率为 3.86%。

GERD 可发生于所有年龄段。男性的发病率比女性高 1 倍；白种人 Barrett 食管和食管腺癌的发病率比非白种人高数倍。一些并发症的发生率亦因性别、种族不同而有差异。

### 三、病因和发病机制

GERD 的发生是多因性的。总的来说是局部保护机制不足以抵御增强的甚至正常的含有胃酸-胃蛋白酶或加上胆汁等因素的胃内容物对于食管黏膜或食管之上器官的黏膜化学性侵袭作用，以及防止胃内容物反流的机制障碍的综合结果。

（一）攻击因素的增强

1.胃内容物的致病性

胃食管反流物中的胃酸-胃蛋白酶、胆汁和胰酶都是侵害、损伤食管等器官黏膜的致病因素，且受损的程度与反流物中上述化学物的质和量、与黏膜接触时间的长短，以及体位等有相关性。pH 值＜3 时，胃蛋白酶活性明显增加，消化黏膜上皮的蛋白质。反流入胃囊的胆盐、胰酶可形成溶血性卵磷脂等"去垢物质"，影响上皮细胞的完整性，其随胃内容物一起反流到食管内时，能增加食管黏膜的通透性，加重对食管黏膜的损害作用。

2.幽门螺杆菌（HP）感染

对于 HP 感染与 GERD 的相关性一直有所争论。有文献称，HP 阳性患者在根除治疗后，GERD 的发病危险增加、GERD 的症状加重或抑酸治疗的疗效降低。但也有相反结论者，或称两者无相关性。HP 对于抗胃食管反流屏障并无影响，但因其可能与胃酸分泌有关联而间接影响 GERD 的发病和治疗。

3.药物的影响

非甾体消炎药(NSAIDs)等若干药物可因削弱黏膜屏障功能或增加胃酸分泌而致病。钙拮抗剂如地尔硫卓、硝苯地平等可使下食管括约肌(LES)压力下降而利于反流。

(二)防御因素的削弱

1.LES 功能减退

虽说 LES 处的肌层较邻近的食管肌层厚，且不甚对称，但严格来说，LES 是一生理学概念，是指位于食管下端、近贲门处的高压带，长度为 3～5cm，一部分位于胸腔，一部分位于腹腔。在绝大多数时间，LES 压力(10～30mmHg)超过胃内静息压，起括约肌的作用。该处肌层的厚度与压力成正相关。其压力受某些胃肠激素和神经递质的调控，而使在正常情况下 LES 压力稳定在一定范围内。在胃窦的移行性运动复合波(MMC)Ⅲ相时，LES 压力明显升高，甚至达 80mmHg，这是届时抗反流机制的表现。餐后 LES 压力明显下降，当接近于 0mmHg 时，胃与食管腔之间已无压力差，极易发生反流。此外，在横膈水平的食管外面还有膈脚、膈食管韧带等包裹，吸气时膈肌收缩，膈脚靠拢，使压力增高数倍，在食管外加固 LES，犹如在 LES 外再加一层括约肌，此即"双括约肌"学说。如若膈脚功能良好，则即便 LES 压力明显低下，也不一定会发生反流。一旦某些因素致使 LES 功能削弱，如严重 GERD 者的膈脚作用减弱，LES 压力下降，当腹内压急剧上升时，就使胃内容物易于反流而发病。

2.暂时性下食管括约肌松弛(tLESR)

研究发现，除在进食、吞咽、胃扩张时食管内压力大于 LES 压力而使之松弛外，在非吞咽期间也可发生 LES 的自发性松弛，只是发生频率低，每分钟 2～6 次，持续时间短，每次 8～10s，故称为 tLESR。膈脚也参与 tLESR 的发生，可伴众管基础压的轻度上升，但食管体部并无蠕动收缩。因为由此而造成的食管黏膜与胃内容物的接触时间甚短，故无致病作用，属生理性。tLESR 系通过胃底、咽喉部的感受器，经迷走神经传入纤维到达脑干的孤束核和迷走神经运动背核，然后经迷走神经的传出纤维而发生。神经递质一氧化氮(NO)和血管活性肠肽(VIP)是重要的促发 tLESR 的物质。研究表明，tLESR 发生频率高、持续时间长者易发生 GERD。内镜阴性的 GERD 患者半数以上缘于频繁发生的 tLESR。

3.食管-胃底角(His 角)

异常 His 角是食管和胃底之间所形成的夹角，成年人呈锐角。该处结构在进食后胃膨胀时被推向对侧，犹如一个单向活瓣阀门，起阻止胃内容物反流的作用。His 角异常变大时，将失去活瓣作用而易发生胃-食管反流。

4.存在食管裂孔疝

多数 GERD 患者伴滑动性食管裂孔疝，胃-食管连接处结构和部分胃底疝入胸段食管内。大多学者认为疝囊的存在和 LES 屏障功能的降低与 GERD 发生密切相关。不少疝囊较大的患者常伴有中、重度 GERD，但两者间的因果关系尚未阐明。多数认为 His 角的破坏、膈脚张力的降低，加之 tLESR 出现频繁是其原因。食管裂孔疝不仅是反流性食管炎的病因，还可以是 GERD 的结果。

5.食管廓清能力降低

食管下端具有对反流物的廓清作用。一般而言,这是一种耗能过程,使反流物滞留时间尽可能缩短而不致病。一旦该廓清功能低下,则易发病。

1)食管的排空能力下降:吞咽所启动的原发性蠕动和通过神经反射所促发的继发性蠕动都有清除反流物的功效。研究发现,GERD 患者的清除功能下降,提示这种功能的减弱利于GERD 的发生。膈疝的存在也妨碍食管排空。

2)涎腺和食管腺分泌能力下降:唾液和食管腺所分泌的黏液 pH 值接近 7,能有效地中和反流物中的化学成分。各种原因导致的两者分泌减少,如吸烟、干燥综合征等,都可导致食管与反流物暴露时间延长,罹患食管炎的概率增高。

6.食管黏膜防御能力减弱

食管黏膜的完整性,上皮细胞膜、细胞间的紧密连接,以及表面附着的黏液层、不移动水层等组成食管黏膜的屏障,抵御反流物中化学成分的侵袭。鳞状上皮细胞可以通过 $Na^+-H^+$和 $Cl^--HCl$ 交换机制将进入细胞的 $H^+$ 排出细胞,进入血液循环;而血液又提供缓冲 $H^+$ 作用的 $HCO_3^-$。此外,黏膜下的丰富血液循环有利于上皮免受损害和及时修复,是维持上述屏障功能所必需的保障。上述能力的削弱,黏膜细胞间隙的扩大可招致反流物中化学成分的损害而产生炎症,并因此接触到感觉神经末梢而出现胃灼热。

(三)其他因素

1.近端胃扩张及胃的排空功能延缓

餐后近端胃扩张和胃排空延缓见于约半数的 GERD 患者。这不仅有机械因素参与,还可通过迷走神经反射途径而为。这易诱发 LES 松弛,减弱 LES 的屏障作用,胃排空延迟引起胃扩张,可进一步刺激胃酸分泌和增加 tLESR。摄入量大者更易造成餐后 tLESR 频发,从而参与 GERD 的发病。

2.自主神经功能异常

GERD 患者常出现自主神经功能紊乱,以副交感神经为明显,可导致食管清除功能下降和胃排空功能延缓。其受损程度与反流症状之间成正相关。

3.内脏感觉敏感性异常

临床上反流相关性症状的感知与胃内容物的暴露程度并不成正相关,表明不同个体对胃内容物刺激的感觉敏感性不一,GERD 症状的产生与个体内脏感觉敏感性增高有关。本病患者所出现的非心源性胸痛可能与食管黏膜下的感觉神经末梢的敏感性增高有关。这种敏感性不同的机制,迄今尚不清楚。

4.心理因素

临床上种种现象表明,上述发病机制不足以完全解释所有 GERD 患者的症状,因此推测在 GERD 发病中有心理因素起一定的作用。与健康者相比,GERD 患者中发生负性生活事件较多,出现焦虑、抑郁、强迫症等表现亦明显增多。

神经-心理异常可能通过影响食管的运动、食管内脏感觉敏感性改变、胃酸分泌以及其他行为特征等,而引发或加重 GERD。同样,在 GERD 的治疗中,精神行为疗法可获得一定疗效。

## 四、病理

就反流性食管炎本身而言,其基本病理改变为食管下段黏膜的炎症,乃至溃疡形成,但每因程度不同而异。轻者,鳞状上皮的基底细胞增生,基底层占上皮层总厚度的 15% 以上;黏膜固有层乳头向表面延伸,达上皮层厚度的 2/3;此外,尚有丝分裂相增加、上皮血管化伴血管扩张,或在乳头顶部可见"血管湖",以及气球样细胞等。后者可能是由于反流损伤致使细胞渗透性增加。重者,上皮严重损伤或破坏,出现糜烂、溃疡形成;黏膜中有中性粒细胞或嗜酸性粒细胞的浸润。主要是限于食管黏膜、固有膜以及黏膜肌层。在上皮的细胞间隙可见淋巴细胞。溃疡修复可导致消化性狭窄、假憩室,以及瘢痕形成等。有时出现假膜、炎性息肉伴肉芽组织形成和(或)纤维化,以及酷似增殖不良的反应性改变。极重者,食管腔内形成隔而出现双桶样征或食管瘘(包括主动脉-食管瘘)。

在 Barrett 食管,食管黏膜由异型增生的柱状上皮取代原有的鳞状上皮,故齿状缘上移,食管下段鳞状上皮黏膜中有呈现为圆片状、柱状上皮的黏膜岛,或在齿状缘处向上呈指样凸出。Barrett 食管有多种细胞类型和组织病理学特征,包括胃、小肠、胰腺和结肠的上皮组织。同一患者可显示一种或多种组织病理学表现,呈镶嵌状或带状分布。绝大多数成人患者有特异的柱状上皮,其特征为有杯状细胞和绒毛状结构。

## 五、临床表现

随着对本病认识的深入,在加拿大共识会议上将本病的症状按食管综合征和食管外综合征提出。不过,加拿大共识会议认为,在临床实践中,患者应判断其症状是否为令其无法忍受,因为有症状但并不令人无法忍受时不应诊断为 GERD。在以人群为基础的研究中,每周发生 2d 或多日轻微症状,每周发生 1 次以上中、重度症状时,常被患者认为"无法忍受"。此外,一些患者体育锻炼可能产生无法忍受的症状而平时并无或只有轻微的不适,是因为锻炼诱发胃食管反流。

(一)食管综合征

为各食管症状的不同组合,基本的食管症状主要是下列几项。

1.胃灼热

为 GERD 的最主要症状。胃灼热是一种胸骨后区域烧灼感,常起源于上腹部,向胸部、背部和咽喉部放射。胃食管反流是胃灼热的最常见原因。胃灼热可能有许多非反流相关的原因,其患病率不详。

2.反胃

是一种反流的胃内容物流到口腔或下咽部的感觉。部分患者有频发、反复和长期的反胃症状,通常发生于夜间。

胃灼热和反胃是典型反流综合征的特征性症状。

3.胸痛

是另一项相对特异的症状。本病可能引起酷似缺血性心脏病的胸痛发作,而无胃灼热或反胃;再者,不能与缺血性心脏病相鉴别的胸痛很可能由 GERD 所致;此外,食管动力性疾病也可引起酷似缺血性心脏病的胸痛，但发生机制有别于胃食管反流者，而后者比前者更常引起胸痛。故对于胸痛患者，应明确排除心源性和其他胸部脏器、结构的病变。诚然，少部分患者食管源性胸痛可以通过神经反射而影响冠状动脉的功能，出现心绞痛发作及(或)心电图改变，对此，诊断 GERD 必须证实其食管内存在较明显的胃酸(或胃酸-胆汁)暴露(24h pH 值监测或双倍剂量 PPI 治疗试验等)。

**4.其他**

此外，还有反酸、吞咽不适、吞咽不畅甚至吞咽梗阻等症状。

**(二)食管外综合征**

食管外综合征又被分为肯定的和可能相关的两类，为各食管外症状的不同组合，是由含有盐酸或盐酸-胆汁的胃内容物对食管外 器官、组织如咽喉部、声带、呼吸道以及口腔等处黏膜的侵蚀，造成局部炎症所致。基本的 食管外症状主要是如下几项。

**1.鼻部症状**

研究发现，罹患长期或复发性鼻炎的 GERD 患者鼻-咽部 pH 值监测有明显异常，提示酸反流在发病中的作用。部分鼻窦炎的发生也与 GERD 有关。有学者对 19 名难治性鼻窦炎患者进行 24h 的 pH 值监测，其中 78% 的患者结果异常，在积极治疗后有 67% 的患者症状得以改善。

**2.耳部症状**

有研究表明，分泌性中耳炎患者也可能检测到鼻-咽部 pH 值的异常，这可能与经耳咽管而致中耳炎有关。

**3.口腔部症状**

本病患者可出现口腔的烧灼感、舌感觉过敏等感觉异常，但口腔软组织甚少受明显损害。有些患者唾液增多，这可能是胃酸反流到食管下端，通过反射而造成。

**4.咽喉部和声带症状**

GERD 可因胃酸反流到咽部、声带而造成局部炎症，可见黏膜充血、水肿，上皮细胞增生、增厚，甚至出现胃酸-胆汁接触性溃疡、声带炎及肉芽肿等，表现为长期或间歇性声音异常或嘶哑、咽喉部黏液过多、慢性咳嗽等；在儿童所见的反复发作的喉气管炎可能与 GERD 有关。

**5.呼吸道症状**

本病常出现慢性咳嗽和哮喘等呼吸道症状，多系吸入反流物或经迷走反射所致。有报道称，约半数慢性咳嗽者出现酸反流，常在夜间平卧时出现呛咳，之后亦可在其他时间出现慢性咳嗽。长期的 GERD 则可造成慢性支气管炎、支气管扩张、反复发作性肺炎及特发性肺纤维化等。GERD 促发的哮喘多在中年发病，往往无过敏病史；反之，哮喘患者也易患 GERD。

**6.其他症状**

部分患者可出现癔球症，发生机制不详。有学者将呃逆与 GERD 联系起来，但对两者的因果关系则持不同看法。GERD 常伴睡眠障碍，也可出现睡眠性呼吸暂停。在婴儿时期，GERD 可致婴儿猝死综合征，多于出生后 4～5 个月发病。婴儿期食管的酸化可造成反射性喉痉挛而致阻塞性窒息；或是反流物刺激对酸敏感的食管受体导致窒息，终致猝死。加拿大共识会议还提出，上腹痛可能是 GERD 的主要症状。

## 六、临床分型

早先认为胃食管反流造成的食管下端炎症称为反流性食管炎。但现已认识到胃食管的反流还可累及食管之外的脏器和组织，产生食管之外的症状，且临床表现和检查结果的组合各异，临床谱甚广。现在临床上，多数学者认同 GERD 是一个总称，包含了 3 个独立的疾病。

### (一)反流性食管炎

这是最为常见的一种。除有临床症状外，内镜检查时可窥见食管下段的黏膜有不同程度的糜烂或破损。活检标本的病理组织学检查可显示典型的局部炎症性改变。

### (二)非糜烂性反流病(NERD)

虽在临床上存在令人不适的与反流相关的症状，而内镜检查时未能发现食管黏膜明显破损者称 NERD。然而，随着内镜技术的发展，用放大内镜或染色内镜还是可发现部分患者出现甚为轻微的糜烂，而另一部分则依然无此病变，故近段时间有学者特将后一部分无此病变者称为内镜阴性反流病。

### (三)Barrett 食管

对 Barrett 食管的解释当前并不完全一致，一般是指食管下段黏膜固有的复层鳞状上皮被胃底的单层柱状上皮所取代，并出现肠上皮化生。在此基础上，容易恶变成腺癌。

## 七、并发症

当前共识认为，除 Barrett 食管已属 GERD 的一部分外，GERD 的并发症主要是消化道出血、食管下段的溃疡和纤维狭窄，以及癌变。

### (一)食管溃疡

在食管下端，取代鳞状上皮的单层柱状上皮中含有壁细胞和主细胞，也能在局部分泌胃酸和胃蛋白酶原，故在适合的情况下可以发生消化性溃疡，有学者将之称为 Barrett 溃疡。临床上出现疼痛、反酸等症状。

### (二)消化道出血

食管炎症的本身及 Barrett 溃疡的病变可蚀及血管而出血，出血量因人而异，视血管受累的程度而不同。量稍大者可出现呕血，色泽鲜红，多不伴胃内容物。

### (三)食管下端纤维性狭窄

加拿大共识会议将反流性狭窄定义为由 GERD 引起的持续性食管腔变窄。长期炎症及反复修复多在食管下端造成环形的纤维组织增生，终致局部的纤维性狭窄，临床上出现渐进性吞咽困难，乃至继发性营养不良的表现。

### (四)癌变

加拿大共识会议认定食管腺癌是 GERD 的并发症，发生于 Barrett 食管的基础上。据报道称，10%~15% 的 GERD 患者会发生 Barrett 食管，白人中更甚。国外数据表明，Barrett 食管患者发生食管腺癌的危险是总体人群的数十倍到 100 余倍。流行病学资料表明，Barrett 食管患者中腺癌发生率约为 0.4%。食管发生腺癌的危险性随胃灼热的频度和持续时间的增加而增加。研究显示，每周有 1 次以上胃灼热、反流或 2 种症状的患者，其发生食管腺癌的危险性增加 7.7 倍；症状严重度和频度增加、病程＞20 年的患者发生食管腺癌的危险性增加 43.5 倍。目前认为，GERD 患者罹患 Barrett 食管的危险因素主要包括白人、男性、酒精、烟草和肥胖等。Barrett 食管发生癌变的危险性还随食管柱状上皮的范围而异，癌的发生率随化生范围的增加而上升。加拿大共识会议认为，长段 Barrett 食管伴肠型化生(病变长度≥3cm)是最重要的致危因子。

### 八、辅助检查

#### (一)质子泵抑制剂(PPI)试验

对疑有 GERD 的患者，使用奥美拉唑 20mg，每日 2 次，或相应剂量的其他 PPI，共 7d。如患者症状消失或显著好转，提示为明显的酸相关性疾病，在排除消化性溃疡等疾病后，可考虑 GERD 的诊断。

#### (二)食管酸滴注试验

本试验用于证实由胃酸造成的食管炎症状。空腹 8h 后，先以食管内测压定位 LES，将滴注管前端口置于 LES 上缘之上 5cm 处，经管滴注 0.1mol/L 盐酸，如在无症状状态下因滴注盐酸而症状再现则为阳性，表明患者原有的症状系由胃酸反流造成。此试验方便、易行，有一定的价值。如若结合体位变化再做此试验，可能会得到更多信息。

#### (三)X 线钡餐检查

通常可借此检查食管黏膜的影像、是否并发膈疝、动态了解食管的运动情形、钡剂通过及被清除的情形，以及按压腹部所导致的反流情况。典型 GRED 者可见食管下段痉挛、黏膜粗糙，但食管壁柔软，钡剂通过顺利。偶有食管内少许钡液滞留。按压腹部可能见到钡剂反流至食管内。

#### (四)消化道内镜检查及组织学检查

临床上常用内镜技术来诊断 GERD。内镜检查可直接观察黏膜病损情况，并取黏膜做组织病理检查以确定病变性质。另外，还可以观察有无胃食管反流征象、食管腔内有无反流物或食物潴留、贲门闭合功能，以及是否存在膈疝等。一般可见到齿状缘不同程度的上移，食管下段黏膜充血、水肿，血管纹模糊等。发现黏膜有糜烂、破损者即称为 GRED。Barrett 食管的镜下表现为下段鳞状上皮黏膜中间有色泽不同的圆片状或柱状的，或自齿状缘处向上蔓延的指样凸出黏膜岛，但要确诊还必须有病理证实存在肠化。而部分 GERD 患者在常规内镜下未能发现有糜烂和破损的称非糜烂性反流病。

#### (五)食管测压

目前较好的测压设备是套袖式多通道压力传感器。本技术可以了解食管各部静态压力和动态收缩、传送功能，并确定上、下食管括约肌的位置、宽度和压力值等。本检查需在空腹时进行，也只能获得检查期间的数据。现已有使用压力监测检查者，所得资料更具生理性。此外，通过干咽和湿吞时测压等，可反映食管的运动情况。

#### (六)食管腔内动态 pH 值监测

上述测定的 LES 压力只是在特定空腹时的数据，代表测定的这一时间点的压力值，难以反映受试者整天随生理活动及病理情况而发生的变化。随着技术的进步，通过置于食管下端的 pH 值电极以测定局部的酸度，可以动态地、生理性地明确胃酸反流的形式、频率和持续时间，以及症状、生理活动与食管内酸度的关系。本方法可以明确酸性非糜烂性反流病的诊断，为确诊 GERD 的重要措施之一。

（七）食管内胆汁反流检测

研究结果表明，约 2/3 的 GERD 患者为酸-碱混合反流，以 pH 值监测不足以发现，而前一时期开始应用的 24h 胆汁监测仪则可测定食管腔内的胆红素而明确碱反流。

（八）阻抗技术

应用阻抗技术可以检出 pH 值监测所不能测得的非酸性反流。使用多道腔内阻抗监测仪检测，非酸性液胃食管反流时食管阻抗降低，因为液体(水)对电的传导甚于固体食物或黏膜者；反之，气体反流(嗳气)时食管阻抗增高，因为气体对电的传导劣于固体食物或黏膜者。如在食管内多部位同时测定阻抗，则能判断食团在食管内运动的方向。吞咽液体时产生阻抗减弱的顺行波，而液体反流时则产生阻抗减弱的逆行波。

### 九、诊断

典型的症状和病史有利于建立诊断。不同的诊断方法对于 GERD 有不同的诊断价值。典型的胃食管反流症状加下列数项中之一项或 1 项以上者可建立 GERD 的临床诊断：①食管测压或影像学有反流的动力学紊乱基础(LES 压力降低、食管清除功能减弱等)或结构异常(膈疝、食管过短等)。②影像学和(或)内镜发现食管下段黏膜破损，经病理证实存在黏膜损害。③食管下段动态 pH 值检测或胆红素检测阳性。④诊断性治疗有效。根据学者的共识，典型的反流综合征可根据特征性症状诊断，而无须诊断检查。对症状不典型或者要进一步了解其严重程度和有关病因，以利于治疗方案选择的患者，需做进一步检查，需有明确的病理学改变和客观胃食管反流的证据。而食管腔内测压连同食管下端腔内 24h 非卧床 pH 值/胆红素监测依然是诊断本病的金标准。

### 十、治疗

GERD 的治疗原则应针对上述可能的发病机制，包括改善食管屏障-清除功能、增加 LES 压力、降低胃酸分泌、对抗可能存在的碱反流等。治疗措施依病情选择改进生活方式、药物治疗、内镜下治疗及手术治疗等。

（一）行为治疗

改善生活方式或生活习惯，以避免 LES 松弛或增强 LES 张力、减少反流、降低胃酸的分泌、保持胃肠道的正常运动等，在多数患者中能起到一定的疗效，有时还可减少药物的使用。宜少食多餐，以减少胃腔的过度充盈。戒烟节酒和低脂、高蛋白饮食可增加 LES 压力、减少反流；不宜摄入辛辣和过甜、过咸饮食，以及巧克力、薄荷、浓茶、碳酸饮料、某些水果汁(橘子汁、番茄汁)等，以避免过多刺激胃酸分泌。睡前避免进食，以减少睡眠期间的胃酸分泌和 tLESR。应尽量避免使用促使反流或黏膜损伤的药物，如抗胆碱能药物、茶碱、地西泮、麻醉药、钙拮抗剂、β受体激动剂、黄体酮、α受体激动剂、非甾体消炎药等。鼓励患者适当咀嚼口香糖，通过正常的吞咽动作协调食管的运动功能，并增加唾液分泌以增强食管清除功能，并可一定程度地中和反流物中的胃酸和胆汁。衣着宽松、保持大便通畅都可以减少腹压增高。睡眠时抬高床头 10～15cm(垫枕头无效)，利用重力作用改善平卧位时食管的排空功能。建议患者适当控制体重，减少由于腹部脂肪过多引起的腹压增高。

(二)药物治疗

1.制酸剂

1)PPI：鉴于目前以 PPI 的制酸作用最强，临床上治疗本病亦以 PPI 最为有效，故为首选药物。无论是最先问世的奥美拉唑，还是相继上市的兰索拉唑、泮托拉唑、雷贝拉唑和近期应用的埃索镁拉唑，都有佳效。因为这些药物的结构不全一致，临床使用各有优点和欠缺之处，且各人的病情不同，敏感性、耐受性等也不一致，故宜因人施治。临床医生对于 PPI 用药的时间也有不同看法，一般主张初治患者用药 2～3 个月，8～12 周的常规剂量治疗对于轻度和中度的 GERD 患者而言，症状多明显缓解或消失，而后再以半剂量维持使用 3～6 个月。鉴于 PPI 并不能制止反流，故大多数患者停药后易复发。因此，有人主张症状消失甚至内镜下明显改善或治愈后逐渐减少剂量，直至停药或者改用作用缓和的其他制剂如 $H_2$ 受体阻滞剂，再逐渐停药，如有复发征兆时提前用药。临床上的长期应用已肯定了 PPI 维持治疗 GERD 的安全性。

2)$H_2$ 受体阻滞剂($H_2$RA)：西咪替丁、雷尼替丁、法莫替丁、尼扎替丁和罗沙替丁等也是制酸效果比较好的药物。对轻度 GERD 患者，除改进生活方式等措施外，宜应用一种常规剂量的 $H_2$RA，12 周内可使 1/3～1/2 的患者症状缓解。虽增大 $H_2$RA 剂量可一定程度地提高制酸效果，但在常规剂量 2 倍以上时收益不再增大。$H_2$RA 也可在 PPI 控制病情后使用，并逐渐减量作为维持治疗用。

3)碱性药物：理论上碱性药物也可以通过中和作用而减少胃酸的致病作用，对 GERD 有一定治疗作用，但鉴于若干不良反应，加之有其他性价比更佳的药物，故目前甚少使用本类药物。

4)新型制酸剂：最近又有不少新的制酸剂问世，但尚未正式用于临床。

(1)$H_3$ 受体($H_3$R)激动剂：在胃肠道肠肌间丛、胃黏膜内分泌细胞和壁细胞胆碱能神经中存在 $H_3$ 受体，调节胃酸分泌。在实验中，$H_3$R 激动剂可呈剂量依赖性抑制五肽胃泌素刺激的酸分泌，这种药物的膜穿透性甚差。

(2)钾竞争性酸阻断剂：为可逆性的 $H^+$-$K^+$-ATP 酶抑制剂，其与质子泵细胞外部位离子结合，竞争性抑制 $K^+$ 进入壁细胞与 $H^+$ 交换，抑制质子泵活化。这类药的主要优点在于起效快，但可能有肝毒性存在。

(3)胃泌素受体拮抗剂：胃泌素通过结合 CCK-2 受体，刺激神经内分泌细胞、ECL 细胞分泌组胺，从而刺激胃酸分泌。若干高亲和力的 CCK-2 受体拮抗剂能有效地阻断胃泌素的作用，抑制胃酸分泌。此外，还有学者在进行抗胃泌素疫苗的研究。

2.胆汁吸附剂

对于碱性反流，应该使用吸附胆汁的药物，以减少其对黏膜的损害作用。铝碳酸镁是目前用得比较多的药物，在胃内有轻度的制酸作用，更是能较理想地与胆汁结合，而在碱性环境下又释出胆汁，不影响胆汁的生理作用。硫糖铝在胃内分解后形成的成分也具有一定的中和胃酸和吸附胆汁的作用，只是逊于铝碳酸镁，且由于药物制剂的崩解度欠佳而需要溶于水或充分咀嚼后服下。考来烯胺吸附胆汁的能力更强，但其在碱性的肠腔内并不释出胆汁，临床应用不多。

3.藻酸盐

与酸性胃内容物接触即可形成一层泡沫状物，悬浮于胃液上，在坐位或立位时起阻隔作用，减少食管黏膜与胃内容物的接触。临床研究表明，藻酸盐加制酸剂的积极治疗对减轻GERD 症状如胃灼热、疼痛，以及预防胃灼热和愈合食管炎方面优于安慰剂。需快速吞服药物，否则其在口腔内即可形成泡沫，且影响疗效。

4.促动力药

促动力药可以通过增加 LES 张力、促进胃和食管排空以减少胃食管反流。甲氧氯普胺可致躁动、嗜睡，特别是导致不可逆的锥体外系症状等不良反应发生，尤多见于老年患者，故已基本弃用。多潘立酮是一种多巴胺受体阻滞剂，可增加 LES 张力、协调胃-幽门-十二指肠的运动而促进胃排空，对 GERD 有治疗作用，但需维持治疗；少数女性患者使用后可产生高泌乳素血症，发生乳腺增生、泌乳和闭经等不良反应，但停药后数周内即可恢复。西沙比利是选择性 5-HT4 受体激动剂，促进肠神经元释放乙酰胆碱，也能增加 LES 张力、刺激食管蠕动和胃排空，但因有 Q-T 间期延长和室性心律异常而致死的报道，现几乎在全球范围内遭弃用。莫沙比利也是选择性 5-HT4 受体激动剂，但只是部分选择性，对全消化道有促动力作用，因临床应用时间尚短，需要进一步积累疗效和安全性资料。新型 5-HT4 受体兴奋剂替加色罗兼有改善胃肠道运动和协调内脏敏感性的作用，现已开始用于 GERD 的治疗，同样处于疗效和安全性资料的积累中。

除一般治疗外，就制酸剂和促动力药而言，可根据临床特征用药。轻度 GERD 患者可单独选用 PPI、促动力药或 H2RA；中度者宜联用促动力药；重度者宜加大 PPI 口服剂量，或 PPI 与促动力药联用。

5.减少 tLESR 的药物

1)抗胆碱能制剂：间断应用抗胆碱能制剂阿托品可减少近 60%健康志愿者的 tLESR。不通过血脑屏障的抗胆碱制剂不能减少 tLESR。其不良反应限制了临床应用。

2)吗啡：人类的 LES 存在阿片神经递质，吗啡可抑制吞咽和气囊扩张引起的 LES 松弛。静注吗啡可减少 tLESR，减少反流事件的发生。吗啡作用部位是中枢神经，通过μ受体而调节 LES 压力。作用于外部的吗啡类药物无此作用。

3)CCK 拮抗剂：CCK 可引发 tLESR，缘自胃扩张。CCK-1 受体拮抗剂羊角拗苷可阻断之，由此证明 CCK 是通过近处胃组织或近端传入神经发挥调控 tLESR 作用的。CCK-1 受体拮抗剂氯谷胺可减少餐后胃扩张引起 tLESR 的频率。

4)一氧化氮合酶抑制剂：一氧化氮是一种重要的节后神经抑制性递质，一氧化氮能神经存在于迷走神经背核。已证实一氧化氮合酶抑制剂 L-MNME 可抑制 tLESR 的频率，而 L-精氨酸可抑制这种作用。抑制一氧化氮合酶会引发胃肠运动的复杂变化和心血管、泌尿系统、呼吸系统的重要改变。

5)GABAB 兴奋剂：GABAB 是主要的抑制性中枢神经递质。其受体存在于许多中枢和外部神经中。巴氯芬抑制神经-肌肉接头处神经递质的释放，也是 tLESR 的强烈抑制剂。研究显示，巴氯芬(40mg，每日 2 次)可减少健康人和 GERD 患者的酸反流和非酸反流。本品常见的不良反应包括嗜睡、恶心和降低癫痫发作的阈值。

6.黏膜保护剂

用于胃部疾病的黏膜保护剂均可用于 GERD，如铝制剂、铋剂等。除发挥局部直接的保护黏膜作用外，还可能刺激前列腺素等因子的分泌、增加血液循环等，间接有利于黏膜保护和修复。现已知叶酸、维生素 C、胡萝卜素和维生素 E 等抗氧化维生素和硒、锌等微量元素可以通过稳定上皮细胞 DNA 转录水平、中和氧化黏膜表面有害物质和(或)增强黏膜修复能力等，起到防治 GERD 患者食管下段黏膜破损、化生、异型增生和癌变的作用。

(三)内镜下治疗

1.内镜下贲门黏膜缝合皱褶成形术

在内镜下将贲门部黏膜及黏膜下层用缝合的方法建成黏膜皱褶，意在局部形成一屏障，起抗反流的作用。国内亦已开展此项技术。短期疗效显著，但因 1～2 个月后缝线易脱落，局部黏膜恢复原状而失效。

2.氩离子凝固术(APC)

有人称内镜下局部应用 APC 技术处理 Barrett 食管有一定疗效。

3.内镜下食管扩张术

对于 GRED 后期发生的食管纤维性狭窄，多采用内镜下局部的扩张术以改善吞咽困难，操作较易，也颇为安全，但常在若干时日后需重复进行。迄今所使用的有气囊、金属、塑料及水囊扩张设备等。

(四)手术治疗

据国外资料显示，10%～15%GERD 患者曾接受手术治疗。

手术指征包括：①出现严重的症状、镜下可见溃疡等，或有严重食管动力紊乱而积极药物治疗无效者。②药物控制下还经常发生反流性吸入性肺炎等严重并发症者。③不愿接受终身药物治疗或对大量制酸剂长期应用有顾虑而选择手术者。④需要长期大剂量药物维持治疗才能控制症状者，是手术治疗的相对指征。⑤局部黏膜有重度异型增生或可疑癌变，或是食管严重狭窄而扩张无效者。

Barrett 食管的治疗如前述，迄今无特异措施，只是从防治食管腺癌角度而言，需要严密观察，定期内镜随访，及早发现癌前病变而予以相应措施。

十一、预后

药物治疗可以使大多数患者的症状缓解，预后良好。但据多数学者的观察，完全停药后若干时日易复发，故提出宜长期维持治疗，只是所用的药品及其用量有个体差异。有报道手术治疗失败的患者，或纵然有效，但还有一定的复发率，约为 10%。少数患者可发生食管溃疡、出血、狭窄、Barrett 食管等并发症。一旦并发食管癌，则预后甚差。

## 第二节 急 性 胃 炎

急性胃炎是指各种外在和内在因素引起的急性广泛或局限性胃黏膜炎症。病变可局限于胃底、胃体、胃窦或弥漫分布于全胃，病变深度大多仅限于黏膜层，严重时则可累及黏膜下层、肌层，甚至达浆膜层。临床表现多种多样，以上腹痛、恶心、呕吐最为常见，也可无症状或仅表现为消化道出血。胃镜下可见胃黏膜充血、水肿、糜烂、出血及炎性渗出物。组织学检查主要表现为中性多核细胞浸润。急性胃炎一般是可逆性疾病，病程短，经适当治疗或调整饮食可在短期内痊愈；也有部分患者经过急性胃炎阶段而转为慢性胃炎。

急性胃炎的分类方法较多，目前尚未有统一的方案。临床上一般将急性胃炎分为四类：①急性单纯性胃炎。②急性糜烂性胃炎。③急性化脓性胃炎。④急性腐蚀性胃炎。以前两种较常见。

### 一、急性单纯性胃炎

急性单纯性胃炎多由微生物感染或细菌毒素引起，少数也可因物理、化学等刺激因素造成。

(一)病因和发病机制

1.微生物感染或细菌毒素

进食被微生物或细菌毒素污染的饮食是急性胃炎最常见的病因。常见的微生物有沙门菌属、嗜盐杆菌、幽门螺杆菌、轮状病毒、诺沃克病毒等。细菌毒素以金葡菌毒素、肉毒杆菌毒素等引起的病变最严重。

2.物理因素

暴饮暴食或进食过冷、过热及粗糙的食物等均可破坏胃黏膜屏障引起急性炎症反应。另外，食入异物和柿石等也可导致胃黏膜的改变。

3.化学因素

1)药物：部分药物可刺激胃黏膜而引起急性胃炎。较常见的是非甾体抗炎药(NSAID)，如阿司匹林、对乙酰氨基酚、吲哚美辛、保泰松等，以及含有这类药物的各种感冒药物、抗风湿药物。此类药物能使细胞的氧化磷酸化解离，并降低细胞的磷酸肌酐水平，从而使上皮细胞的能量代谢发生障碍，$Na^+$、$Cl^-$的转运速度减慢，使$H^+$逆流，细胞肿胀并脱落。非甾体类药物还可抑制环氧化物，减少内源性前列腺素的生成，使其分泌的碳酸氢钠和黏液减少，破坏胃黏膜屏障；同时明显减少胃黏膜血流量，影响胃黏膜的氧和各种营养物质的供给，从而降低胃黏膜的防御功能。

另外，铁剂、碘剂、氧化钾、洋地黄、抗生素类、激素类、组胺类、咖啡因、奎宁、卤素类及某些抗癌药物等均可刺激胃黏膜引起浅表的损伤。

2)酗酒及饮料：酒精、浓茶及咖啡等饮料均能破坏胃黏膜屏障，引起$H^+$逆流，加重胃黏膜上皮细胞的损伤；同时损伤黏膜下的毛细血管内皮，使血管扩张，血流缓慢，血浆外渗，血管破裂等导致胃黏膜充血、水肿、糜烂及出血。

3)误食毒物：误食灭虫药、毒蕈、灭鼠药等化学毒物等均可刺激胃黏膜，破坏胃黏膜屏障，从而引起炎症。

4.其他

胃的急性放射性损伤、留置胃管的刺激，以及某些全身性疾病如肝硬化、尿毒症、晚期肿瘤、慢性肺心病和呼吸功能衰竭等均可产生一些内源性刺激因子，引起胃黏膜的急性炎症。

(二)病理

胃窦、胃体、胃底或全胃黏膜充血、水肿、点片状平坦性糜烂，黏膜表面或黏膜下有新鲜或陈旧性出血，黏膜表面有炎性渗出物。大多数病变局限在黏膜层，不侵犯黏膜肌层。

镜检可见表层上皮细胞坏死、脱落、黏膜下出血，组织中有大量的中性粒细胞浸润，并有淋巴细胞、浆细胞和少量嗜酸性粒细胞浸润。腺体的细胞，特别是腺体颈部细胞呈不同程度 的变性和坏死。

(三)临床表现

临床表现常因病因不同而不同。细菌或细菌毒素所致的急性单纯性胃炎较多见，一般起病较急，多于进食污染物后数小时至 24h 发病，症状轻重不一，大多有中上腹部疼痛、饱胀、厌食、恶心、频繁呕吐，因常伴有急性水样腹泻而称为急性胃肠炎。严重者可出现脱水、电解质平衡失调、代谢性酸中毒和休克。如沙门菌感染常有发热、脱水等症状；轮状病毒感染引起的胃肠炎多见于 5 岁以下儿童，好发于冬季，有发热、水样腹泻、呕吐、腹痛等症状，常伴脱水，病程 1 周左右。

由理化因素引起的急性单纯性胃炎一般症状较轻。非甾体类药物引起的胃炎临床表现常以呕血、黑便为主，为上消化道出血的重要原因之一。出血多呈间歇性发作，大出血时可发生休克。

并非所有急性单纯性胃炎均有症状，约30%的患者仅有胃镜下急性胃炎的表现，而无任何临床症状。体格检查可发现上腹部或脐周有压痛，肠鸣音亢进。一般病程短，数天内可好转自愈。

(四)相关检查

(1)血常规：感染因素引起的急性胃炎患者白细胞计数增高，中性粒细胞比例增多。

(2)大便常规：大便常规有少量黏液及红白细胞。大便培养可检出病原菌。

(3)内镜检查：内镜检查对本病有诊断价值。内镜下可见胃黏膜充血、水肿，有时有糜烂及出血灶，表面覆盖厚而黏稠的玻璃样渗出物和黏液。

(五)诊断和鉴别诊断

1.诊断

根据饮食不当或服药等病史，对起病急，有上腹痛、恶心、呕吐或上消化道出血等临床表现的患者可做出诊断。少数不典型病例须做胃镜才能明确诊断。

2.鉴别诊断

1)急性阑尾炎：急性阑尾炎早期可表现为急性上腹部疼痛，但急性阑尾炎的上腹痛或脐周痛是内脏神经反射引起的，疼痛经过数小时至 24h，转移并固定于右下腹是其特点，同时可有右下腹腹肌紧张和麦氏点压痛阳性。腹部平片可见盲肠胀气，或有液平面，右侧腰大肌影消失或显示阑尾粪石。

2)胆管蛔虫症：胆管蛔虫症也可表现为上腹痛、恶心、呕吐等症状，但其腹痛常常为突发的阵发性上腹部剧烈钻顶样痛，有时可吐出蛔虫，间歇期可安静如常。既往有排蛔虫或吐蛔虫的病史。

3)急性胰腺炎：急性胰腺炎也可呈现上腹痛和呕吐，疼痛多位于中上腹或左上腹，呈持续性钝痛、钻痛或绞痛；仰卧位时加重，前倾坐位时可缓解。疼痛一般较剧烈，严重时可发生休克。血、尿淀粉酶升高有助于本病的诊断。

4)急性胆囊炎：急性胆囊炎时上腹痛多位于右上腹胆囊区，疼痛剧烈而持久，可向右肩背部放射；疼痛常于饱餐尤其是脂肪餐后诱发，Murphy 征阳性。超声检查可见胆囊壁增厚、粗糙，或胆囊结石。

(六)治疗

1.去除病因

本病患者急性期应卧床休息，停止一切对胃黏膜有刺激的饮食或药物；进食清淡流质饮食，多饮水，腹泻较重时可饮糖盐水；必要时可暂时禁食。

2.对症治疗

1)腹痛者可局部热敷，疼痛剧烈者可给予解痛剂，如山莨菪碱 10mg 或阿托品 0.3～0.6mg，每日 3 次口服。

2)剧烈呕吐或失水者应静脉输液补充水、电解质和纠正酸碱平衡；肌内注射甲氧氯普胺、氯丙嗪，或针刺足三里、内关等以止吐。

3)伴有上消化道出血或休克者应积极止血、补充液体以扩充血容量，尽快纠正休克；静脉滴注或口服奥美拉唑、$H_2$ 受体拮抗剂以减少胃酸分泌；应用胃黏膜保护剂如硫糖铝、胶体铋剂等，以减轻黏膜炎症。

4)对微生物或细菌毒素感染，尤其伴腹痛者可选小檗碱、甲硝唑、诺氟沙星、氨苄西林等抗菌药物。

(七)预后

在去除病因后，患者多于数天内痊愈。少数可因致病因素持续存在，发展为慢性浅表性胃炎。

## 二、急性糜烂性胃炎

急性糜烂性胃炎是指不同病因引起胃黏膜多发性糜烂为特征的急性胃炎，也可伴急性溃疡形成。

(一)病因和发病机制

1.应激因素

引起应激的因素有严重创伤、大面积烧伤、大手术、中枢神经系统肿瘤、外伤、败血症、心力衰竭、呼吸衰竭、肝和肾功能衰竭、代谢性酸中毒及大量使用肾上腺皮质激素等。发病机制可能为应激状态下体内去甲肾上腺素和肾上腺素分泌增多，使内脏血管收缩，胃血流量减少，引起胃黏膜缺血、缺氧，导致黏膜受损和胃酸分泌增多，黏液分泌不足，$HCO_3^-$ 分泌减少，前列腺素合成减少，从而削弱了胃黏膜的抵抗力，结果加剧了黏膜的缺血缺氧，使

H⁺反弥散，致使黏膜糜烂、出血。

2.其他

引起急性单纯性胃炎的各种外源性病因，均可严重地破坏胃黏膜屏障，导致 H⁺及胃蛋白酶的反弥散，引起胃黏膜的损伤而发生糜烂和出血。

(二)病理

本病病变多见于胃底和胃体部，但胃窦有时也可受累。胃黏膜呈多发性糜烂，伴有点片状新鲜或陈旧出血灶，有时见浅小溃疡。镜下可见糜烂处表层上皮细胞有灶性脱落，固有层有中性粒细胞和单核细胞浸润，腺体因水肿、出血而扭曲。

(三)临床表现

急性糜烂性胃炎患者起病前一般无明显不适，或仅有消化不良的症状，似由于原发病症状严重而被掩盖。本病常以上消化道出血为首发症状，表现为呕血和/或黑便，一般出血量不大，常呈间歇性，能在短期内恢复正常。部分患者可表现为急性大量出血，引起失血性休克，若不能及时正确处理，死亡率可高达 50%以上。少数因烧伤引起本病者，仅有低血容量引起的休克，而无明显呕血或黑便，常易被误诊。

(四)诊断和鉴别诊断

1.诊断

主要依靠病前有服用非甾体类药、酗酒、烧伤、手术或重要器官功能衰竭等应激状态病史，而既往无消化性溃疡等病史，一旦出现上消化道出血症状应考虑本病的可能。但确诊最主要依靠急诊内镜检查，一般应在出血停止后 24～48h 进行。

2.鉴别诊断

急性糜烂性胃炎应与急性胰腺炎、消化性溃疡、急性阑尾炎、急性胆囊炎、胆石症等疾病相鉴别；合并上消化道出血时应与消化性溃疡、食管静脉破裂出血等鉴别，主要靠急诊胃镜检查确诊。

(五)治疗

1.一般治疗

本病治疗首先应去除发生应激状态的诱因，让患者安静卧床休息，可给予流质饮食，必要时禁食。

2.止血措施

1)抑酸剂：抑酸剂减少胃酸的分泌，防止 H⁺反弥散，达到间接止血的目的。如奥美拉唑、西咪替丁、法莫替丁等静脉滴注或口服。

2)冰盐水：给胃内注入冰盐水 250mL，保留 15～20min 后吸出，可重复 4～5 次。冰盐水可使胃壁血管收缩并使胃酸分泌减少。

3)药物止血：口服凝血酶、去甲肾上腺素、孟氏液等，如出血量较大可静脉输入巴曲酶、奥曲肽、酚磺乙胺等。

4)内镜下止血：上述止血措施效果不理想时，可酌情选用电凝、微波、注射药物或激光止血。

**3.胃黏膜保护剂**

胃黏膜保护剂如硫糖铝、麦滋林-S 颗粒等可阻止胃酸和胃蛋白酶的作用，有助于黏膜上皮再生和防止 $H^+$ 反弥散；促进前列腺素合成，减少黏液中表皮生长因子降解，刺激黏液和碳酸氢盐的分泌，增加黏膜血流供应，具有保护黏膜的作用。

**4.外科治疗**

少数患者经内科 24h 积极治疗难以控制出血者应考虑手术治疗。

**（六）预防**

对多器官功能衰竭、脓毒血症、大面积烧伤等应激状态患者，应给予 $H_2$ 受体拮抗剂或制酸剂（氢氧化铝凝胶、氢氧化镁等）及黏膜保护剂如硫糖铝等，以预防急性胃黏膜病变。

### 三、急性化脓性胃炎

急性化脓性胃炎是胃壁受细菌感染引起的化脓性疾病，是一种罕见的重症胃炎，又称急性蜂窝组织性胃炎，本病男性多见，男女之比约为 3：1。

**（一）病因和发病机制**

本病多发生于免疫力低下，且有身体其他部位感染灶的患者，如脓毒血症、败血症、蜂窝组织炎等，致病菌通过血循环或淋巴转移播散到胃；或在胃壁原有病变如慢性胃炎、胃溃疡、胃息肉摘除的基础上繁殖，而引起胃黏膜下层的急性化脓性炎症。常见的致病菌为α溶血性链球菌，其他如肺炎球菌、葡萄球菌、绿脓杆菌、大肠杆菌、炭疽杆菌、产气荚膜梭状芽孢杆菌等也可引起本病。

**（二）病理**

急性化脓性胃炎的炎症主要累及黏膜下层，并形成坏死区，严重者炎症可穿透肌层达浆膜层，发生穿孔时可致化脓性腹膜炎。由产气荚膜梭状芽孢杆菌引起者，胃壁增厚、胃腔扩张，其组织内有气泡形成。镜下可见黏膜下层有大量的白细胞浸润，亦可见到多数细菌，有出血、坏死，胃小静脉内也可见血栓形成。根据化脓性感染范围可分为弥漫型和局限型。弥漫型炎症侵及胃的大部分或全胃，甚至扩散至十二指肠等胃的邻近器官；局限性炎症局限，形成单发或多发脓肿，以幽门区脓肿多见。

**（三）临床表现**

本病起病急骤且凶险，常有寒战、高热，剧烈的上腹部疼痛，也可为全腹痛，取前倾坐位可使腹痛缓解。恶心、频繁呕吐也是本病常见的症状，呕吐物中可见坏死脱落的胃黏膜组织，有时可出现呕血及黑便。部分患者有脓性腹水形成，出现中毒性休克。可并发胃穿孔、血栓性门静脉炎及肝脓肿。

体格检查：上腹部有明显压痛、反跳痛和肌紧张等腹膜炎的征象。

**（四）相关检查**

（1）血常规：血白细胞计数一般大于 $10×10^9/L$，以中性粒细胞为主，伴核左移现象。

（2）尿常规：尿常规镜检可见蛋白及管型尿。

（3）大便常规：大便潜血试验可呈阳性。

（4）呕吐物检查：呕吐物中有坏死黏膜并混有脓性呕吐物。

(5)X 线检查：腹平片示胃扩张，如产气荚膜梭状芽孢杆菌感染者，可见胃壁内有气泡形成；伴有穿孔者，膈下可见游离气体。钡餐检查为相对禁忌证。

(6)超声检查：超声检查可见患者胃壁增厚，由产气荚膜梭状芽孢杆菌引起者，胃壁内可见低回声区。

(7)胃镜检查：本病可诱发穿孔，禁忌行内镜检查。

(五)诊断和鉴别诊断

1.诊断

根据本病有上腹部疼痛、恶心、呕吐、寒战、高热等症状，以及上腹部压痛、反跳痛和肌紧张等体征，结合血常规检查和 X 线检查等可做出诊断。

2.鉴别诊断

急性化脓性胃炎应与急性胰腺炎、急性阑尾炎、急性胆囊炎、胆石症等疾病相鉴别，一般根据临床表现和辅助检查可资鉴别。

(六)治疗

本病治疗的关键在于早期确诊，给予足量抗生素以控制感染；及时行胃壁脓肿切开引流或胃次全切除术，能明显降低死亡率。

## 四、急性腐蚀性胃炎

急性腐蚀性胃炎是由于误服或自服腐蚀剂而引起胃壁急性损伤或坏死。

(一)病因和发病机制

腐蚀剂进入消化道引起损伤的范围和严重性，与腐蚀剂的种类、浓度、数量、胃内有无食物及与黏膜接触的时间长短等相关。轻者引起胃黏膜充血、水肿；重者发生坏死、穿孔；后期出现瘢痕、狭窄而使胃腔变形，引起上消化道梗阻。强酸类腐蚀剂所致损伤主要在胃，尤其是胃窦、幽门和小弯；而强碱类腐蚀剂所致食管损伤较胃损伤严重。强酸可使蛋白质和角质溶解、凝固，组织呈界限明显的灼伤或凝固性坏死，伴有焦痂，受损组织收缩变脆，大块坏死组织脱落造成继发性穿孔、腹膜炎或纵隔炎。强碱由于能迅速吸收组织中的水分，与组织蛋白质结合形成胶冻样物质，使脂肪酸皂化，造成严重的组织坏死，因此，强碱的病变范围多大于其接触面积。

(二)病理

病变程度与吞服的腐蚀剂剂量、浓度、胃内所含食物量及腐蚀剂与黏膜接触的时间长短等有关。轻者引起胃黏膜充血、水肿，重者发生坏死、穿孔，后期可出现瘢痕和狭窄引起上消化道梗阻。

(三)临床表现

临床症状与吞服的腐蚀剂种类有关。吞服后黏膜都有不同程度的损害，多立即出现口腔、咽喉、胸骨后及上腹部的剧烈疼痛，频繁恶心、呕吐，甚至呕血，呕吐物中可能会含有脱落坏死的胃壁组织。严重时因广泛的食管、胃的腐蚀性坏死而致休克，也可出现食管及胃的穿孔，引起胸膜炎和弥漫性腹膜炎。继发感染时可有高热。但也有部分腐蚀剂如来苏儿，由于它对表层迷走神经有麻醉作用，并不立即出现症状。此外，各种腐蚀剂吸收后还可引起全身中毒症状。酸类吸收可致严重酸中毒而引起呼吸困难；来苏儿吸收后引起肾小管损害，导致肾衰竭。急性期过后，可出现食管、贲门和幽门狭窄及梗阻的症状。

各种腐蚀剂引起的口腔黏膜灼痂的颜色不同，有助于识别腐蚀剂的类型：硫酸致黑色痂，盐酸致灰棕色痂，硝酸致深黄色痂，醋酸致白色痂，来苏儿致灰白色痂，后转为棕黄色痂，强碱则呈透明的水肿。

(四)诊断

本病根据病史和临床表现，很容易做出诊断和鉴别诊断。急性期一般不做上消化道钡餐和内镜检查，以免引起食管和胃穿孔。待急性期过后，钡餐检查可见胃窦黏膜纹理粗乱，如果腐蚀深达肌层，由于瘢痕形成，可表现为胃窦狭窄或幽门梗阻。

(五)治疗

本病是一种严重的内科急症，必须积极抢救。①一般洗胃属于禁忌，禁食水，以免发生穿孔；尽快静脉补液，纠正水、电解质和酸碱失衡。②去除病因，服强酸者尽快口服牛奶、鸡蛋清或植物油100～200mL，避免用碳酸氢钠，以免产气过多而导致穿孔；服强碱者给食醋500mL加温水500mL分次口服，然后再服少量蛋清、牛奶或植物油。③有的学者主张在发病24h内应用肾上腺皮质激素，以减少胶原、纤维瘢痕组织的形成，如每日氢化可的松200～300mg或地塞米松5～10mg静脉滴注，数日后改为口服醋酸泼尼松，使用皮质激素时应并用抗生素。④对症治疗，包括解痉、止吐，有休克时应给予抗休克治疗。⑤积极预防各种并发症。⑥急性期过后，若出现瘢痕、狭窄，可行扩张术或手术治疗。

# 第三节　克罗恩病

## 一、概述

克罗恩(Crohn)病是一种病因尚不十分清楚的慢性非特异性消化道炎症性疾病，可累及从口腔到肛门的消化道各个部位，以末段回肠及其邻近结肠的累及最常见，多呈节段性、非对称性分布；消化道以外脏器也时常被累及，如肝脏、皮肤、关节等。组织学表现以慢性非干酪性肉芽肿性炎症为特征。临床主要表现为腹痛、腹泻、瘘管、肛周病变等消化道症状，关节炎、皮疹、肝功能损害等肠外表现，以及发热、消瘦等不同程度的全身症状。Crohn病和溃疡性结肠炎(UC)及未定性肠炎(IC)或炎症性肠病未分型(IBDU)都称为炎症性肠病(IBD)。

## 二、病因

尽管病因不明，遗传背景在Crohn病发病过程中的作用还是得到公认的。患者的一级亲属中10%～15%患病；一级亲属的发病率是正常人群的30～100倍。孪生子研究表明，杂合孪生子的共患率与普通兄弟姐妹相同，为8%，而同卵孪生子的共患率可达67%。同一家族患者的病变部位、临床表现有一定的相似性。

另一个可能的病因是肠道病原体。对类结核分枝杆菌、副黏病毒和某些螺杆菌的研究表明，这些病原体与Crohn病的发生、发展可能有关。许多病原菌如沙门菌、志贺菌、弯曲杆菌等感染能诱发疾病。用甲硝唑、环丙沙星等抗生素治疗可缓解病情，也支持肠道感染参与疾病发生的假设。遗憾的是，迄今为止没有分离出明确的致病菌。

社会心理因素也与疾病有关。离婚或分居、亲属患病或死亡、人际关系紧张等事件会加重疾病症状。

### 三、发病机制

病因不明，发病机制也不清楚。目前比较一致的看法是，正常人消化道在受到致病抗原刺激后发生炎症反应，免疫调节功能能够控制炎症反应，使其逐步消退，从而达到组织修复的目的。而具有某种遗传缺陷背景的个体，本身对肠道细菌免疫功能存在缺陷，当这类人受到某些抗原如致病菌甚至可能是正常肠道菌群的刺激时，消化道炎症反应失去控制，大量淋巴细胞、巨噬细胞等炎症细胞持续存在，活化的 Th1 持续产生 IFN-γ、IL-1、IL-6 和 TNF-α 等炎症因子，导致疾病持续存在。

### 四、病理

病变累及胃肠道各个部位的概率不等。30%～40%仅累及小肠，40%～55%同时累及小肠和结肠，15%～25%单独累及结肠。小肠病变中90%累及末端回肠。其他较少累及的部位包括口腔、食管、胃和十二指肠等近段消化道。1/3 患者有肛瘘、肛裂、脓肿、狭窄等肛周病变，肝、胰也可累及。

手术切除标本和内镜中可见到阿弗他溃疡(或称口疮样溃疡)，这是 Crohn 病的早期表现。随着疾病的进展，溃疡增大，逐渐融合，形成与肠管纵轴平行或不规则形溃疡。与溃疡性结肠炎连续分布的浅表溃疡相比，Crohn 病的溃疡深，底部可穿透肌层到浆膜层，形成瘘管；炎症可累及肠壁全层，引起肠管节段性增厚、僵硬，管腔狭窄；病灶间黏膜往往正常；肠系膜水肿、增厚。透壁的炎症使肠管粘连成襻，甚至形成内瘘。纵行溃疡、铺路石样外观与病灶节段性分布都是 Crohn 病较具特征性的表现。

炎症部位可以有假性息肉形成。

显微镜下可见黏膜和黏膜下层淋巴细胞增生、聚集，巨噬细胞有聚集倾向。非干酪性肉芽肿不仅可在肠壁各层检出，也可在肠外的淋巴结、肝、胰等部位发现。Crohn 病非干酪性肉芽肿检出率低，手术切除标本只有约 50%，内镜活检组织的检出率更低，增加活检块数可显著提高检出率。非干酪性肉芽肿是 Crohn 病的病理特征，但非 Crohn 病所特有。Crohn 病的肉芽肿往往以数个、十余个组织细胞聚集在一起形成的微肉芽肿多见。临床工作中如能把握微肉芽肿的特点，可提高检出率。

Crohn 病也可以发生局灶性隐窝脓肿，但较溃疡性结肠炎少见。

### 五、临床表现

多数患者起病隐匿，呈现慢性发生、发展过程，病程中活动期与缓解期交替。Crohn 病可累及消化道的任何部位及肠外的肝、胰等脏器，累及部位不同，临床表现也不同，个体间差异大。有些患者以并发症为首发。多样化或不典型的表现往往延误诊断。

（一）消化道表现

腹痛、腹泻为消化道最常见的症状，常为反复发作的腹部隐痛和间断性腹泻。腹痛部位和病变位置有关。回肠末段和回盲部最常累及，腹痛多位于右下腹，有时餐后明显，便后缓解。右下腹痛如有局部压痛，易误诊为阑尾炎。腹泻多为不成形稀便，排便次数较平时略有增多，如病变位于结肠尤其是直肠，排便次数明显增多，粪便中可伴有黏液脓血，并出现排便紧迫感和里急后重。末端回肠严重受累、病变范围较大及末段回肠切除过多者可出现脂肪泻和胆汁性腹泻。肠道细菌过度生长可加重腹泻。

腹块多位于右下腹，为增厚的肠襻、肠系膜、肿大淋巴结甚至脓肿，发生率为 10%～20%。

瘘管分内瘘和外瘘。内瘘可以在消化道与消化道之间，也可以在消化道与膀胱、输尿管、阴道等空腔脏器之间；外瘘多为消化道通向皮肤，以肛瘘的发生率最高。

肛门/直肠周围病变包括肛瘘、肛周脓肿、肛裂等，较常见。如肛门周围病变持续不愈，应考虑疑似 Crohn 病而安排进一步检查。

（二）全身表现

几乎所有患者都会有不同程度的体重下降，营养障碍也时常发生。低白蛋白血症最常见；缺铁可引起贫血；维生素 D 缺乏、低钙血症和长期使用激素可导致骨质疏松，甚至骨折；烟酸缺乏表现为糙皮病；维生素 $B_{12}$ 吸收不良可引起贫血及神经系统症状。疾病活动时可伴发热。

（三）肠外表现

肠外表现包括多系统多脏器病变，如强直性脊柱炎、骶髂关节炎、硬化性胆管炎、胆石症、脂肪肝、脓皮病、结节性红斑、结膜炎、葡萄膜炎、巩膜外层炎、泌尿系统结石、血栓栓塞、淀粉样变性及胰腺炎等。临床上以关节炎和皮肤损害较多见。

六、并发症

（一）瘘管形成

20%～40%的患者出现瘘管。大多数表现为肠-肠瘘、肠-腹壁瘘，少数表现为肠-膀胱瘘、肠-阴道瘘、肠-胃瘘。肠-肠瘘通常合并细菌过度生长。肠-膀胱瘘表现为排尿困难、反复膀胱炎，以及气尿、粪尿。性交困难、阴道分泌物恶臭、夹带粪质提示肠-阴道瘘。肠-胃瘘时可呕吐粪质。肠外营养或免疫调节剂治疗有可能使瘘管闭合，但停药后常复发。手术可以切除受累病灶。

（二）肠梗阻

为 Crohn 病患者最常见的手术指征，多发生在小肠。肠壁增厚、痉挛、瘢痕形成以及粘连可引起梗阻，进食纤维素含量多的食物可加重或诱发梗阻。不完全性梗阻可选用口服造影剂、钡剂灌肠或结肠镜证实；完全性梗阻经立位腹部平片肯定梗阻后，应立即胃肠减压，静滴类固醇激素治疗。如缓解，可采用胃肠道造影或内镜发现梗阻部位；如不缓解，应剖腹探查；手术前可试用 CT 或 MRI 估计梗阻部位。炎症急性活动引起的梗阻，经激素治疗可缓解。如果激素及保守治疗无效，必须手术治疗。

（三）肛周病变

病变累及肛管，形成局部脓肿、瘘管。肛周脓肿的疼痛因排便、行走、坐位而加重，影响生活质量。瘘管可开口于肛周、腹股沟及外阴部。肛周病变迁延不愈，可破坏括约肌功能，引起排便失禁。治疗目的在于减轻症状，保留肛门括约肌功能。高锰酸钾粉及甲硝唑坐浴、外引流都是可行的治疗手段。

（四）脓肿形成

为常见并发症，15%～20%的患者会发生。病变累及肠壁全层后，肠内容物漏出肠外，形成脓肿，多见于回肠末段。典型表现为发热、局部腹痛和腹块（多位于右下腹）、压痛，外周血白细胞升高。CT及超声检查可以确诊。广谱抗生素治疗有效。穿刺引流能改善症状，但肠腔与脓肿间有交通，效果往往不理想，最终还是需要手术切除病变肠段。

（五）肠穿孔

发生率为1%～2%，部位多在回肠。患者突然发生剧烈腹痛，体检有腹部压痛，立位腹部平片显示膈下游离气体，提示穿孔发生。中毒性巨结肠也可并发穿孔。应立即手术，切除穿孔肠段。

（六）肿瘤形成

结肠累及的Crohn病患者结/直肠肿瘤的发生率明显增加，必须结肠镜随访。如发现异型增生或肿瘤，应手术治疗。此外，还要警惕非霍奇金淋巴瘤、皮肤鳞癌及小肠肿瘤的发生。

### 七、辅助检查

（一）实验室检查

无特异性。贫血常见；活动期外周血白细胞轻度升高，升高明显提示脓肿或细菌感染。血沉和C反应蛋白升高可用来随访疾病的活动性。可以有低蛋白血症、低钙血症、低镁血症及凝血障碍。

血清pANCA和ASCA的联合检测可能有助于区别Crohn病和UC，其特异性可达97%。pANCA阳性率在UC患者为60%～70%，CD患者为5%～10%，正常人群为2%～3%；ASCA阳性率在Crohn病患者、UC患者及正常人群中分别为60%～70%、10%～15%和<5%。

（二）影像学表现

与疾病活动没有相关性。X线检查可见黏膜皱襞增粗紊乱、溃疡、铺路石样表现、息肉、狭窄和瘘管等，以及肠壁增厚、相邻肠管管腔间距离增宽、病灶节段性分布。由于病变肠段激惹或痉挛，钡剂很快通过，不能停留，称跳跃征；钡剂通过后遗留线显影，呈"线样征"。阿弗他溃疡表现为散在钡剂残留，边缘有透光晕。

CT、MRI及超声检查有助于评价脓肿、淋巴结肿大、腹水形成及肠壁增厚程度。目前CT、MRI的清晰度越来越高，而这些影像学检查本身对患者的要求不高，体弱、老人、伴肠梗阻者均可使用，因此关于CT、MRI的研究非常活跃。

食管、胃、十二指肠病变可以通过胃/十二指肠气钡双对比造影，结肠病变可以通过钡剂灌肠，小肠病变可以通过胃肠钡餐或小肠钡餐检查发现病灶。Crohn病为肠壁全层炎，X线不仅能完成全消化道检查，还能显示肠壁及肠壁外病变，钡剂造影比内镜更能发现瘘管，因此影像学检查在 Crohn 病的诊断中不可缺少。其不足之处在于显示病变间接，不能取活检；在内镜广泛开展、操作水平不断提高的前提下，多用于内镜检查不能到达或不能耐受的情况，其中以小肠病变的检查应用最多。

（三）内镜表现

可直接显示阿弗他溃疡、纵向溃疡、炎性息肉、肠腔狭窄、铺路石样改变及正常的溃疡间或病灶的节段性分布。溃疡可以向纵行或横行融合扩大，呈地图状、不规则形，溃疡间正常黏膜消失，此时与溃疡性结肠炎鉴别困难。直肠可以受累。溃疡性结肠炎中常见的弥漫性充血水肿、颗粒样病变在 Crohn 病中很少看到。

近年来内镜检查发展迅速，胃镜、肠镜已成为胃肠病科常用的检查手段，用于检查十二指肠降部以上和回肠末段以下的病灶；以往十二指肠降部以下和回肠末段之间的小肠只有小肠钡餐检查，现在胶囊内镜可以无痛苦地通过，双气囊小肠镜可以从口腔或肛门两个方向进入，直观地完成全小肠的检查，并取活检，其图像较胶囊内镜清晰。目前此两种方法已为越来越多的患者所接受。

八、诊断

Crohn 病的诊断是排除性诊断，首先必须排除有类似表现和明确病因的疾病，再结合临床症状、体征、实验室检查、组织病理学、影像学、内镜表现，做出初步诊断。长期随访中观察药物的治疗反应、有无新症状或体征的出现，对确定诊断非常重要。

九、鉴别诊断

Crohn 病的鉴别诊断必须在诊断确立前完成。

（一）溃疡性结肠炎

确切病因不明，也需要进行排除性诊断，因此与 Crohn 病的鉴别经常发生困难，目前仅能从临床表现、实验室检查、组织病理学、影像学、内镜等方面的表现与 Crohn 病进行鉴别。当鉴别有困难时，长期随访非常重要。随访中部分患者可出现新的临床或内镜、影像学表现，使诊断确立；仍无法诊断的患者可考虑以下可能。

(1)未定性肠炎(IC)：指结肠已切除，经病理医生彻底检查仍无法确定是 UC 或 CD。

(2)炎症性肠病未分型(IBDU)：指临床和内镜表现显示慢性炎症性肠病，有结肠而无小肠累及，无明确的病理或其他证据支持 UC 或 CD 的诊断。此时应首先排除感染性肠炎。

治疗药物与 Crohn 病相似，主要是水杨酸类、类固醇激素或免疫调节类药物。

（二）肠道感染性炎症

各种能引起肠道感染的细菌(包括结核杆菌)、真菌、病毒、寄生虫等病原体都可有类似 Crohn 病的表现。我国回盲部肠结核与 Crohn 病的鉴别尤其重要。肠结核的患者多有肺结核病史，可以伴有结核毒血症的表现，结核菌素试验阳性，肠镜中溃疡没有纵行和节段性分布的特点，活检组织中检出的肉芽肿有干酪性坏死。如果鉴别困难，可以先行诊断性抗结核治疗 1～3 个月，观察疗效；个别患者甚至需要手术探查，切除肠段进行病理检查后才能获得确诊。

（三）肠道非感染性炎症

包括缺血性肠炎、憩室炎、直肠孤立性溃疡、阑尾炎、放射性肠炎、嗜酸细胞性胃肠炎、Behcet 病、胶原性肠炎、淋巴细胞性肠炎等，可以通过病史、内镜表现和组织学检查进行鉴别。

（四）肠道肿瘤

淋巴瘤、肠道腺癌、肠道转移性肿瘤及各种结/直肠息肉等，组织学检查可以确诊。

（五）药物或化学性物质

非甾体抗炎药、泻药、金制剂、口服避孕药、可卡因及化疗药物都可以出现类似表现。采集病史时应仔细询问药物服用史。

## 十、治疗

治疗目标：控制发作，维持缓解。在改善生活质量的同时，注意药物长期使用的副作用。

（一）营养支持

多数患者存在各种营养成分经胃肠道丢失和摄入不足的状况，必要的营养支持是治疗的组成部分，尤其对于伴肠梗阻者和生长发育中的儿童。研究表明，全胃肠外营养和要素饮食都可以减轻肠道的炎症反应，其中要素饮食有利于保存肠道功能，没有全胃肠外营养的副作用。

（二）药物治疗

1.水杨酸类制剂

适用于轻、中度结肠或回肠、结肠 Crohn 病的治疗。常用制剂为柳氮磺胺吡啶和 5-氨基水杨酸（5-ASA）。

口服柳氮磺胺吡啶在结肠内经细菌分解成磺胺吡啶和 5-ASA。5-ASA 不被吸收，直接在肠腔内起作用。作用机制不完全清楚，可能通过抑制花生四烯酸代谢过程中的某一环节，减少白三烯、前列腺素的合成而发挥消炎作用。疗效与剂量相关，治疗剂量≥4g/d。服药后 2～3 周起效，某些患者需要观察 4 周或更长时间。剂量相关的副作用如头痛、恶心、呕吐和腹部不适等与血清磺胺吡啶浓度有关，而超敏反应如皮疹、发热、白细胞减少、肝炎、再生障碍性贫血、胰腺炎、肾毒性及自身免疫性溶血等与药物浓度无关。柳氮磺胺吡啶可引起精子数量及形态改变，造成可逆性不育。它还会影响叶酸的吸收，因此推荐补充叶酸 1～2mg/d。

新型水杨酸类制剂包括以无毒副作用的载体取代磺胺，如苯丙氨酸，2 个 5-ASA 分子通过氮键连接，进入结肠后被细菌分解起效。5-ASA 控释剂可控制药物在 pH 值＞7 的结肠及末端回肠释放；缓释剂在小肠内释放 35%，在结肠内释放余下的 65%。

5-ASA 也可用于灌肠或作为栓剂使用。直接口服迅速失效。

2.肾上腺皮质激素

轻、中度患者口服，中、重度患者静脉使用。标准初始剂量为泼尼松 40～60mg/d，起效后逐渐减量。开始减量较快，4～5 周可由 40mg/d 减至 20mg/d，此后约每 2 周减 5mg，数月后停药。减药到某个剂量，有些患者出现病情反复，称为激素依赖。对大多数患者而言，上午顿服泼尼松和分开服药同样有效。合并未引流脓肿者禁用。疾病缓解期激素维持不能预防复发。激素使用过程中必须注意全身副作用。布地奈德是一种不被吸收的新型制剂，全身副作用轻，治疗效果略逊于泼尼松龙，适用于回肠、盲肠 Crohn 病患者。

3.免疫调节剂

最常用的是硫唑嘌呤(AZA)及其代谢产物巯嘌呤(6-MP)，不仅可控制 Crohn 病的活动性，而且可维持缓解。标准起始剂量分别为 $2.0\sim2.5mg/kg$ 和 $1.0\sim1.5mg/kg$，起效时间通常需要数周到数月。这类药物用于激素治疗无效或依赖者。与激素同时使用，激素减量时作用显现。如果用来诱导缓解，则可以维持用药数年。毒副作用多见，骨髓抑制引起外周血白细胞减少发生率最高，其他有胰腺炎(3%~4%)、恶心、发热、皮疹、肝炎，是否增加淋巴瘤的发生率尚有不同看法。

氨甲蝶呤肌注或皮下注射 25mg/周，可诱导 Crohn 病缓解，减少激素用量。15mg/周可用于维持缓解。副作用主要有外周血白细胞减少和肝纤维化。其他免疫调节剂还有环孢素、他克莫司、沙利度胺、阿达木单抗、那他珠单抗等。

4.抗生素

如果 Crohn 病合并脓肿等感染情况，引流的同时必须使用敏感抗生素治疗。常用于 Crohn 病的抗生素有甲硝唑(每日 $10\sim20mg/kg$)和环丙沙星(500mg，每日 2 次)等。这些抗生素不仅具有抗感染作用，可能还通过目前尚不知道的途径消除 Crohn 病的炎症。

5.TNF-α单克隆抗体

最常用的是英夫利昔单抗，第 1、2、6 周 $5\sim10mg/kg$ 诱导缓解，有效者以后每 8 周输注 1 次。适用于水杨酸类、糖皮质激素、免疫调节剂均无效或合并瘘管的 Crohn 病患者。与免疫调节剂合用，减少机体因种属不同而产生的抗体。禁用于合并梗阻、感染和结核者。副作用有过敏反应、关节痛、发热、肌痛、疲倦等。

(三)外科手术

适应证为药物治疗无效、合并肠梗阻、瘘管形成、脓肿、预防或并发肿瘤者。与溃疡性结肠炎不同，Crohn 病病变部位复杂，手术后无法取得治愈效果，并且有重复手术的可能，因此对手术时机、手术方式、切除范围必须慎重考虑。

(四)分期治疗

1.活动期

轻、中度结肠、回肠病变首选水杨酸类药物，可同时使用抗生素；如果无效，且能排除脓肿等严重感染，加用糖皮质激素。小肠型 CD 首选糖皮质激素。激素起效后逐渐减量，先快后慢。如果减量过程中症状反复，必须加量，此时最好加用免疫调节剂，激素继续减量至停用。对于免疫调节剂也无效者，可试用英夫利昔单抗。如果经积极内科治疗仍不能控制疾病活动性且有手术指征者，应考虑手术治疗。只要患者肠道条件许可，鼓励胃肠道要素饮食，否则考虑全胃肠外营养。

2.缓解期

通过糖皮质激素或手术缓解病情的患者需口服水杨酸类药物维持治疗。激素依赖或免疫调节剂诱导缓解者，需维持免疫调节剂治疗。英夫利昔单抗诱导缓解者继续使用维持治疗。

糖皮质激素不用于维持治疗。

### 十一、预防和预后

Crohn 病的自然史随着治疗策略的改善而不断变化，每个患者对治疗的反应不同，预后也不尽相同，因此无法预测。经治疗症状控制者，若 1～2 年复发，则接下来的 5 年内也容易复发。

结肠 Crohn 病与溃疡性结肠炎的结肠癌罹患率同样明显升高，因此需随访结肠镜。有报道 5-ASA 能预防结肠癌的发生，机制不明。

Crohn 病的死亡率较正常人群轻度升高。大多数死亡发生在起病最初 5 年内。近端小肠受累者死亡率高，回肠或回盲肠受累者死亡率较低。

## 第四节 溃疡性结肠炎

溃疡性结肠炎(UC)是一种慢性非特异性的结肠炎症性疾病。病变主要累及结肠的黏膜层及黏膜下层。临床表现以腹泻、黏液脓血便、腹痛和里急后重为主，病情轻重不一，呈反复发作的慢性过程。

### 一、流行病学

该病是世界范围的疾病，但以西方国家更多见，亚洲及非洲相对少见。不过，近年我国发病率呈上升趋势。该病可见于任何年龄，但以 20～30 岁最多见，男性稍多于女性。

### 二、病因及发病机制

该病病因及发病机制至今仍不清楚，可能与如下因素有关。

(一)环境因素

该病在西方发达国家发病率较高，而亚洲和非洲等不发达地区发病率相对较低。在我国，随着经济的发展，生活水平的提高，该病也呈逐年上升趋势，这一现象提示环境因素的变化在 UC 发病中起着重要作用。其可能的解释是：生活水平的提高及环境条件的改善，使机体暴露于各种致病原的机会减少，致使婴幼儿期肠道免疫系统未受到足够的致病原刺激，以至于成年后针对各种致病原不能产生有效的免疫应答。此外，使用非甾体抗炎药物，口服避孕药等均可促进 UC 的发生；相反，母乳喂养、幼年期寄生虫感染、吸烟和阑尾切除等均能不同程度地降低 UC 的发病率。这些均提示环境因素与 UC 的发生、发展有关。

(二)遗传因素

本病发病呈明显的种族差异和家庭聚集性。文献报道 29% 的 UC 患者有阳性家族史，且患者一级亲属发病率显著高于普通人群。单卵双胎共患 UC 的一致性也支持遗传因素的发病作用。近年来遗传标记物的研究显示，如抗中性粒细胞胞质抗体在 UC 中检出率高达 80% 以上，更进一步说明该病具有遗传倾向。不过该病不属于典型的孟德尔遗传病，而更可能是多基因遗传病。近年对炎症性肠病易感基因位点定位研究证实，位于 16 号染色体上的基因与 Crohn 病的发病有关，而与 UC 的发病关系不大，提示遗传因素对炎症性肠病的影响在 Crohn

病中较 UC 中更为明显。

### (三)感染因素

微生物感染在 UC 发病中的作用长期受到人们的关注，但至今并未发现与 UC 发病直接相关的特异性病原微生物的存在。不过，近年动物实验发现，大多数实验动物在肠道无菌的条件下不会发生结肠炎，提示肠道细菌是 UC 发病的重要因素。临床上使用抗生素治疗 UC 有一定疗效，也提示病原微生物感染可能是 UC 的病因之一。

### (四)免疫因素

肠道黏膜免疫反应的异常，目前被公认为在 UC 发病中起着十分重要的作用，包括炎症介质、细胞因子及免疫调节等多方面。其中，各种细胞因子参与的免疫反应和炎症过程是目前关于其发病机制的研究热点。人们将细胞因子分为促炎细胞因子(如 IL-1、IL-6、TNF-$\alpha$ 等)和抗炎细胞因子(如 IL-4、IL-10 等)。这些细胞因子相互作用形成细胞因子网络，参与肠黏膜的免疫反应和炎症过程。其中某些关键因子，如 IL-1、TNF-$\alpha$ 的促炎作用已初步阐明。近年采用抗 TNF-$\alpha$ 单克隆抗体治疗炎症性肠病取得良好疗效，更进一步证明细胞因子在 UC 发病中起着重要作用。参与 UC 发病的炎症介质主要包括前列腺素、一氧化氮、组胺等，在肠黏膜损伤时通过环氧化酶和脂氧化酶途径产生，与细胞因子相互影响形成更为复杂的网络，这是导致 UC 肠黏膜多种病理改变的基础。在免疫调节方面，T 细胞亚群的数量和类型的改变也起着重要的作用，Th1/Th2 比例的失衡可能是导致上述促炎因子的增加和抗炎因子下降的关键因素，初步研究已证实 UC 的发生与 Th2 免疫反应的异常密切相关。

## 三、病理

病变可累及全结肠，但多始于直肠和乙状结肠，渐向近端呈连续性、弥漫性发展及分布。

### (一)大体病理

活动期 UC 的特点是：①连续性弥漫性的慢性炎症，病变部位黏膜充血、水肿、出血，呈颗粒样改变。②溃疡形成，多为浅溃疡。③假息肉形成，并可形成黏膜桥。缓解期 UC 的特点为：黏膜明显萎缩变薄，色苍白，黏膜皱襞减少，甚至完全消失。

### (二)组织病理学

活动期 UC 炎症主要位于黏膜层及黏膜下层，较少深达肌层，所以较少发生结肠穿孔、瘘管或腹腔脓肿等。最早的病变见于肠腺基底部的隐窝，有大量炎症细胞浸润，包括淋巴细胞、浆细胞、单核细胞等，形成隐窝脓肿。当数个隐窝脓肿融合破溃时，便形成糜烂及溃疡。在结肠炎症反复发作的慢性过程中，肠黏膜不断破坏和修复，导致肉芽增生及上皮再生，瘢痕形成，后期常形成假息肉。慢性期黏膜多萎缩，黏膜下层瘢痕化，结肠缩短或肠腔狭窄。少数患者可发生结肠癌变。

## 四、临床表现

### (一)症状和体征

多数起病缓慢，少数急性起病，病情轻重不等，病程呈慢性经过，表现为发作期与缓解期交替。

1.消化系统症状

1)腹泻：见于大多数患者，为最主要的症状。腹泻程度轻重不一，轻者每天排便3～4次，重者可达10～30次。粪质多呈糊状，含有血液、脓液和黏液，少数呈血水样便。当直肠受累时，可出现里急后重感。少数患者仅有便秘，或出现便秘、腹泻交替。

2)腹痛：常有腹痛，一般为轻度至中度，多局限于左下腹或下腹部，亦可涉及全腹，为阵发性绞痛，有疼痛－便意－便后缓解的规律。

3)其他症状：可有腹胀、厌食、嗳气、恶心和呕吐等。

2.全身症状

中重型患者活动期常有低热或中度发热，重度患者可出现水、电解质平衡紊乱，贫血，低蛋白血症，体重下降等表现。

3.体征

轻中型患者或缓解期患者大多无阳性体征，部分患者可有左下腹轻压痛，重型或暴发型患者可有腹部膨隆、腹肌紧张、压痛及反跳痛。此时若同时出现发热、脱水、心动过速及呕吐等，应考虑中毒性巨结肠、肠穿孔等并发症。部分患者直肠指检可有触痛及指套带血。

4.肠外表现

UC患者可出现肠外表现，常见的有骨关节病变、结节性红斑、皮肤病变、各种眼病、口腔复发性溃疡、原发性硬化性胆管炎、周围血管病变等。有时肠外表现比肠道症状先出现，常导致误诊。

(二)临床分型与分期

1.临床类型

1)初发型：指无既往史的首次发作。

2)慢性复发型：发作期与缓解期交替出现，此型临床上最多见。

3)慢性持续型：症状持续存在，可有症状加重的急性发作。

4)暴发型：少见，急性起病，病情重，血便每日10次以上，全身中毒症状明显，可伴中毒性巨结肠、肠穿孔、脓毒血症等。

上述各型可互相转化。

2.严重程度

1)轻度：腹泻每日4次以下，便血轻或无，无发热，脉搏加快或贫血，血沉正常。

2)中度：介于轻度与重度之间。

3)重度：腹泻每日6次以上，伴明显黏液血便，有发热(体温＞37.5℃)，脉速(＞90次/min)，血红蛋白下降(＜100g/L)，血沉＞30mm/h。

3.病情分期

分为活动期及缓解期。

4.病变范围

可累及直肠、乙状结肠、左半结肠(脾曲以远)、广泛结肠(脾曲以近)、全结肠。

（三）并发症

1.中毒性巨结肠

见于暴发型或重度 UC 患者。病变多累及横结肠或全结肠，常因低钾、钡剂灌肠、使用抗胆碱能药物或阿片类制剂等因素而诱发。病情极为凶险，毒血症明显，常有脱水和电解质平衡紊乱，受累结肠大量充气致腹部膨隆，肠鸣音减弱或消失，常出现溃疡肠穿孔及急性腹膜炎。本并发症预后极差。

2.结肠癌变

与 UC 病变的范围和时间长短有关，且恶性程度较高，预后较差。随着病程的延长，癌变率增加，其癌变率病程 20 年者为 7%，病程 35 年者高达 30%。

3.其他并发症

有结肠息肉、肠腔狭窄和肠梗阻、结肠出血等。

## 五、实验室及其他检查

（一）血液检查

中、重度 UC 常有贫血。活动期常有白细胞计数增高，血沉加快和 C 反应蛋白增高，血红蛋白下降多见于严重或病情持续病例。

（二）粪便检查

肉眼检查常见血液、脓液和黏液，显微镜下可见红细胞和白细胞。

（三）免疫学检查

文献报道，西方人血清抗中性粒细胞胞质抗体（pANCA）诊断 UC 的阳性率为 50%～70%，是诊断 UC 较特异的指标。

（四）结肠镜检查

可直接观察肠黏膜变化，取活检组织行病理检查并能确定病变范围，是诊断与鉴别诊断的最重要手段。但对急性期重度患者应暂缓检查，以防穿孔。活动期可见黏膜粗糙呈颗粒状，弥漫性充血、水肿、血管纹理模糊、易脆出血、糜烂或多发性浅溃疡，常覆有黄白色或血性分泌物。慢性病例可见假息肉及桥状黏膜、结肠袋变钝或消失、肠壁增厚，甚至肠腔狭窄。

（五）X 线检查

在不宜或不能行结肠镜检查时，可考虑行 X 线钡剂灌肠检查。不过对重度或暴发型病例不宜做钡剂灌肠检查，以免加重病情或诱发中毒性巨结肠。X 线钡剂灌肠检查可见结肠黏膜紊乱，溃疡所致的管壁边缘毛刺状或锯齿状阴影，结肠袋形消失，肠壁变硬呈水管状，管腔狭窄，肠管缩短。低张气钡双重结肠造影则可更清晰显示病变细节，有利于诊断。

## 六、诊断和鉴别诊断

（一）诊断

由于该病无特异性的改变，各种病因均可引起与该病相似的肠道炎症改变，故该病的诊断思路是：必须首先排除可能的有关疾病，如细菌性痢疾、阿米巴痢疾、慢性血吸虫病、肠结核等感染性结肠炎以及结肠 Crohn 病、缺血性肠病、放射性肠炎等，在此基础上才能做出本病的诊断。目前国内采用 2018 年中华医学会消化病分会制定的 UC 诊断标准，具体如下。

1.临床表现

有持续或反复发作的腹泻、黏液脓血便,伴腹痛、里急后重和不同程度的全身症状,病程多在 4 周以上。可有关节、皮肤、眼、口和肝胆等肠外表现。

2.结肠镜检查

病变多从直肠开始,呈连续性、弥漫性分布,表现为:①黏膜血管纹理模糊、紊乱或消失、充血、水肿、易脆、出血和脓性分泌物附着,亦常见黏膜粗糙,呈细颗粒状。②病变明显处可见弥漫性、多发性糜烂或溃疡。③缓解期患者可见结肠袋囊变浅、变钝或消失以及假息肉和桥形黏膜等。

3.钡剂灌肠检查

①黏膜粗乱和(或)颗粒样改变。②肠管边缘呈锯齿状或毛刺样,肠壁有多发性小充盈缺损。③肠管短缩,袋囊消失呈铅管样。

4.黏膜组织学检查

活动期和缓解期的表现不同。活动期:①固有膜内有弥漫性、慢性炎症细胞和中性粒细胞、嗜酸性粒细胞浸润。②隐窝有急性炎症细胞浸润,尤其是上皮细胞间有中性粒细胞浸润和隐窝炎,甚至形成隐窝脓肿,可有脓肿溃入固有膜。③隐窝上皮增生,杯状细胞减少。④可见黏膜表层糜烂、溃疡形成和肉芽组织增生。缓解期:①中性粒细胞消失,慢性炎症细胞减少。②隐窝大小、形态不规则,排列紊乱。③腺上皮与黏膜肌层间隙增宽。④Paneth 细胞化生。

可按下列标准诊断:①具有上述典型临床表现者为临床疑诊,安排进一步检查。②同时具备以上条件 1 和 2 或 3 项中任何一项,可拟诊为本病。③如再加上 4 项中病理检查的特征性表现,可以确诊。④初发病例、临床表现和结肠镜改变均不典型者,暂不诊断为 UC,需随访 3~6 个月,观察发作情况。⑤结肠镜检查发现的轻度慢性直肠炎、乙状结肠炎不能等同于 UC,应观察病情变化,认真寻找病因。

(二)鉴别诊断

1.急性感染性结肠炎

包括各种细菌感染,如痢疾杆菌、沙门菌、直肠杆菌、耶尔森菌、空肠弯曲菌等感染引起的结肠炎症。急性发作时发热、腹痛较明显,外周血白细胞增加,粪便检查可分离出致病菌,抗生素治疗有效,通常在 4 周内消散。

2.阿米巴肠炎

病变主要侵犯右半结肠,也可累及左半结肠,结肠溃疡较深,边缘潜行,溃疡间黏膜多属正常。粪便或结肠镜取溃疡渗出物检查可找到溶组织阿米巴滋养体或包囊。血清抗阿米巴抗体阳性。抗阿米巴治疗有效。

3.血吸虫病

有疫水接触史,常有肝脾肿大,粪便检查可见血吸虫卵,孵化毛蚴阳性。急性期直肠镜检查可见黏膜黄褐色颗粒,活检黏膜压片或组织病理学检查可见血吸虫卵。免疫学检查亦有助鉴别。

**4.结直肠癌**

多见于中年以后，直肠指检常可触及肿块，结肠镜和 X 线钡剂灌肠检查对鉴别诊断有价值，活检可确诊。须注意 UC 也可引起结肠癌变。

**5.肠易激综合征**

粪便可有黏液，但无脓血，镜检正常，结肠镜检查无器质性病变的证据。

**6.其他**

出血坏死性肠炎、缺血性结肠炎、放射性肠炎、过敏性紫癜、胶原性结肠炎、白塞病、结肠息肉病、结肠憩室炎以及人类免疫缺陷病毒(HIV)感染合并的结肠炎应与本病鉴别。此外，应特别注意因下消化道症状行结肠镜检查发现的轻度直肠、乙状结肠炎，需认真检查病因，密切观察病情变化，不能轻易做出 UC 的诊断。

### 七、治疗

活动期的治疗目的是尽快控制炎症，缓解症状；缓解期应继续维持治疗，预防复发。

**(一)营养治疗**

饮食应以柔软、易消化、富营养少渣、足够热量、富含维生素为原则。牛乳和乳制品慎用，因部分患者发病可能与牛乳过敏或不耐受有关。病情严重者应禁食，并予以完全肠外营养治疗。

**(二)心理治疗**

部分患者常有焦虑、抑郁等心理问题，积极的心理治疗是必要的。

**(三)对症治疗**

对腹痛、腹泻患者给予抗胆碱能药物止痛或地芬诺酯止泻时应特别慎重，因有诱发中毒性巨结肠的危险。对重度或暴发型病例，应及时纠正水、电解质平衡紊乱。贫血患者可考虑输血治疗。低蛋白血症患者可补充人血白蛋白。对于合并感染的患者，应给予抗生素治疗。

**(四)药物治疗**

氨基水杨酸类制剂、糖皮质激素和免疫抑制剂是常用于 IBD 治疗的三大类药物，对病变位于直肠或乙状结肠者，可采用 SASP、5-ASA 及激素保留灌肠或栓剂治疗。

在进行 UC 治疗之前，必须认真排除各种"有因可查"的结肠炎，对 UC 做出正确的诊断是治疗的前提。根据病变部位、疾病的严重性及活动度，按照分级、分期、分段的原则选择治疗方案。

**(五)手术治疗**

手术治疗的指征为：①大出血。②肠穿孔。③肠梗阻。④明确或高度怀疑癌变。⑤并发中毒性巨结肠经内科治疗无效。⑥长期内科治疗无效，对糖皮质激素抵抗或依赖的顽固性病例。手术方式常采用全结肠切除加回肠造瘘术。

**(六)缓解期的治疗**

除初发病例，轻度直肠、乙状结肠 UC 患者症状完全缓解后可停药观察外，所有 UC 患者完全缓解后均应继续维持治疗。维持治疗时间目前尚无定论，可能是 3～5 年或终身用药。糖皮质激素无维持治疗的效果，在症状缓解后应逐渐减量，过渡到氨基水杨酸制剂维持治疗。

SASP 和 5-ASA 的维持剂量一般为控制发作剂量的一半，并同时口服叶酸。免疫抑制剂用于 SASP 或 5-ASA 不能维持或糖皮质激素依赖的患者。

### 八、预后

初发轻度 UC 预后较好，但大部分患者反复发作，呈慢性过程。急性暴发型，并发结肠穿孔或大出血，或中毒性巨结肠者，预后很差，死亡率高达 20%~50%。病程迁延漫长者有发生癌变的危险，应注意监测。

## 第五节　小肠菌群紊乱

### 一、小肠菌群过度生长综合征

小肠菌群过度生长综合征系指由于近端小肠内细菌数目增加而引起消化吸收障碍的一种疾病。因本病多发生于空肠憩室、狭窄及外科所致的盲袢，过去亦称盲袢综合征、小肠淤滞综合征或淤积袢综合征。临床主要表现为慢性腹泻和小肠吸收不良。

#### (一)病因和发病机制

正常人的小肠近端常是无菌的，这是因为胃及小肠内存在调控正常菌群分布的机制，如胃酸、胆汁和胰液的杀菌作用、胃肠黏膜的正常保护机制、肠内细菌之间的生存竞争机制及回盲瓣的解剖学作用等均可抑制细菌过度生长。如果上述因素发生改变，则可导致小肠内细菌过度生长。小肠憩室、小肠远端狭窄及小肠结肠瘘等小肠结构异常亦是小肠菌群过度生长的原因之一。某些引起小肠动力障碍的疾病也可引起小肠细菌过度生长，如假性肠梗阻、糖尿病、系统性硬化症、淀粉样变性等。

#### (二)临床表现

临床上多以腹泻、吸收不良、低蛋白血症为首发症状。腹泻可为脂肪泻或水样泻，多伴腹胀、腹痛。其他症状还有消瘦、水肿、贫血、毛发脱落、夜盲、黏膜出血及低钙血症等。

#### (三)实验室检查及特殊检查

(1)实验室检查：血常规可有贫血，多为巨细胞性贫血。人血白蛋白、胆固醇、三酰甘油、微量元素及矿物质等均可降低。口服柳氮磺胺吡啶或多巴胺，经肠内细菌分解为磺胺吡啶或间羟苯乙酸，尿中可查见这两种物质增多。

(2)呼气试验：患者口服某种药物后，该物质可在肠道内由细菌分解，其产物由口中呼出。通过测定分解产物的含量可间接判断肠内细菌的数量。

(3)小肠液检查：该检查是小肠菌群过度生长综合征的最直接最可靠的一种诊断方法，可明确细胞内感染的情况，通过小肠插管从肠管中吸出小肠液进行细菌学检查，并可测定间接胆汁酸和挥发性脂肪酸，有助于小肠菌群过度生长的判断。

(4)其他检查：消化道钡餐透视及小肠活组织检查亦有助于诊断。

#### (四)诊断和鉴别诊断

对于有胃肠手术史、胃酸缺乏、糖尿病、硬皮病等病史的患者，如出现脂肪泻、吸收不良、贫血、低蛋白血症、体重减轻等症状时即应怀疑本病。进一步行相关辅助检查，可做出初步诊断。本病需与菌群失调、小肠吸收不良综合征、短肠综合征等相鉴别。

(五)治疗

小肠细菌过度生长综合征的治疗原则：①积极消除病因，纠正可能存在的结构或生理异常。②纠正营养缺乏。③应用抗生素抑制细菌过度生长。

1.一般治疗

存在小肠结构异常者，如肠瘘、小肠憩室可行手术治疗，恢复小肠正常功能。饮食上以高蛋白、高热量、低脂肪食物为宜，少量多餐，同时注意维生素、微量元素及矿物质的补充。必要时可行全胃肠外营养(TPN)。

2.药物治疗

1)抗菌药物：对小肠内过度生长的细菌，原则上选用敏感性高、不良反应小、抗菌谱广、对需氧菌和厌氧菌都有效的抗生素，如头孢菌素、青霉素、甲硝唑、左氧氟沙星等。疗程为7~10d。

2)促胃肠动力药：促胃肠动力药可有助于肠道细菌的清除，如甲氧氯普胺、莫沙必利等。对于常规的促胃肠动力药物效果不明显时，可应用奥曲肽及其类似物，50μg，睡前注射，每天1次。

3)微生态制剂：微生态制剂是一类活的细菌制剂，对肠道菌群失调引起的腹泻有较好疗效，如金双歧、双歧三联活菌、整肠生、米雅BM等。一般不宜与抗生素同时服用。

本病经有效抗生素治疗后，预后较好。

## 二、抗生素相关性小肠炎

抗生素相关性小肠炎，亦称假膜性肠炎，是一种主要发生于结肠、小肠的急性肠黏膜纤维素渗出性炎症，黏膜表面有假膜形成。临床上常发生于应用抗生素治疗之后。现已有证据表明，抗生素相关性小肠炎的病原体是艰难梭菌。

(一)病因和发病机制

本病的致病菌是艰难梭菌，该菌为革兰阳性菌，其产生的肠毒素是主要的致病因子，引起局部肠黏膜血管通透性增加，炎性细胞浸润、出血和坏死，黏液分泌增加。

随着近年来抗生素应用越来越广泛，抗生素相关性肠炎的发生也相应增加，其机制可能为：①对肠道黏膜的直接刺激和损害，引起肠黏膜充血、水肿、糜烂、出血和坏死，发生的部位主要在十二指肠。②抗生素，如林可霉素、阿莫西林、第3代头孢菌素等的不合理应用，使肠道正常微生物的生长受到抑制，而使另一些微生物，特别是艰难梭菌过度增殖，最终导致肠道菌群失调。艰难梭菌产生肠毒素，引起一系列的病理生理改变而致病。③抗生素尚可引起血管和凝血功能的改变，继而造成肠道黏膜异常。

(二)临床表现

一般发生于50岁以上人群，女性多于男性。发病急，患者多有胃肠手术或其他严重疾病史，并有长期或近期应用抗生素史。

本病最主要的症状是腹泻，90%~95%为水样便，程度和次数不等，多者10~20次/d，少者可1~2次/d。轻者可于停用抗生素后自愈，重者粪便中可见斑片状或管状假膜排出。

多有下腹部疼痛，可为钝痛、绞痛或胀痛，伴腹胀、恶心等。腹部可有压痛、反跳痛和腹肌紧张，易误诊为急腹症。部分患者可出现毒血症症状，如发热、谵妄、低血压、休克，年老体弱者常常发生脱水、电解质酸碱平衡紊乱等。

（三）实验室检查及特殊检查

（1）实验室检查：血常规显示周围血白细胞升高，多在 $20×10^9/L$，以中性粒细胞为主。大便常规可见脓细胞和白细胞，潜血实验呈阳性，但肉眼血便少见。疑诊病例应至少送两份大便标本进行细菌的培养，毒素鉴定为致病菌可确诊。

（2）内镜检查：内镜检查能直接明确病变的性质、范围和程度。急性期内镜检查应注意预防肠黏膜出血和穿孔，动作应轻柔、谨慎小心。抗生素相关性肠炎内镜下表现为肠壁充血水肿、糜烂，黏膜表面坏死、斑点状或地图状假膜形成，不易脱落，部分假膜脱落后可形成浅表溃疡。

（3）活组织检查：可见肠黏膜上黏液附着，炎症区有炎性细胞浸润、出血和坏死。伪膜由纤维素样物质、坏死细胞、多核白细胞及细菌菌落组成。血管腔内可见血栓形成。

（4）影像学检查：腹部平片无特殊发现，部分可见肠扩张、积气，由于结肠增厚、水肿，可出现广泛而显著的指印征。气钡灌肠双重对比造影有助于诊断，但可加重病情，有发生肠穿孔的危险，故一般不主张施行。

（四）诊断和鉴别诊断

根据胃肠手术及抗生素应用的病史，临床上出现腹泻、腹痛、发热等症状，结合实验室和辅助检查，可做出初步诊断。本病需与溃疡性结肠炎、Crohn 病、艾滋病性肠炎及真菌性肠炎等相鉴别。

（五）治疗

抗生素相关性肠炎的治疗包括停用相关抗生素，给予支持对症治疗，促进肠道正常菌群生长，应用抗艰难梭菌药物治疗。

1.一般治疗

立即停用相关抗菌药物，同时避免应用抑制肠蠕动的药物，减少毒素的吸收。加强支持对症治疗，给予静脉营养支持，纠正水电解质失衡。

2.药物治疗

对于中、重度病例，应给予抗艰难梭菌抗生素治疗。本病首选万古霉素或甲硝唑。万古霉素或去甲万古霉素，1.0～2.0g/d，口服。甲硝唑每次 0.25～0.50g，每日 3～4 次，口服，疗程均为 7～10d，大多数患者治疗反应良好。杆菌肽亦可用于本病，25 000U，4 次/d，口服 7～10d。应用微生态制剂可恢复肠道正常菌群，如金双歧、乳酸杆菌片、双歧三联活菌等。

3.其他治疗

对于内科保守治疗无效或出现严重并发症，如肠梗阻、中毒性巨结肠、肠穿孔时，应考虑行手术治疗。

（六）预后

大多数病例经治疗后可获痊愈，轻症病例在停用相关抗生素后，有的可自愈，个别患者经治疗后仍可再度发生腹泻。重症病例，如出现严重并发症如肠梗阻、肠穿孔时，病死率可达 16%～22%。

## 第六节 肠易激综合征

肠易激综合征(IBS)为一种与胃肠功能改变有关，以慢性或复发性腹痛、腹泻、排便习惯和大便性状异常为主要症状而又缺乏胃肠道结构或生化异常的综合征，常与胃肠道其他功能性疾病如胃食管反流性疾病和功能性消化不良同时存在。临床上根据其症状可分为：①腹泻型。②便秘型。③腹泻-腹胀型。④腹泻-便秘交替型。以前两种为主。

### 一、流行病学

IBS 在世界各地的发病率差别很大。据西方统计，IBS 占成年人群的 14%～22%，男女比例为 1∶1.1～1∶2.6，其中只有 50%的 IBS 患者就医。另有资料显示，欧美人群的患病率为 7.1%～13.6%。我国的发病率为 0.8%～5.6%，18～30 岁是高发患者群，目前认为与学习和工作压力过大、生活节奏过快有关，50 岁以上发病率减少。

### 二、病因和发病机制

病因尚不明确，与精神神经因素、肠道刺激因素包括食物、药物、微生物(贺氏杆菌等)等有关。目前认为，IBS 的病理生理学基础主要是胃肠动力学异常和内脏感觉异常，肠道感染后和精神心理障碍是 IBS 发病的重要因素。

(1)胃肠动力学异常：最近一些研究显示，IBS 患者结肠电慢波及小肠电慢波与正常人无显著差异，结肠电慢波主频率为 3～5 次/min，小肠电慢波主频率为 9～12 次/min。但是对 IBS 患者的肛门直肠测压结果显示，IBS 患者的直肠运动和压力有异常改变。腹泻型 IBS(D-IBS)患者的直肠肛管静息压和最大缩榨压升高，便秘型 IBS(G-IBS)患者的最大缩榨压降低，为 IBS 直肠动力异常提供了新的依据。

(2)内脏感知异常：IBS 患者除腹泻、便秘症状外，同时可伴有腹痛及腹部不适，单纯用胃肠动力异常解释不了。IBS 患者的结肠肌肉在轻微的刺激下就会发生痉挛，结肠敏感性以及反应性均比正常人高。

(3)精神因素：心理应激对胃肠运动有明显影响。大量调查表明，IBS 患者存在个性异常，焦虑、抑郁积分显著高于正常人，应激事件发生频率亦高于正常人。

(4)分泌异常：IBS 患者小肠黏膜对刺激性物质的分泌反应增强，结肠黏膜分泌黏液增多。

(5)感染：愈来愈多的研究提示，部分患者 IBS 症状发生于肠道感染治愈之后，其发病与感染的严重性与应用抗生素的时间有一定相关性。

(6)脑-肠作用：近年来，对 IBS 更多的关注在脑-肠轴研究方面，有报道 C-IBS 患者肠壁内一氧化氮能神经成分增加，D-IBS 患者减少；最近更发现感染后肠道肌层神经节数量减少，内分泌细胞增多，这种变化持续 1 年以上，并引起 IBS 的一系列症状。精神心理因素在IBS 发病机制中的作用也被认为是 IBS 脑-肠作用机制的证据之一。

（7）其他：约 1/3 患者对某些食物不耐受而诱发症状加重。

### 三、临床表现

（一）肠道症状

（1）腹痛、腹部不适：常沿肠管有不适感或腹痛，可发展为绞痛，持续数分钟或数小时，排气、排便后可缓解。腹痛可为局限性或弥散性，多位于左侧腹部，以左下腹为重，无反射痛，患者多难以准确定位腹痛部位。腹痛不进行性加重，睡眠时不发作。

（2）腹泻或不成形便：常于餐后，尤其是早餐后多次排便。亦可发生在其余时间，但不发生在夜间。大便最多可达 10 次以上。腹泻或不成形便与正常便或便秘相交替。

（3）便秘：每周排便 1～2 次，偶尔 10 余天 1 次。早期多间断性，后期可持续性而需服用泻药。

（4）排便过程异常：患者常出现排便困难、排便不尽感或便急等症状。

（5）黏液便：大便常常带有少量黏液，偶尔有大量黏液或者黏液管型排出。

（6）腹胀：肠道气体有 3 个可能的来源。①进食或呃逆时吞入的气体。②肠道细菌产气，IBS 患者特殊的肠道菌群增多。③结肠黏膜吸收减少。腹胀白天明显，夜间睡眠后减轻，一般腹围不增大。

（7）非结肠性胃肠道症状：包括消化不良、上腹烧灼样痛、胃灼热症、恶心呕吐等。

（二）肠外症状

纤维肌痛综合征、非心源性胸痛、腰背痛、慢性疲劳综合征、痛经、尿频或排尿困难、性交困难、偏头痛等，特别是泌尿功能失调表现较突出，可用于支持诊断。以上症状出现或者加重与精神因素和一些应激状态有关。

（三）体征

胃肠和乙状结肠常可触及，盲肠多呈充气肠管样感觉；乙状结肠常呈条样痉挛肠管或触及粪便。所触肠管可有轻度压痛，但压痛不固定，持续压迫时疼痛消失，部分患者肛门指检有痛感，且有括约肌张力增高的感觉。行肠镜检查时，患者对注气反应敏感，肠道极易痉挛而影响操作。在体查时，患者由于迷走神经紧张性增强而有乏力、多汗、失眠、脉快、血压升高等自主神经功能紊乱的表现。

### 四、辅助检查

（一）实验室检查

粪便呈水样便、软便或硬结，可有黏液，无其他异常。

（二）X 线钡剂灌肠检查

常无异常发现，少数病例因肠管痉挛出现"线征"，其他无特异性的表现，也有结肠袋加深或增多等。

（三）乙状结肠镜、纤维结肠镜检查

肉眼观察黏膜无异常，活检也无异常，但在插镜时可引起痉挛、疼痛，或在充气时引起疼痛，如疑有脾区综合征，也可在检查时慢慢注入 100～200mL 气体，然后迅速将镜拔出，嘱患者坐起，在 5～10min 后可出现左上腹痛，向左肩反射，这可作为脾区综合征的指标。

（四）测压检查

（1）肛管直肠测压：常见的方法有气囊法、导管灌注法和固态压力传感器法。目前临床应用较普遍的是 Arndofer 系统导管灌注法。

（2）结肠测压：这是目前应用最多的检测结肠运动功能的方法，可以采用液体灌注导管体外传感器法和腔内微型压力传感器法及气囊法进行检测，以前者最为常用。

（五）其他相关检查

（1）结肠转运试验：这是检验结肠动力异常第一线检查方法，通过将不被肠道吸收的物质引入结肠内，随着结肠的蠕动而向前传送，在体外连续监测整个过程，计算局部或整段结肠通过时间，以评估结肠的运转和排空功能是否异常。

（2）结肠肌电图：这是间接反应结肠运动状况的功能性检查手段，因此在 IBS 患者的应用中需与结肠运转试验、直肠测压等检查方法配合。

（3）功能性脑成像：包括正电子体层扫描术（PET）和功能性磁共振成像技术（fMRI）。

（4）超声检查：由于 IBS 多发于女性，容易产生骨盆痛，可经阴道超声检查乙状结肠支持诊断 IBS，这是新的 IBS 诊断方法。

## 五、治疗

治疗 IBS 应在以下前提下进行：①确诊。②患者诊疗程序的考虑。③药物与安慰剂均须经过严格的评估。④应用食物纤维。⑤持续照料。⑥分级治疗。

（一）心理治疗

心理学因素在本病发病中十分重要，且常是促使患者就诊的直接原因。亲切询问患者，可使问诊进入患者的生活，而为治疗提供重要线索。瑞典一项研究表明，心理治疗 8 个月后，患者的症状、躯体病态、心理状况的改善较对照组明显，且疗效可持续 1 年以上。而这种心理治疗无须特殊条件和心理医生的参与。可选用地西泮 10mg，3 次/d，或多塞平 25mg，3 次/d。

（二）调整食物中纤维素的含量

使用富含纤维类的食物治疗便秘应予重视。结合我国具体状况，市售燕麦片具有降脂、营养与促进肠蠕动的作用；水果中的香蕉、无花果，特别是猕猴桃富含维生素 C，也有通便作用，亦可食用黑面包、杂粮面包，均应足量方有效。

（三）药物治疗

能治疗本病的药物很多，但总的说来并无过硬的证据证实任何药物在 IBS 总体治疗中有效。根据临床经验，一些药物在缓解患者各种症状、提高生活质量上有所裨益，主要是根据症状来选择药物，并尽量做到个体化。

（1）解痉药品：抗胆碱能药物，如阿托品 0.3mg，3～4 次/d，治疗以腹痛为突出症状者，有时也引起腹胀加重。钙通道阻滞剂，如匹维溴铵 40mg，3 次/d。选择性作用于胃肠道，可解除胃肠道平滑肌的痉挛，减弱结肠张力，对腹痛、腹泻、排便不畅、便急、排便不尽感和由于痉挛引起的便秘有效。吗啡衍生物，如曲美布汀，可松弛平滑肌，解痉止痛。

（2）胃肠动力相关性药物：西沙必利 5～10mg，3 次/d，通过对 5-HT$_4$ 受体的激动增加肌间神经丛后纤维的乙酰胆碱释放，对全胃肠道动力起促进作用，对便秘型 IBS 治疗有效。红霉素强效衍生物可能有类似西沙必利促动力作用。洛派丁胺又名易蒙停，此药作用于肠壁的阿片受体，阻止乙酰胆碱与前列腺素的释放，故不仅减缓肠蠕动，减少小肠的分泌，还增强肛门括约肌的张力，且不透过血脑屏障，如非假性腹泻，此药不会造成反应性便秘。成人起始剂量为 2 粒，5 岁以上儿童为 1 粒，以后调节维持量至每日解便 1～2 次即可。此药不宜用于 5 岁以下的儿童。一旦发生便秘、腹胀甚至不完全性肠梗阻，应立即停药。对腹泻型 IBS 有效。

(3)激素和胃肠肽制剂：如生长抑素、CCK 拮抗剂、5-HT 受体拮抗剂等正在研究中，有报道称其可减慢运动、减轻疼痛等。

(4)消除胃肠胀气剂：如二甲硅油和活性炭，可吸收气体，减轻肠胀气，大豆酶可有助于寡糖的吸收，减少某些碳水化合物产气。

(5)泻药：以便秘为主要症状的 IBS 患者，不主张用刺激性泻剂(如酚酞类、大黄、番泻叶等)，因刺激肠道运动可加重便前腹痛，久用则肠道自主运动功能减弱，反而使便秘加重。高渗性泻药(如山梨醇、乳果糖)可加重腹胀。可选用液状石蜡等润滑性泻剂以及中药麻仁丸、四物汤治疗。吸附性止泻药思密达具有双八面体蒙脱石组成的层状结构，有广阔的吸附面，可以吸附水分及致病菌并能提高肠道黏膜保护力，促进其修复，还能调整结肠运动功能，降低其敏感性，适用于腹泻伴腹胀患者，常用量为 3g，3 次/d。

(6)双歧因子：部分 IBS 患者存在肠道菌群紊乱，补充肠道主菌群的双歧杆菌，有时能收到好的疗效。对于腹泻型有一定疗效。

(7)精神药物：对有抑郁、精神紧张、焦虑等精神因素者，可给予三环类抗抑郁药(TCA)，即使腹痛不明显，合用此类药物也有好处。如阿米替林 25mg，睡前一次，每隔 4～5d 逐渐增加剂量直至出现疗效，一般很少超过 100mg，此药可出现抗胆碱能或镇静的不良反应，严重心脏病、高血压、前列腺肥大、青光眼患者禁用。由于 TCA 不良反应较多，可选择使用选择性 5-羟色胺再摄取抑制剂(SSRI)，代表药为盐酸氟西丁，商品名为百忧解，不良反应小。

### 六、预后

IBS 不是致命性疾病，但是会严重降低患者的生活质量，需积极治疗。

## 第七节 慢性胰腺炎

慢性胰腺炎(CP)是由不同因素造成的胰腺组织和功能的持续性损害，其病理特征为胰腺纤维化，最终导致胰腺内、外分泌功能永久性丧失。临床症状无特异性，但以反复发作的上腹疼痛和胰腺外分泌功能不全为主要症状，可伴有胰腺内分泌功能不全、胰腺实质钙化、胰管结石和假性囊肿形成。早期诊断困难。临床分类尚无统一标准。

### 一、病因和发病机制

长期过量饮酒、胆道疾病和胰腺外伤为主要病因，分别占 35.4%、33.9% 和 10.5%。

（一）胆管疾病

我国的CP中，以胆道疾病为病因者占36%～65%。其中以胆囊、胆管结石为主（约占77.2%），其次为胆囊炎、胆道狭窄、肝胰壶腹括约肌功能障碍和胆道蛔虫等。胆道疾病可诱发频发的胰腺炎，继而胰腺弥漫性纤维化，胰管狭窄、钙化，最后导致CP。胆囊炎还可通过淋巴管炎而引起CP。

（二）慢性酒精中毒

慢性酒精中毒是发达国家CP的最主要病因。有60%～70%的CP患者有长期的酗酒史，以35～50岁的男性最为常见。在我国，酒精性CP从20世纪50－80年代的6.1%上升至26.5%～29.4%，目前已上升至34.58%～35.4%，成为我国CP最主要病因。这些患者的纯酒精摄入量较多（70～80g/d），嗜酒史5～15年。酒精性CP是由于酒精本身及（或）其代谢产物的毒性和低蛋白血症，造成胰实质进行性的损伤和纤维化；也可能是由于酒精刺激胰腺分泌，增加胰腺对胆囊收缩素（CCK）刺激的敏感性，使胰液中胰酶和蛋白质含量增加，钙离子浓度增高，形成一些小蛋白栓阻塞小胰管，导致胰腺结构发生改变，形成CP。酒精性CP胰腺钙化较多。

（三）自身免疫因素

约占2.8%。

（四）营养因素

多见于热带地区，故又称为热带性胰腺炎。病因尚未完全明了，可能与低脂肪、低蛋白饮食，硒、铜等微量元素缺乏，维生素A、维生素$B_6$等不足有关。本型国内罕见。

（五）遗传因素

如阳离子胰蛋白酶原（PRSSI）基因、酒精代谢酶基因、胰蛋白酶抑制因子基因突变等与遗传性胰腺炎有关。遗传性胰腺炎国内少见。

（六）高钙血症

有8%～12%的甲状旁腺功能亢进患者发生CP。其始动因素是高钙血症。其机制为：①钙沉积形成胰管内钙化，阻塞胰管。②钙能促进无活性的胰蛋白酶转变成活性胰蛋白酶，促发自身消化。③钙可直接影响胰腺腺泡细胞的蛋白分泌。高钙血症也见于维生素D中毒、甲状旁腺癌、多发性骨髓瘤等疾病。

（七）高脂血症

家族性高脂血症中Ⅰ、Ⅳ、Ⅴ型患者易致胰腺炎反复发作。其机制可能为：①过高的乳糜微粒血症使胰腺的微血管阻塞或胰腺中发生黄色瘤。②胰腺毛细血管内高浓度的三酰甘油被脂肪酶大量分解，所形成的大量游离脂肪酸引起毛细血管栓塞或内脱损伤致胰腺炎发生。

（八）其他因素

①上腹部手术后，可致肝胰壶腹部括约肌痉挛、狭窄、胰腺损伤或供血不良而引起胰腺炎。②尸检发现，约1/3的肝硬化和血色病患者，伴有胰腺纤维化和色素沉着。③胰供血动脉硬化，邻近脏器病变及胃十二指肠后壁穿透性溃疡等，均可引起CP。④近年来认为急性胰腺炎也可向CP演变。

(九)特发性

占 6%～37.5%，多见于年轻人(15～30 岁)和老年人(50～70 岁)，发病率无明显性别差异。随着诊断手段的不断提高，其所占比例将逐渐下降。如肝胰壶腹括约肌压力测定的应用，发现一部分特发性 CP 与肝胰壶腹括约肌功能异常有关。

## 二、病理

病程早期的发作期，胰腺因水肿、脂肪坏死和出血而肿大，但基本病理倾向是纤维化，胰管扩张，胰管内偶见结石形成。在静止期，覆盖胰腺的腹膜增厚、不透光，表面有结节状隆起的白点。CP 后期，胰腺变细、变硬，或呈不规则结节样硬化，有弥漫性纤维组织增生和钙质沉着，可有假性囊肿、胰管扩大及胰管内碳酸钙结石，胰腺小叶大小不一，结构模糊。

显微镜下可见程度不等的纤维化和炎症代替了腺泡和胰岛组织，偶有小脓肿。愈合的坏死区有纤维化和异物反应及潴留性囊肿。主胰管及其分支有不同程度的狭窄和扩张，管腔内有稠厚黏液与组织碎屑，胰管可有鳞状上皮化生。

## 三、临床表现

临床表现轻重不一。轻度可无症状或有轻度消化不良，而中度以上的 CP 可有腹痛、腹胀、黄疸等胰腺炎急性发作症状，胰腺内、外分泌功能不足表现，腹水、感染等。

(一)腹痛

占 60%～100%，其中半数患者腹痛甚剧，部位常在上腹部，可放射至左、右季肋部、左侧肩部及背部。开始时，持续几小时到几天，随疾病进展，腹痛日趋频繁，持续时间增加。腹痛在仰卧位时加剧，坐位、前倾位、屈膝位或俯卧位时缓解；饮酒、进食油腻食物可诱发腹痛。劳累可使腹痛加重。机制尚未完全明白，可能与反复胰腺炎症、炎症压迫或浸润腹腔神经丛、胰管狭窄、结石等引起胰管梗阻、胰管内压力增加有关。另外，与并发症如假性囊肿、血管栓塞或十二指肠阻塞也有一定关系。

(二)胰腺外分泌不足的表现

轻到中度 CP 患者仅有食欲减退、腹胀等消化不良症状。当脂肪酶的排泄降低到正常的10%以下时，患者才会出现脂肪泻；同样，胰蛋白酶的排泄低于正常的 10% 时才会有粪便中蛋白丢失。患者排出大量恶臭有油脂的粪便。由于害怕疼痛而进食很少，体重减轻加重，并有多种维生素特别是脂溶性维生素缺乏的表现。少数患者有低蛋白血症，出现全身性水肿、皮肤皱褶增多、头发枯萎等表现。

(三)胰腺内分泌不足的表现

6%～46%的患者有糖尿病或糖耐量异常。糖尿病常在出现临床症状后的 5～10 年发生。

(四)黄疸

发生率为 1%(2/230 例)～28.2%(69/245 例)。主要是由于胰头部肿胀或假性囊肿压迫胆总管所致。

(五)腹水及胸腔积液

少数患者伴有腹水，腹水量多少不一。蛋白含量常超过 25g/L，炎细胞较少，腹水淀粉酶高于血液淀粉酶。长期 CP 且有严重营养不良的患者，也可因低蛋白血症而引起全身水肿和腹水。另有少数患者可出现胸腔积液，多位于左侧胸腔，胸水中含有高浓度的淀粉酶，其原因可能与假性囊肿破裂有关。有时影像学检查可见胰腺-胸膜瘘形成。

（六）其他

肿大的胰腺假性囊肿压迫胃、十二指肠、胆总管或门静脉时，可引起上消化道梗阻、阻塞性黄疸或门静脉高压等。胰腺纤维化累及周围组织时，可造成消化道梗阻和门静脉高压。有时腹部体检可能扪及巨大的胰腺假性囊肿和肿大的脾。

典型病例可出现五联征：上腹疼痛、胰腺钙化、胰腺假性囊肿、糖尿病和脂肪泻。但临床上常以某一个或某些症状为主要特征。

### 四、并发症

CP 患者除脂肪泻和糖尿病或糖耐量降低外，还有其他一些并发症。

（一）上消化道出血

可出现呕血和黑便。其病因：①脾静脉受压及血栓形成引起脾大，胃底静脉曲张破裂出血。②胰腺假性囊肿壁的大血管或动脉瘤受胰腺分泌的消化酶的侵蚀而破裂出血。③胰腺分泌碳酸氢盐减少，并发消化性溃疡和出血。

（二）胰腺假性囊肿形成

胰管梗阻、胰液排泄不畅可引起胰腺假性囊肿。

（三）胰腺癌

约 4% 的患者在 20 年内并发胰腺癌。

（四）其他

少数患者可有胰性脑病，表现为情绪抑郁，有恐惧感、焦虑不安等；胰腺与脾粘连或胰腺假性囊肿侵蚀脾促发脾破裂；皮下脂肪坏死和骨髓脂肪坏死，可出现皮下的硬结节和骨痛、股骨头无菌性坏死等。

### 五、实验室及辅助检查

（一）实验室检查

1.粪便的显微镜检查

粪便中含有未消化的肌肉纤维和脂肪滴。

2.胰腺外分泌功能测定

有直接试验和间接试验两大类。

1）直接试验：有促胰泌素试验等，对 CP 诊断的敏感性为 75%～90%，特异性为 80%～90%。但轻度胰腺外分泌功能障碍时，试验结果正常，因此无助于 CP 的早期诊断；同时由于其有创性等原因，患者较难接受，影响临床广泛应用。

2）间接试验：有 Lundh 试餐试验、血、尿苯甲酰-酪氨酰-对氨基苯甲酸（BT-PA-BA）试验、桂酸试验（PLT）、粪便试验（苏丹三染色、粪便脂肪定量测定和糜蛋白酶测定）及核素胰腺外分泌功能试验（$^{131}$I-甘油三酯/油酸吸收试验、双标记 Schilling 试验及 UC 呼气试验）等。但目前用于临床上主要有尿 BT-PA-BA 试验、PLT 和粪便苏丹三染色等。BT-PA-BA 试验主要反映胰腺分泌糜蛋白酶的能力，是诊断中、重度胰腺外分泌功能不全敏感性较高的方法，但难以和小肠吸收障碍性疾病相区别。PLT 则反映胰腺分泌芳香酯酶的能力，较 BT-PA-BA 试验可能更敏感和特异，但方法较复杂。13C-呼气试验对判断胰腺外分泌功能有一定价值，其优点是非侵入性、简单易行、重复性好、结果稳定，但对轻度胰腺外分泌功能不全诊断的敏感性较差。

3.胰腺内分泌功能测定

1)血清 CCK 测定：正常值为 30～300pg/mL，CP 患者可高达 8 000pg/mL。这是因为胰腺外分泌功能减退，对 CCK 的反馈抑制作用减弱所致。

2)血浆胰多肽(PP)测定：PP 主要由胰腺的 PP 细胞分泌，正常空腹血浓度为 8～313pmol/L。餐后血浆 PP 浓度迅速升高，而 CP 患者明显下降。

3)血浆胰岛素浓度测定：本病患者空腹血浆胰岛素水平大多正常，口服葡萄糖或甲苯磺丁脲(D860)、静脉注入胰高糖素后，血浆胰岛素不升高者，提示胰腺内胰岛素储备减少。

(二)影像学检查

1.腹部平片

胰腺钙化是 CP 特征性的征象，对诊断有重要价值。

2.超声及其相关技术

实时超声检查可见胰腺体积增大或萎缩，边缘不整，质地不匀；胰腺纤维化时，胰腺内部回声增强，胰管有不规则扩张及管壁回声增强；有结石或钙化时可见光团及声影；有囊肿时可见液性暗区。实时超声对 CP 的敏感性为 48%～96%，特异性为 80%～90%。由于无创且较经济，可列为首选的检查方法，并可在随访中反复应用。

1)内镜超声(EUS)：避免了肠道气体和肠壁脂肪的干扰，克服了体外超声诊断胰腺疾病的不足，它不仅能显示主胰管异常、胰石和(或)钙化灶，而且对炎性假瘤也有很高的诊断符合率。EUS 诊断 CP 的敏感性和特异性均＞85%，其阳性预测值(PPV)为 94%，阴性预测值(NPV)为 75%。经 EUS 行细针穿刺细胞学检查，不仅可提高其敏感性和特异性，而且 PPV 和 NPV 也提高为 96%和 100%。但 EUS 对 CP 的早期诊断尚不敏感。

2)胰管内超声(IDUS)：将超声探头经十二指肠乳头逆行插至主胰管中，对主胰管内有局灶性狭窄的病变进行鉴别诊断，对 CP 有诊断价值。

3.胰腺 CT

胰腺失去正常结构，呈现弥漫性增大或萎缩，密度不均，有时可在胰头部见到局部肿块，表面有分叶；胰管扩张或粗细不匀，有时还可在胰管内见到结石或钙化征象。合并假囊肿时，CT 呈低密度占位病灶。CT 诊断的敏感性为 75%～90%，特异性为 49%～100%。

4.MRI

MRI 对 CP 的诊断价值与 CT 相似，但对钙化和结石的显示不如 CT 清楚。

5.胰胆管影像学检查

包括内镜逆行胰胆管造影术(ERCP)和磁共振胰胆管造影术(MRCP)，是诊断 CP 的重要依据。主要表现为主胰管边缘不规则、胰管扩张、粗细不匀呈串珠状改变；部分有不规则狭窄或中断；有时可显示胰管内的结石或钙化影；还可发现有无副胰管。轻度 CP 表现为胰管侧支扩张/阻塞(超过 3 支)，主胰管正常；中度 CP 表现为主胰管狭窄或扩张；重度 CP 表现为主胰管阻塞、狭窄、钙化，有假性囊肿形成。MRCP 与 ERCP 相比，两者的符合率基本一致，但 MRCP 不能收集胰液，无法行胰管内造影及活检等，因此尚不能完全替代 ERCP。

6.胰管镜检查

可直接观察胰管内病变，如狭窄、结石、阻塞等，并能明确病变部位。同时还能进行活检、收集胰液及细胞学活检等，对不明原因的胰腺损害有鉴别诊断价值，特别是对胰管口径有改变而胰腺实质无损害的患者尤为适用。

7.正电子发射体层成像(PET)

采用核素 $^{18}$ 氟标记的氟脱氧葡萄糖(FDG)-PET 对不明原因的胰腺肿块进行检查有助于与胰腺癌相鉴别，胰腺癌及其转移灶可表现为核素浓聚区，但在 CP 合并急性炎症时可出现假阳性结果。

### 六、诊断和鉴别诊断

(一)诊断

我国 2005 年慢性胰腺炎诊治指南提出，在排除胰腺癌的基础上，建议将下述 4 项作为 CP 的主要诊断依据：①典型的临床表现(腹痛、胰腺外分泌功能不全症状)。②病理学检查。③影像学上有 CP 的胰胆改变征象。④实验室检查有胰腺外分泌功能不全依据。其中第③项为诊断所必需，第②项阳性可确诊，①+②可基本确诊，①+④为疑似患者。

(二)鉴别诊断

1.胰腺癌

两者鉴别甚为困难。可用的方法：①血清 CA19-9、CA125、CA50、CA242，在胰腺癌中阳性率较高，有一定参考价值，但有假阳性。②胰液检查。通过 ERCP 获取胰液，病理检查如发现癌细胞，则诊断肯定；同时胰液 CA19-9 检查及 K-ras 基因检测有一定鉴别诊断价值。③实时超声及 EUS 导引下细针胰腺穿刺。如发现癌细胞，可确诊，但阴性不能否定诊断。④EUS、CT、MRI 和 PET 有助于鉴别。

2.消化性溃疡

十二指肠球部后壁穿透性溃疡可与胰腺粘连而引起顽固性疼痛。内镜检查可鉴别。

3.原发性胰腺萎缩

多见于 50 岁以上的患者。无腹痛、脂肪泻、体重减轻、食欲减退和全身水肿等临床表现。超声及 CT 检查等一般能鉴别。

### 七、治疗

(一)内科治疗

1.戒酒和积极治疗胆道疾病

这是 CP 的两大主因，去除病因至关重要。如戒酒能使半数以上酒精性胰腺炎患者疼痛缓解，并可停止或延缓胰实质破坏的进展。

2.止痛

1)止痛剂：尽量使用非成瘾性止痛剂，如必须使用成瘾性止痛剂时，应避免长期大量应用，以防成瘾。吗啡能使肝胰壶腹部括约肌痉挛，应避免使用。

2）$H_2$ 受体拮抗剂或质子泵抑制剂：可降低胰液的分泌量。降低胰管内压以减轻疼痛，另外还能增加胰酶制剂的疗效，因为保持胰酶活性的最佳 pH 值应＞6.0。

3）胰酶制剂：CP 患者外分泌不足可使 CCK 对胰腺的刺激加重，使疼痛加剧。胰酶可抑制 CCK 的释放和胰酶分泌，使疼痛得到缓解。CCK 受体拮抗剂（丙谷胺 600mg/d）也有一定疗效。如经治疗，疼痛无改善甚至加重者，可试用生长抑素衍生物奥曲肽治疗，每次餐前 100～200μg，皮下注射，症状减轻后改为中、晚餐前或仅在中餐前注射 1 次，以后再改为口服胰酶制剂。

4）腹腔神经丛麻醉或内脏神经切除。

3.胰酶不足的替代治疗

胰酶制剂有助于改善消化吸收不良、脂肪泻。比较理想的胰酶制剂应是肠溶型、微粒型、高脂酶含量、不含胆酸。目前常用的有胰酶肠溶胶囊、复方消化酶胶囊、米曲菌酶肠溶胶囊等。

4.内分泌不足的替代

主要是糖尿病的治疗。

5.营养

营养不良者给予足够的热量、高蛋白、低脂饮食（脂肪摄入量限制在总热量的 20%～50% 以下，一般不超过 50～75g/d），严重脂肪泻患者可静脉给予中长链三酰甘油（MCT/LCT）。少量多餐加上胰酶制剂。补充脂溶性维生素 A、维生素 D、维生素 K 及水溶性维生素 $B_{12}$、叶酸等。有条件者可应用要素饮食或全肠外营养。

（二）外科治疗

手术的目的为解除胰管梗阻、缓解疼痛及保证胰液和胆汁流出的通畅。手术指征：①反复发作的顽固性腹痛。②胰腺假性囊肿或囊肿形成。③可能合并胰腺癌。④有胸膜瘘且经内科治疗无效。⑤胆总管受肿大胰腺压迫出现黄疸。⑥有脾静脉血栓形成和门脉高压引起出血。

（三）经内镜的介入治疗

内镜下治疗简单、有效、微创、能重复应用，可作为大多数 CP 的首选方法。①在胰管狭窄段放置支架以扩张胰管。②胰管括约肌切开以利于胰管内结石排出。③在假性囊肿和肠腔间放置支架，使囊肿内液体流入肠道。④对胆总管梗阻者，可放置支架解除梗阻。⑤超声内镜下腹腔神经丛阻滞，以缓解疼痛。⑥胰瘘的治疗。

## 八、预后及预防

CP 诊断后的 20～25 年死亡率为 50%，15%～20% 的患者死于并发症，如严重营养不良、糖尿病，大约有 4% 患者发展为胰腺癌。积极治疗胆管疾病，不饮含酒精饮料，补充营养和使用胰酶制剂，控制糖尿病等，这对改善患者的生活质量及预后是有益的。

# 第四章　肾小管疾病

## 第一节　肾小管性酸中毒

肾小管性酸中毒(RTA)是由于肾小管 $HCO_3^-$ 重吸收障碍或分泌 $H^+$ 障碍或两者同时存在引起的一组酸碱转运缺陷综合征，表现为阴离子间隙正常的高氯性代谢性酸中毒。临床上分为 4 型，分述如下。

### 一、近端肾小管酸中毒(Ⅱ型)

（一）病因病理

致病本质为近曲小管重吸收 $HCO_3^-$ 功能缺陷，机制包括上皮细胞受损、$Na^+-K^+-ATP$ 酶活性降低或碳酸酐酶缺乏。这些机制引起代谢性酸中毒和尿 $HCO_3^-$ 增加。

近端肾小管酸中毒的病因较为复杂。除了遗传性疾病和影响碳酸酐酶活性，一般很少单纯影响 $HCO_3^-$ 重吸收。

（二）临床表现

1.骨病

其骨病的发生较Ⅰ型 RTA 患者多见。在儿童中，佝偻病、骨质疏松、维生素 D 代谢异常等较常见，成年人为骨软化症。

2.继发性甲状旁腺功能亢进症

部分患者尿磷排泄增多，出现血磷下降和继发性甲状旁腺功能亢进症。

3.继发性醛固酮增多症

促进 $K^+$ 的排泄，可出现低钾血症，但程度较轻。

4.肾结石及肾钙沉着症

较少发生。

（三）辅助检查

1.酸负荷试验

如尿液 pH 值≤5.5 应怀疑本病。

2.碱负荷试验

口服碳酸氢钠法：从 1mmol/(kg·d) 开始，逐渐加量至 10mmol/(kg·d)，酸中毒被纠正后，测血、尿 $HCO_3^-$ 浓度与肾小球滤过率，计算尿液 $HCO_3^-$ 排泄分数。

尿 $HCO_3^-$ 排泄分数=尿[$HCO_3^-$]×血[肌酐]/血[$HCO_3^-$]×尿[肌酐]。

正常人尿 $HCO_3^-$ 排泄分数为零；Ⅱ型、混合型 RTA>15%，Ⅰ型 RTA 为 3%～5%。

（四）诊断及鉴别诊断

(1)存在慢性高氯性代谢性酸中毒。

(2)碳酸氢钠负荷试验：尿液 $HCO_3^-$ 排泄分数>15%。

(3)肾排钾增高，在 $HCO_3^-$ 负荷时更为明显。

(4)可有高磷尿症、低磷尿症、高尿酸血症、低尿酸血症、葡萄糖尿、氨基酸尿、高枸橼酸尿症、高钙尿症及少量蛋白尿。

(5)鉴别诊断：须与氮质潴留所致酸中毒的其他疾病和其他类型肾小管性酸中毒鉴别。

（五）治疗

(1)纠正酸中毒：Ⅱ型 RTA 补碱量较Ⅰ型 RTA 大，此症多见于婴幼儿。以儿童为例，其补 $HCO_3^-$ 的量为 $10\sim20mmol/(kg \cdot d)$，此后以维持血中 $HCO_3^-$ 浓度于正常范围调整剂量。

(2)噻嗪类利尿药：可适当使用。当 $HCO_3^-$ 的剂量用至 $22mmol/(kg \cdot d)$ 而酸中毒不能被纠正时，氢氯噻嗪有助于纠正酸中毒。开始剂量为 $1.5\sim2mg/(kg \cdot d)$，分 2 次口服。治疗中应注意低血钾的发生。

(3)补充维生素 $D_3$ 及磷。

（六）预后

视病因不同各异。常染色体显性遗传和合并眼病的常染色体隐性遗传近端小管酸中毒需终身补碱。散发性或孤立性原发性近端小管酸中毒多为暂时性的，随着发育可能自行缓解，一般 $3\sim5$ 年或以后可以撤药。

### 二、远端肾小管酸中毒（Ⅰ型）

（一）病因病理

远端肾小管酸中毒主要由于远端肾小管酸化功能缺陷，在管腔液和管腔局液间无法形成 $H^+$ 浓度梯度，在全身酸刺激下仍然不能排泄 $H^+$ 使尿液 pH 值下降到 5.5 以下。其可能的机制包括。①远端小管氢泵衰竭；②非分泌缺血性酸化功能障碍。

（二）临床表现

(1)轻者无症状。

(2)典型病例可表现为：①常有酸中毒，可有烦渴、多饮、多尿。②低血钾表现。③骨病。儿童可有骨畸形、侏儒、佝偻病。成年人可有软骨病。④泌尿系结石。

（三）辅助检查

1.血液化验

血氯升高，血 $HCO_3^-$ 降低，血钾正常或降低。

2.尿液化验

尿液中无细胞成分，尿液 pH 值＞5.5，尿钾排泄量增加。正常人尿铵排泄量约为 40mmol/d，Ⅰ型 RTA 尿铵排泄量＜40mmol/d。

3.负荷试验

1)氯化铵负荷试验：酸血症时,正常人远端小管排 $H^+$ 增加,而Ⅰ型肾小管性酸中毒(RTA)不能排 $H^+$ 使尿液 pH 值不能降至 5.5 以下。对可疑和不完全性Ⅰ型 RTA 常用氯化铵负荷试验，以提高诊断敏感性。试验方法为：分 3 次口服氯化铵 $0.1g/(kg \cdot d)$，连用 3d。第 3 天每小时留尿 1 次，测尿液 pH 值及血 $HCO_3^-$,当血 $HCO_3^-$ 降至 20mmol/L 以下而尿液 pH 值≥5.5 时，有诊断价值。

2)尿 $PCO_2$ 测定：在补充碳酸氢钠条件下，尿 $HCO_3^-$ 可达到 $30\sim40mmol/L$，这时如果远

端小管排 $H^+$ 正常，远端小管液的 $H^+$ 和 $HCO_3^-$ 可形成 $H_2CO_3$。由于远端小管刷状缘缺乏碳酸酐酶，尿 $H_2CO_3$ 不能很快进入循环而进入肾盂，进入肾盂后才释放生成 $CO_2$。因为肾盂面积小，$CO_2$ 不能被吸收而进入尿液排出体外。因此，新鲜尿液中 $CO_2$ 可以反映远端小管排 $H^+$能力。静脉滴注 5%碳酸氢钠，维持 0.5h 以上。静滴过程中检测尿液 pH 值，一旦尿液呈碱性，无论血 $HCO_3$ 浓度是否恢复正常，只要尿 $PCO_2<9.3kPa(69.8mmHg)$，可认为分泌 $H^+$的能力正常。

3)尿、血 $PCO_2$ 差值[$(U-B)PCO_2$]测定：其原理同尿 $PCO_2$ 测定。正常人$(U-B)PCO_2>2.67kPa(20mmHg)$，Ⅰ型 RTA 者则<2.67kPa(20mmHg)。

4.特殊检查

X 线平片或静脉肾盂造影(IVP)片中可见多发性肾结石。

(四)诊断及鉴别诊断

(1)凡有引起Ⅰ型 RTA 的病因者。

(2)典型临床表现。

(3)高氯血症代谢性酸中毒。

(4)原因未明的尿崩症，失钾或周期性瘫痪，肾结石，佝偻病，骨或关节痛，均应疑及本病。

(5)阴离子间隙正常，尿铵<40mmol/d，氯化铵负荷试验尿液 pH 值>5.5，碳酸氢钠负荷试验，尿、血 $PCO_2$ 差值$(U-B)PCO_2<2.67kPa(20mmHg)$，可诊断本病。

(6)本病应与肾小球疾病所致的代谢性酸中毒鉴别，后者常有肾小球滤过率下降、氮质血症的临床表现。

(五)治疗

1.病因治疗

Ⅰ型 RTA 患者多有病因可寻，如能针对病因治疗，其钾和酸分泌障碍可得以纠正。

2.纠正代谢性酸中毒

Ⅰ型 RTA 碱性药物的剂量应偏小，剂量偏大可引起抽搐。因肝脏能将枸橼酸钠转化为碳酸氢钠，故常给予复方枸橼酸合剂(枸橼酸 140g，枸橼酸钠 98g，加水至 1 000mL)，50～100mL/d，分 3 次口服。

3.电解质紊乱的治疗

低钾者常用枸橼酸钾合剂。补钾亦应从小剂量开始，逐渐增大。禁用氯化钾，以免加重高氯血症酸中毒。

4.骨病的治疗

针对低血钙、低血磷进行补充治疗。

1)纠正低钙血症：可口服碳酸钙 2～6g/d，同时需补充维生素 D 类药物，常用维生素 $D_2$ 或维生素 $D_3$30 万 U。当血钙为 2.5mmol/L 或血清碱性磷酸酶恢复正常时则停用，以避免高钙血症，应用维生素 D 时必须与碱性药物同用。

2)纠正低磷血症：低磷者给予无机磷 1.0～3.6g/d，分次口服，或磷酸盐合剂(磷酸二氢钠 18g 加磷酸氢二钠 145g，加水至 1 000mL)，每次 10～20mL，每日 4 次口服。

（六）预后

Ⅰ型 RTA 早期诊断及治疗，一般较好。有些患者可自行缓解，但也有部分患者可发展成为慢性肾衰竭。

### 三、混合型肾小管酸中毒（Ⅲ型）

混合型肾小管酸中毒为Ⅰ型和Ⅱ型的混合类型。

### 四、高钾型肾小管酸中毒（Ⅳ型）

（一）病因病理

此型 RTA 多为获得性。醛固酮分泌不足或远端小管对醛固酮反应减弱是主要机制。尽管远端小管泌 $H^+$ 功能正常，但分泌胺的能力很低，总排酸能力下降。

（二）临床表现

(1)存在高氯性酸中毒。

(2)尿钾排泄明显减少，血钾高于正常。

(3)尿中不含氨基酸、糖和磷酸。

（三）辅助检查

1.血液生化检查

动脉血气分析为高氯性代谢性酸中毒合并高钾血症。

2.尿液化验

尿液 pH 值＞5.5，血浆 $HCO_3^-$ 浓度正常时，肾脏对 $HCO_3^-$ 重吸收下降（15%）。

（四）诊断及鉴别诊断

(1)临床确诊依据为高氯性代谢性酸中毒合并高钾血症，高钾血症和肾功能不平行。

(2)存在慢性肾脏疾病或肾上腺皮质疾病。

(3)持续的高钾血症，应疑及此病。

(4)排除肾功能不全导致的高钾血症。

（五）治疗

1.一般治疗

1)限制饮食中钾的含量，避免应用易致高钾的药物。

2)尽管限制饮食中钠的含量对此类患者有益，但应避免长期限制钠的摄入。

2.病因治疗

需针对原发性病因进行治疗。

3.药物

1)原发病的治疗。

2)纠正酸中毒：给予小量的 $NaHCO_3$ 1.5～20mmol/（kg·d）。

3)氟氢可的松：剂量为 0.1～0.3mg/d，适用于低肾素、低醛固酮或肾小管对醛固酮反应低的患者，以增加肾小管对钠的重吸收，尿钾及净酸排泄增加。常用超生理剂量，故有高血压及心功能不全者应慎用。

4)呋塞米：可抑制氯的重吸收，增加钾和氯离子的分泌，增加血浆醛固酮的含量，有纠酸和对抗高钾的作用。常用剂量为 20～40mg，每日 3 次，口服。禁用螺内酯、氨苯蝶啶、吲哚美辛等。

5)离子树脂：口服能结合钾离子的树脂，可减轻高钾血症和酸中毒。

6)透析治疗：经上述处理高钾血症不能缓解者，可考虑透析治疗。

# 第二节 肾性糖尿

葡萄糖可以自由滤过肾小球，原尿中尿糖水平接近血糖浓度。近端小管的葡萄糖转运体通过 $Na^+$-$K^+$-ATP 酶协同，可重吸收原尿中全部葡萄糖。但如果血糖水平增高或肾小管葡萄糖转运功能障碍，滤过的葡萄糖超过了肾小管上皮的重吸收能力，即超过肾小管葡萄糖最大重吸收率(TmG)，尿中将出现葡萄糖，尿糖阳性时的血糖水平称为肾糖阈，通常为 8.9～10.0mmol/L。由于肾小管因素导致的尿糖阳性称为"肾性尿糖"。肾性尿糖的常见原因包括原发性肾性糖尿、葡萄糖-半乳糖吸收不良综合征、范科尼综合征和妊娠。葡萄糖-半乳糖吸收不良综合征往往有空肠上皮葡萄糖-半乳糖转运障碍，新生儿期即发生水样腹泻，而肾脏损伤轻微。

原发性肾性糖尿又称家族性肾性糖尿(FRG)或良性糖尿，以单纯性尿糖阳性为主要特征，血糖水平正常。

## 一、流行病学

该病为常染色体显性遗传性疾病，多有家族史。纯合子为重型，杂合子为轻型，并有隐性遗传的报道。

## 二、临床分型

应用葡萄糖滴定试验可将本病分为 A 型、B 型和 O 型。前两种类型肾糖阈均下降，但 A 型 TmG 下降，血糖不高时，肾小管对葡萄糖的重吸收率也低于正常，为真性糖尿；B 型 TmG 正常，为假性糖尿。O 型在任何情况下，肾小管都不能重吸收葡萄糖，其遗传机制还不清楚。

## 三、临床表现

患者一般没有症状，尿糖一般<30g/d，个别可达 100g/d。少数可伴随水钠丢失，轻度消瘦以及基础态的血浆肾素和血清醛固酮水平升高。少数人群可以伴随选择性氨基酸尿。

## 四、辅助检查

空腹及餐后 2h 血糖、血浆胰岛素、游离脂肪酸和糖基化血红蛋白；多次尿常规干化学法检测尿糖、24h 尿葡萄糖定量；疑诊者应进行其他尿糖特殊检测，包括尿 Bial 反应(盐酸二羧基甲苯)检测戊糖、尿 Selivanoff 反应(间苯二酚)检测果糖、尿纸上层析法(色谱法)检查乳糖、半乳糖和甘露庚糖。

### 五、鉴别诊断

(一)糖尿病

肾性尿糖可为糖尿病的前期表现。血糖检测或葡萄糖耐量试验可鉴别。

(二)其他尿糖

包括果糖、戊糖、半乳糖、乳糖、蔗糖、麦芽糖和庚酮糖。鉴别方法参见辅助检查中的特殊检验方法。

(三)继发性肾性糖尿

包括慢性肾盂肾炎、肾病综合征、多发性骨髓瘤、范科尼综合征及某些毒性物质导致的肾损害，如重金属。

### 六、治疗

不需要特殊治疗，但应避免长期饥饿，尤其是大量尿糖及妊娠者。对某些可能发生低血糖和酮症的患者应给予治疗。

### 七、并发症和预后

该病临床预后良好，无特殊并发症。

## 第三节　肾性氨基酸尿

氨基酸可以从肾小球自由滤过进入原尿，人体每天约有 50g 氨基酸进入原尿。除了丝氨酸、甘氨酸、组氨酸和牛磺酸，原尿中的氨基酸几乎均能被肾小管完全重吸收。肾性氨基酸尿是机体氨基酸代谢正常，但肾小管重吸收氨基酸功能障碍的一类肾小管疾病。

目前发现至少有 6 种独立的氨基酸转运系统，包括二羧基氨基酸、二碱基氨基酸、亚氨基氨基酸、中性氨基酸、β-氨基酸和胱氨酸-半胱氨酸转运系统。随着分子生物学的进展，这些转运系统和发病之间的关系会有新的认识。

### 一、胱氨酸尿

(一)流行病学

临床罕见，Levy 统计其发生率为 1/7 000。男女患病率相似，但男性症状较重。

(二)病因病理

以 SLC3A1 和 SLC7A9 两个基因突变最常见。前者为常染色体隐性遗传(染色体 2p21)，杂合子携带者不发病；相反，后者为常染色体显性遗传(染色体 19q13.11)，大多数杂合子会产生轻中度尿氨基酸异常。其编码的转运体主要将胱氨酸和二碱基氨基酸(包括赖氨酸、精氨酸和鸟氨酸)从管腔转运到上皮细胞内。

由于尿中胱氨酸水平显著升高，尿胱氨酸水平＞1mmol/L(pH 值＜7.0)可沉积形成结石，导致尿路结石和肾钙化。病情较重的纯合子患儿可能由于氨基酸缺失影响生长发育。

(三)临床分型

最初按氨基酸吸收障碍特征，将胱氨酸尿症分为Ⅰ型、Ⅱ型和Ⅲ型。随着遗传分子学进展，目前主要根据致病基因不同分为 A、B 和 AB（SLC3A1 和 SLC7A9 混合基因突变）3 个亚型。

（四）临床表现

儿童期泌尿系胱氨酸结石是主要表现。

（五）辅助检查

尽管钙含量低，胱氨酸结石并不透光，但是 X 线平片可见双侧尿路有多发性、阴影淡薄、大小不等的结石。常可发现膀胱结石。儿童的膀胱结石应注意胱氨酸尿的可能。尿氰化硝普盐试验显示为品红色提示胱氨酸尿，但特异性不高。尿检可能发现典型的胱氨酸六面体结晶。离子交换色谱检测尿和血浆胱氨酸、L-精氨酸、L-赖氨酸和 L-鸟氨酸是最可靠的方法。

（六）诊断及鉴别诊断

尿胱氨酸显著升高，可高于正常 50 倍（正常胱氨酸排泄量＜20mg/d），此外 L-精氨酸、L-赖氨酸和 L-鸟氨酸水平也可以升高。

血浆胱氨酸显著升高要考虑胱氨酸贮积症，该病的全身表现：①全身（角膜、眼结膜、淋巴结、内脏）胱氨酸沉积。②无肾结石及胱氨酸尿。③10 岁以前损害近端肾小管，可出现范科尼综合征。④早期出现肾衰竭。同时检测血浆和尿氨基酸水平可鉴别。

（七）治疗

（1）饮水疗法：维持较大的尿量，使尿中胱氨酸浓度降低。每日饮水（或输入液）量在 5～7L，夜间入睡时补液量相当于当日入水量的 1/3。

（2）碱化尿液：在 pH 值≥7.5 时，胱氨酸溶解度明显增加，常用枸橼酸以碱化尿液。

（3）适当限制蛋白质饮食：低蛋氨酸饮食，减少胱氨酸前体物质的摄入。

（4）青霉胺：应用后与半胱氨酸混合形成二硫化物，使半胱氨酸的溶解度明显增大，可阻止新结石的形成和促进结石的溶解。常用量为每日 1～3g。由于该药有较严重的不良反应，故只适用于单独水疗法无效和无肾功能衰竭的患者。

（5）手术治疗：用于肾结石药物治疗无效者。

（6）透析治疗：适用于合并肾功能衰竭者。

（八）预后

既往胱氨酸尿患者 50%死于肾衰竭。若能早期诊断及治疗，同时防治结石以及防治尿路梗阻及感染，保持肾功能正常，患者多能较长期存活。

**二、赖氨酸尿蛋白质不耐受症**

（一）流行病学

发生率极低，在一些人群中发生率最高可达到 1/5 万出生儿。

（二）病因病理

染色体 SLC7A7 突变致病，为常染色体隐性遗传。SLC7A7-SLC3A2 介导二碱基氨基酸跨上皮细胞转运到基底膜侧，包括赖氨酸、精氨酸和鸟氨酸。这些氨基酸重吸收相当部分是以二肽、三肽的形式，在上皮细胞内代谢为氨基酸再被转运到基底膜侧。因此本病丢失二碱基氨基酸的程度要比胱氨酸尿症明显得多。肾脏排泄二碱基氨基酸增多，但尿胱氨酸水平正常。由于精氨酸和鸟氨酸的不足，难以维持鸟氨酸(尿素)循环，故产生高氨血症，同时由于对外源性蛋白质耐受低，易发生氨中毒。

（三）临床表现

蛋白饮食后出现腹泻和高氨血症，血氨在餐后迅速升高，数小时后恢复正常。少数患者发生肺泡蛋白沉着症，表现为间质性肺炎。也可发生肝脾大和肝硬化、严重骨质疏松和累及骨髓。可因为免疫功能紊乱发生肾小球肾炎。

（四）辅助检查

血浆尿胱氨酸、赖氨酸、精氨酸和鸟氨酸，以及血浆乳清酸和高瓜氨酸水平检查。血氨检查。儿童应进行营养、生长发育和智力评估。

（五）诊断及鉴别诊断

由于表型变异以及缺乏特殊临床表现，该病容易误诊为其他引起尿素循环和溶酶体储存紊乱的疾病，包括 B 型尼曼-皮克病、戈谢病、乳糜泻或自身免疫性疾病。进食蛋白后腹泻有助于本病诊断。

尿二碱基氨基酸增多具有诊断意义。多数患者尿胱氨酸正常或轻度升高(升高 2～3 倍)。赖氨酸尿蛋白质不耐受症和胱氨酸尿症的区别在于其血浆赖氨酸、精氨酸和鸟氨酸往往低于正常。血浆乳清酸和高瓜氨酸升高也有助于鉴别尿素循环缺陷。

（六）治疗

(1)限制蛋白质的摄入。

(2)适当补充精氨酸，同时补充赖氨酸及鸟氨酸。因有肠道转运障碍，氨基酸的补充不应口服。瓜氨酸是精氨酸和鸟氨酸前体，补充瓜氨酸可改善尿素循环障碍。

### 三、中性氨基酸尿(Hartnup 病)

1956 年在英国伦敦的 Hartnup 家族中发现，故名。

（一）流行病学

1/15 000 存活出生儿。

（二）病因病理

染色体 SLC6A19 突变致病，为常染色体隐性遗传。空肠黏膜及近端肾小管上皮细胞对单氨基单羧基氨基酸转运障碍，其中最重要的是色氨酸。

（三）临床表现

有多种临床表现，影响症状的因素包括突变基因杂合情况、影响肾小管和肠上皮程度和饮食习惯的差异。

症状常见于儿童期，成年后可自行缓解，呈间歇发作。包括：①糙皮病样的皮肤损害(包括光敏性皮炎)。②各种各样的神经症状，以发作性小脑性共济失调为特征。③身材矮小，智力一般正常或有轻度损害。④氨基酸尿。

（四）辅助检查

尿中性氨基酸(甘氨酸、丙氨酸、亮氨酸、异亮氨酸、半胱氨酸、色氨酸、苏氨酸、丝氨酸、苯丙氨酸、甲硫氨酸、酪氨酸、缬氨酸)检测。

尿中吲哚代谢产物，如尿蓝母、吲哚基-3-乙酸等检测。

粪便中可发现色氨酸，还有大量支链氨基酸、苯丙氨酸及其他氨基酸等。

(五)诊断及鉴别诊断

(1)尿中氨基酸含量增高：谷氨酰胺、丙氨酸、色氨酸、酪氨酸、丝氨酸及支链氨基酸可较正常值升高5～10倍。脯氨酸和甘氨酸分泌不增加。

(2)血浆氨基酸通常在正常范围。

(3)诊断必须排除范可尼综合征：儿童范可尼综合征的病因是胱氨酸沉积症，这种溶酶体储积病是可以治疗的。

(六)治疗

高蛋白饮食和补充烟酰胺是常规治疗方法。但是在蛋白质摄入已经过饱和的国家和地区，这种疾病是否需要治疗还有争议。

(七)预后

预后良好。

## 第四节　肾性尿崩症

尿崩症是指肾脏重吸收水分减少引起的尿浓缩障碍，排出大量稀释性体液而出现多饮、多尿和烦渴等症状。这种过量摄水和低渗性多尿的状态，可能是由于正常的生理刺激不能引起抗利尿激素(ADH)释放所致(中枢性或神经性)，或肾脏对抗利尿激素不起反应即肾性尿崩症。此处主要介绍后者。

### 一、病因病理

(一)抗利尿激素

下丘脑分泌的抗利尿激素是调节水平衡的关键调控因子，在人类为精氨酸加压素(AVP)。肾小球每天滤过180L的水，其中约80%和15%分别被近端小管和远端小管重吸收。因此每天有9L低渗尿到达集合管，AVP作用于集合管促进原尿重吸收，是人类尿液浓缩的主要机制。

AVP通过控制远曲小管和集合管上皮细胞水通道的数量来控制水分重吸收。AVP通过特异性受体发挥作用，其受体包括V1R、V2R和V3R三种类型，V2R具有高度组织特异性，仅在肾脏髓襻和集合管表达，而集合管V2R mRNA的表达为髓襻的10倍。AVP和V2R结合后，第二信使cAMP升高，促进水通道蛋白(AQP)-2在主细胞管腔侧形成，原尿中水经AQP2进入主细胞使尿液浓缩。AVP/V2R/AQP2之间的环节发生异常，均可导致水调节紊乱和尿崩症。

(二)肾性尿崩症

病因包括先天遗传性和获得性。先天性肾性尿崩症是一种罕见病，90%为X-连锁隐性遗传病，<10%是由于常染色体隐性或显性遗传。超过90%的先天性遗传性肾性尿崩症都是

由 AVP V2R 病变引起的。获得性肾性尿崩症是由于肾脏或全身疾病(如低钾血症或高钙血症)对集合管或者肾间质破坏,引起精氨酸加压素(AVP)不敏感或肾间质渗透压梯度受损。部分患者对精氨酸加压素(AVP)尚存一定反应,为不完全性抗血管升压素尿崩症。

## 二、临床表现

主要表现为烦渴多饮、多尿,严重者可达 16~24L/d。昼夜尿量相当。由于夜尿次数增多,出现睡眠不足表现。

先天性肾性尿崩症出现症状者主要为男性,多为完全表现型。女性症状轻微或没有症状。多数在出生后不久即发生症状,表现为易啼哭,授乳或饮水即安静,伴发热,补液后退热。可因为脱水出现便秘、厌食,甚至影响生长发育。部分患者因为尿量增多导致输尿管积液或膀胱增大。

## 三、辅助检查

（一）是否为尿崩症

尿量和尿渗透压检查,一般认为 24h 尿量超过 50mL/kg 和尿渗透压＜300mOsm/(kg·H$_2$O)为尿崩症标准。

（二）是否存在溶质性利尿

包括血糖、尿素氮检查,24h 溶质清除率[24h 尿渗透压×24h 尿量(单位为升)]＜15mOsm/kg。

（三）区分尿崩症病变部位

包括高渗盐水试验和血管升压素试验。

## 四、诊断及鉴别诊断

（一）诊断实验

1.高渗盐水试验无反应

以 0.1mL/(kg·min)速度滴注 3%生理盐水,持续 1~2h,当血浆渗透压＞295mOsm/(kg·H$_2$O)或血钠＞145mmol/L 时测定一次血浆 AVP 水平。实验完毕根据滴注盐水绘制图形,可以区分部分中枢性尿崩症、部分肾性尿崩症和精神性烦渴,后两者 AVP 对高渗盐水的反应是正常的。

2.血管升压素试验无反应(不完全表现型者可有部分反应)

当血浆渗透压为 280mmol/L 时,精氨酸加压素不能显著增高血浆渗透压。也有提出禁水-血管升压素试验,但禁水可增加脱水危险。

（二）诊断要点

1.典型病例

1)临床表现。

2)实验室检查。

3)阳性家族史。

2.非典型病例

1)幼儿反复出现失水、烦渴、呕吐。

2)发热、抽搐及发育障碍。

3)尤其在失水的情况下，尿仍呈低张性尿，对确诊有一定价值。

（三）鉴别诊断

1.垂体性尿崩症

1)多见于青年。

2)起病突然，多尿、烦渴症状较重。

3)有下丘脑-神经垂体损害征象。

4)对血管升压素试验反应良好。

2.精神性烦渴

1)多见于成年女性。

2)先有烦渴、多饮，后出现多尿。

3)尿量波动大且与精神因素有密切的关系。

4)对血管升压素及高渗盐水试验反应迅速。

3.其他

糖尿病亦可出现多饮、多尿，但血糖升高及糖耐量异常可与之鉴别。

### 五、治疗

（一）病因治疗

获得性肾性尿崩症如能及时纠正低钾血症、高钙血症、间质性肾炎及自身免疫性疾病等因素，可能有效缓解症状。目前针对先天性遗传性原因者尚无临床可行的办法。

（二）氢氯噻嗪

抑制远端肾小管重吸收钠和水，引起中度低血容量症，刺激近端小管重吸收水。动物实验提示，氢氯噻嗪也可能促进肾髓质集合管重吸收水，这一效应并不依赖 AVP。可给予氢氯噻嗪 25～50mg，每日 3 次，可减少尿量约 50%。可配合低钠饮食、阿米洛利或前列腺素阻断药。治疗期间应注意电解质平衡。

（三）吲哚美辛

减少肾脏血流量及对抗前列腺素抑制 cAMP 的作用，与氢氯噻嗪并用效果更好，常用 25mg，3 次/d。

（四）加压素类药物

主要应用于中枢性尿崩症，对肾性尿崩症疗效有限，可短期试用。常用去氨加压素。

（五）对症治疗

主要是补足水分，维持水平衡，减少糖、盐等溶质的摄入。

### 六、并发症

脱水和电解质紊乱。

## 七、预后

早期诊断预后较好，有 5%～10%的患者在幼儿期死于失水。

# 第五节　范科尼综合征

范科尼综合征是在 1931 年由 Fanconi 首先报道的一组以近端肾小管多种转运功能缺陷的疾病，可导致氨基酸尿、磷酸盐尿、葡萄糖尿、低分子蛋白尿，合并肾小管性酸中毒和肾性尿崩症等多种近端肾小管损害。

### 一、病因病理

引起范科尼综合征的原因很多，其病理生理学机制尚未完全阐明。

### 二、辅助检查

(1)针对胱氨酸沉积症：儿童范科尼综合征应检查外周血白细胞中胱氨酸含量并进行裂隙灯检查，发现半胱氨酸水平升高和角膜结晶有助于诊断胱氨酸沉积症。

(2)针对半乳糖血症：尿葡萄糖氧化实验中，半乳糖不发生反应。细胞内半乳糖-1-磷酸尿苷酰转移酶检查有诊断意义。在某些国家，如美国，新生儿筛查半乳糖血症是常规项目。

(3)Wilson 病患者应行裂隙灯检查角膜色素沉着。检测尿、肝、血浆铜含量及血清游离铜。

### 三、临床表现

(1)肾性尿糖。

(2)肾性氨基酸尿。

(3)蛋白尿轻微，以低分子选择性蛋白尿为主。

(4)磷酸盐尿在血磷酸盐高时才发生。

(5)高氯性代谢性酸中毒，即 II 型肾小管酸中毒。

(6)低钠、低钾可继发高醛固酮血症。

(7)血容量减少。

### 四、诊断及鉴别诊断

儿童范科尼综合征要警惕胱氨酸沉积病，诊断依靠外周血白细胞中胱氨酸含量，患儿半胱氨酸水平通常超过 2nmol/mg(蛋白)，而正常人含量＜0.2nmol/mg(蛋白)。裂隙灯检查发现角膜结晶有助于诊断。

半乳糖血症的诊断主要通过红细胞内半乳糖-1-磷酸尿苷酰转移酶和尿半乳糖检查。

Wilson 病诊断依靠尿、肝脏、血浆铜含量及血清游离铜检测。角膜 K-F 色素沉着环有助于诊断。

糖原贮积症诊断依赖 DNA 检查或肝穿刺明确。

酪氨酸血症的诊断依据为血浆或尿中升高的琥珀酰丙酮。

## 五、治疗

(1)调节水、电解质平衡。

(2)补充维生素 D。

(3)针对特殊氨基酸紊乱补充氨基酸，如巯乙胺降低白细胞内胱氨酸浓度。

(4)肾功能不全者按慢性肾脏病原则治疗。

(5)特殊饮食：半乳糖血症患者需进食无半乳糖饮食。遗传性果糖不耐受者需限制果糖和蔗糖饮食。酪氨酸血症应给予低苯丙氨酸和酪氨酸饮食，对肾功能保护有作用，但无法改善肝硬化。

# 第五章 痛 风

## 第一节 病因及发病机制

### 一、嘌呤与尿酸代谢及其调节

嘌呤和尿酸代谢异常是痛风的重要生化基础。人体内的嘌呤包括腺嘌呤、鸟嘌呤、黄嘌呤及次黄嘌呤等，其中以腺嘌呤、鸟嘌呤为主。主要以嘌呤核苷酸的形式存在，在作为能量供应、代谢调节(第二信使 cAMP 和 cGMP 分子)及组成辅酶(NAD，FAD 和 CoA)等方面起着十分重要的作用。

(一)嘌呤核苷酸的合成途径

食物中的核酸主要以核蛋白的形式存在，在胃酸的作用下分解成核酸和蛋白质，核酸进入小肠后在各种水解酶的作用下依次生成核苷酸和核苷而被吸收，在肠道内最终被氧化生成尿酸。因此，食物来源的嘌呤主要生成尿酸，很少被机体利用。生理学研究表明，人体内的核苷酸仅有少量(20%)来自食物中核酸消化产物的吸收，大部分(80%)由机体细胞自身合成。嘌呤核苷酸的合成有以下两个途径。

(1) 第一途径即经典的从头合成途径：即利用磷酸核糖、氨基酸、一碳单位及 $CO_2$ 等简单物质，经过一系列复杂的酶促反应，合成嘌呤核苷酸。这是 20 世纪 50 年代由 John Bychanan 和 Robert Greenberg 实验室发现的。上述合成过程十分复杂，简述如下：①5-磷酸核糖经过磷酸核糖焦磷酸合成酶的作用，活化生成磷酸核糖焦磷酸(PRPP)；②PRPP 在磷酸核糖焦磷酸酰胺转移酶(APRT)催化下生成 5-磷酸核糖胺(PRA)；③PRA 经过一系列的反应生成次黄嘌呤核苷酸(IMP)；④IMP 在腺苷酸代琥珀酸合成酶及裂解酶的作用下生成一磷酸腺苷(AMP)，后者在激酶的作用下形成 ADP 和 ATP。IMP 在脱氢酶的作用下，氧化成黄嘌呤核苷酸(XMP)，然后在鸟苷酸合成酶的作用下生成一磷酸鸟苷(GMP)，后者又可转化成二磷酸鸟苷(CDP)和三磷酸鸟苷(GTP)。现已证明，肝脏、小肠黏膜及胸腺是从头合成嘌呤核苷酸的主要器官，并且合成部位主要位于胞质内。

(2) 第二合成途径又称补救合成途径：即细胞利用现成的嘌呤碱和嘌呤核苷重新合成嘌呤核苷酸，这一途径较为简单。腺嘌呤、次黄嘌呤和鸟嘌呤分别在腺嘌呤磷酸核糖转移酶(APRT)和次黄嘌呤-鸟嘌呤磷酸核糖转移酶(HGPRT)催化下，利用第一途径合成的 PRPP，生成 AMP、GMP 和 IMP。补救合成的意义在于一方面机体可节省一些能量消耗，另一方面体内某些组织器官如脑、骨髓等由于缺乏有关酶，不能从头合成嘌呤核苷酸，他们只能利用由红细胞从肝脏运送来的游离嘌呤碱和嘌呤核苷补救合成嘌呤核苷酸。

(二)嘌呤核苷酸的分解与尿酸的生成

次黄嘌呤核苷酸(IMP)在腺苷脱氨酶的作用下生成次黄苷，次黄苷再依次转化为次黄嘌呤和黄嘌呤。GMP 进一步生成鸟苷、鸟嘌呤及黄嘌呤。AMP 也可依次生成腺苷和次黄苷，最终也转化为黄嘌呤。共同产物黄嘌呤在黄嘌呤氧化酶作用下氧化形成尿酸。尿酸是嘌呤核苷酸分解代谢的最终产物，合成部位主要发生在肾脏、小肠及肝脏，大部分尿酸经肾脏排泄，极少部分以涎液、胃液、肠液、胆汁及胰液分泌形式进入肠腔，进一步分解成尿囊素和尿素，最终由肠道排出。

（三）代谢调节因素

嘌呤核苷酸的从头合成是体内提供嘌呤核苷酸的主要来源，机体对其合成速度进行着精细的调节，一方面满足机体对嘌呤核苷酸的需要，另一方面又不会供过于求。调节机制主要在下列环节：①PRPP 和谷氨酰胺的含量。②GMP、IMP 和 AMP 对磷酸核糖焦磷酸酰胺转移酶（APRT）的负反馈抑制作用。该转移酶是限速反应酶。HGPRT 和 PRPP 合成酶也是嘌呤合成中起重要作用的酶。综合起来，人体内至少有 6 种酶参与尿酸的生成过程，其中 5 种酶均促进尿酸生成。它们包括 APRT 或 HGPRT、IMP 脱氢酶、腺苷酸代琥珀酸合成酶、PRPP 合成酶及黄嘌呤氧化酶。当这些酶活性增加时，尿酸合成即增加，反之，尿酸的合成则减少。上述酶中以黄嘌呤氧化酶最为重要。HGPRT 的活性增强可抑制尿酸的生成，活性减弱时则尿酸生成增加。痛风患者绝大多数是由于遗传缺陷，导致上述促进尿酸合成的酶活性增强所致，如 PRPP 合成酶活性异常升高、HGPRT 缺陷等，其中大多数为黄嘌呤氧化酶活性增强。痛风患者虽有上述酶活性的异常，但测定这些酶的活性的方法较为复杂，只限于临床研究中使用，而不能作为临床常规检测。目前，临床上仍以血尿酸作为痛风诊断和治疗的一项参数指标。

据估算，正常成年男性的平均血尿酸值为 1 200mg，体内尿酸的含量是尿酸生成与排泄动态平衡的结果。尿酸的化学分子式为 2，6，8-三氧嘌呤，弱酸性，解离常数 5.7。在正常生理条件下，尿酸几乎全部以尿酸盐的形式存在，部分与白蛋白结合而存在，因而尿酸在血中有游离型和结合型两种形式。游离型尿酸易于在组织内沉积，而结合型必须先与血浆蛋白解离后才可在组织内沉积。当血浆蛋白尤其是白蛋白浓度有明显变化时，可对血中尿酸的测定结果产生明显的影响。由于尿液 pH 值较低，因此大部分以游离尿酸的形式存在。

**二、痛风性肾病的发病机制**

尿酸生成过多及（或）肾脏排泄减少造成高尿酸血症时，尿酸盐在肾脏内引起的病变，称为痛风性肾病或高尿酸血症肾病，临床上主要有以下几种表现形式：①急性高尿酸血症肾病；②慢性高尿酸血症肾病；③尿酸性肾结石。据统计，痛风患者 20%～25% 有尿酸性肾病。

正常人 2/3 的尿酸经肾脏排出。肾脏功能正常时，肾小管分泌尿酸量与血尿酸水平成正比。当肾功能不全时，即可发生明显的高尿酸血症。目前认为，慢性高尿酸血症的原因约 90% 系尿酸排泄障碍所致，而尿酸排泄障碍中约 80% 与尿酸分泌不足有关。影响肾脏尿酸排泄的因素主要有：①酸性尿液，当尿液 pH 值 <5.0 时，尿酸不易溶解而形成结晶，特别在远曲小管和集合管的尿液呈酸性时，更容易形成结晶并沉淀于肾实质。据研究，痛风患者肾小管细胞内的谷氨酰胺酶活性降低，不能正常利用谷氨酰胺中的氨以中和尿中的 $H^+$。②肾小管有机酸分泌过多，一方面竞争性抑制尿酸的分泌，另一方面有机酸在肾小管抑制 $Na^+$-$K^+$-ATP 酶和 ATP 的合成，进而增加尿酸盐的吸收，这种情况多见于乳酸及酮症酸中毒、饥饿与脱水、妊娠、酗酒、骨髓增生病、放疗、化疗以及危重患者等。③脱水或血容量不足，

肾小管对水分吸收增加，使尿酸在肾小管的浓度增加，促使尿酸盐结晶沉积。④某些利尿药，特别是噻嗪类如呋塞米，虽然由于利尿而促进尿酸的排泄，但更主要的是它能减少肾小管对尿酸的分泌，最终导致血尿酸升高。

慢性尿酸性肾病主要指持续性高尿酸血症，经过数年或更长时间，20%的患者可先后出现肾小管和肾小球受损，少部分发展至尿毒症。其发生率仅次于痛风性关节损害，与病程和治疗有密切关系，但与痛风性关节炎的严重程度无关，即轻度的关节炎患者也可有肾脏病变，而严重的关节炎患者不一定有肾脏异常。病理改变：尸检证实，几乎100%的痛风患者有肾脏病变，病理上表现为髓质内尿酸盐结晶的沉积，越往髓质部越明显。沉积的结晶在局部引起炎症反应，炎症细胞的浸润和间质血管的纤维化，最后发生肾小管的阻塞、肾血管硬化、肾小球基底膜纤维化和增厚。

在短时间内血尿酸急剧升高而造成大量尿酸结晶沉积在集合管、肾盂或输尿管，引起尿路阻塞，导致肾内外梗阻，使肾小管内压力增高，肾小球滤过压降低，最终造成肾功能不全，进而出现少尿、无尿、氮质血症和急性肾衰竭等一系列表现，称为急性高尿酸性肾病。主要见于核蛋白分解增加，尿酸生成增加，使血尿酸明显升高时。发生原因多为继发性，如淋巴和骨髓增生病，恶性肿瘤放疗或化疗及严重创伤和手术时，引起关节炎时称为继发性痛风。

### 三、尿酸结石发病机制

由于血中尿酸的排泄主要通过肾脏，加上尿液的 pH 值一般偏酸性，所以痛风患者易于在泌尿系发生结石。尿酸结石是指尿酸结晶沉积在肾及尿路形成泥沙样或较大结石。原发性痛风患者尿酸结石的发生率与血尿酸成正相关，血尿酸在 774μmol/L（13mg/dl）以上者，发生率达 50%。40%的尿酸结石发生在痛风性关节炎之前。

发病机制：①尿液中尿酸浓度升高。见于各种原因引起的尿酸产生过多或应用促尿酸排泄药物时，尿酸在尿中排出增加。此外，由于皮肤大量出汗、失水或胃肠道水分丢失增加，使尿量减少，尿液中的尿酸浓度相对增加。据统计，当 24h 尿酸排出量超过 1 000mg 时，50% 的患者发生肾结石。②尿液 pH 值降低。尿酸是一种弱酸，其解离常数为 5.75。在 pH 值为 4.75 时，91%的尿酸呈非游离状态，易于以结晶形式沉积。尿液 pH 值为 6.75 时，大部分尿酸为游离状态，易于从尿中排出。有研究认为痛风患者尿液 pH 值持续呈酸性，并缺乏节律变化。③尿量。尿量少则尿酸不易溶解，尿量多则溶解度高，故对尿酸排泄十分有利。因此痛风患者每日尿量应在 2 000mL 左右。④肾功能。当肾脏功能受损时，尿酸也容易在肾内沉积而导致肾结石。泌尿系统感染和畸形患者，由于尿液排泄不畅、肾盂积水而易致尿酸盐沉积形成结石。

Gutman 和 Yu 认为，痛风患者尿液 pH 值降低是由于肾小管上皮内谷氨酰胺酶活性降低，谷氨酰胺产生的氨减少，可使尿液 pH 值降低。但在某些尿酸结石患者，尿酸水平正常，肾小管上皮内谷氨酰胺酶活性也可正常。因此，痛风患者或尿酸结石的患者 pH 值变化的机制尚不十分清楚。有人统计，尿酸结石患者中仅有 25%的患者合并痛风，多数没有痛风和高尿酸血症。因此，尿酸结石的形成是由多种因素造成的。

尿酸结石发生在泌尿系管腔内可造成梗阻以上的积水，以不完全梗阻较多见。结石形成后，常常出现难以治愈的感染、加速结石的生长和肾损害，可发生肾盂肾炎、肾积脓且肾局部脓肿。尿酸结石停留在肾盂、肾盏，可刺激上皮脱落，出现溃疡、白细胞浸润和纤维组织增生。移行上皮增生，有可能诱发鳞状上皮癌。在肾髓质内，由于大量的尿酸盐结晶沉积，可出现慢性间质性肾炎、肾小球和肾小管纤维化。尿酸结石可加重这一过程，可导致慢性肾功能不全和尿毒症。

## 第二节 临 床 表 现

### 一、痛风性肾病

慢性高尿酸血症通常经过 10～20 年才发展成氮质血症，临床表现与慢性肾小球肾炎十分相似。主要表现为：①腰痛及水肿，早期可仅有轻度腰痛，随着病情进展可出现水肿；②高血压的发生率占 40%～45%，多为中度高血压，用一般降压药能够控制；③蛋白尿占 85%，往往出现较早并且程度较轻，尿蛋白一般为+～++，早期很少有大量的蛋白尿；④血尿约占 54%，系结晶的刺激损伤所致；⑤当出现继发泌尿系感染时，患者可有发热、尿频、尿急或尿痛等肾盂肾炎表现；⑥由于尿酸盐结晶首先沉积于肾髓质，随着病情的发展才累及肾小球，因此，早期的患者几乎全部出现肾小管功能受损的症状，表现为尿的浓缩和稀释功能下降，尿渗透压下降。晚期可出现内生肌酐清除率降低直至尿毒症。通常，随着病程的延长，肾损害的发生率也升高。但在家族性高尿酸血症患者，不仅肾损害发生的年龄较轻，而且即使治疗，也不能阻止肾损害的进展，肾脏病变广泛而且严重，预后较差。临床上，高尿酸血症患者一般先出现痛风性关节炎急性发作，关节病变明显时表现为肾脏损害，少数患者也可始终没有痛风性关节炎急性发作病史，并且在肾损害晚期出现尿毒症时，关节炎发作往往较轻。另外，值得注意的是，耳郭或关节附近皮下尿酸盐沉积形成的痛风结节，其大小与肾损害的程度也不成比例，即当有大的痛风结节时肾损害反而减轻，没有结节者时肾损害也可较重。

急性高尿酸性肾病主要为在短时间内肾功能不全，进而出现少尿、无尿、氮质血症和急性肾衰竭等一系列表现。常于淋巴和骨髓增生病，恶性肿瘤放疗或化疗及严重创伤和手术时发生。

### 二、尿酸结石

尿酸结石的临床表现因结石的大小、形状、部位及有无感染等并发症而有所不同。较小的结石可自动从尿中排出，较大者可引起疼痛、血尿、感染和梗阻等表现。当结石进入肾盂输尿管连接处和输尿管时，可出现腰及上腹部发作性疼痛，疼痛常突然发作，呈绞痛、钝痛、胀痛或隐痛，严重如刀割样，一般位于患侧并向同侧腹股沟或外阴部放射，患者呈急性病容，严重者面色苍白，全身出冷汗，脉细快，血压可降低，呈虚脱状态，常需解痉药治疗后缓解。结石接近膀胱处可伴有尿频、尿急及尿痛症状。疼痛发作时，常伴有肉眼血尿或镜下血尿。当患者伴发尿路感染时，可有发热、膀胱刺激症状等表现。由于结石较大而发生尿路梗阻时，可出现排尿困难、尿流中断，甚至尿闭。

# 第三节 诊 断

## 一、诊断

### (一)痛风

目前国内外大多采用美国风湿病协会 1977 年制定的诊断标准：①急性关节炎发作 1 次以上，在 1d 内即达到发作高峰。②急性关节炎局限于个别关节。整个关节呈暗红色。第一拇趾关节肿痛。③单侧跗骨关节炎急性发作。④有痛风石。⑤高尿酸血症。⑥非对称性关节肿痛。⑦发作可自行停止。凡具备以上条件 3 项以上患者，排除继发性痛风者即可确诊。

### (二)痛风性关节炎

中老年男性肥胖者，突然出现第一跖趾关节或踝关节或足背等单关节红肿剧痛，并在发作后 24～48h 达到高峰，对秋水仙碱治疗有效，7d 左右症状缓解，伴有或不伴有血尿酸增高，可诊断为急性痛风性关节炎。关节滑液或结节活检证实的尿酸盐结晶为确诊本病的依据。

### (三)痛风性肾病

一般慢性高尿酸血症患者先有关节病变，又发现肾脏病变时很容易确定痛风性肾病诊断。但当患者没有关节病变或关节病变较轻时，须与慢性肾小球肾炎引起的高尿酸血症相鉴别。后者的主要临床特点有：①高尿酸血症先于肾功能损害；②男女发病率无显著差异；③发病年龄较早，可在任何年龄；④先出现肾小球损害表现，然后再出现肾小管损害表现，血尿酸水平升高十分明显，大多数在 595μmol/L(10.0mg/dl) 以上；⑤24h 尿酸排出较少。当患者出现肾盂肾炎的表现时，应仔细追问血尿、肾绞痛病史，测定血尿酸水平及查尿结石成分是否是尿酸盐，从而区别于慢性肾盂肾炎。

### (四)尿酸结石

根据典型的疼痛性质、部位和放射特点，通过询问既往痛风病史、血尿酸持续升高史及类似疼痛反复发作病史，进行必要的体检和 X 线、B 超及实验室等检查，一般均可得到确诊。X 线检查可显示肾外形、结石大小、数目、形态、部位。泌尿系平片可发现含钙的阳性结石，95%以上均可显影。静脉肾盂造影可显示纯尿酸阴性结石，结石部位表现为透明区。当患者有结石梗阻和肾功能较差时，可选择膀胱镜检查及逆行性尿路造影。超声检查方便快速，可发现整个泌尿系结石，并可估计肾盂积水的程度和肾实质的厚薄。当取得结石标本时，结石成分的理化分析有助于进一步确诊及指导治疗。对结石进行偏振光显微镜检查、红外线光谱分析、X 线衍射分析及电子显微镜检查，均可显示尿酸及尿酸盐特征。用尿酸铵法也可确定尿酸结石。方法是将结石研成粉末，置于蒸发皿中，加浓硝酸 1 滴，小心加热至干，显橙黄色，继续加热至红色；加氢氧化铵 1 滴呈紫红色，即为尿酸铵。

## 二、鉴别诊断

### (一)蜂窝织炎及丹毒

痛风性关节炎急性发作时因关节及其周围红肿，常被误诊为蜂窝织炎或丹毒。但后者主要表现为感染症状，如畏寒、发热及白细胞升高等全身症状较为突出，局部皮下软组织肿胀明显而关节无疼痛、肿胀和触痛，不经治疗，症状不会自行消失，以及对秋水仙碱治疗无效等特点，能和痛风性关节炎区别开。

（二）其他结晶性关节炎

此类关节炎系由结晶所致的一组关节病变，多见于老年人。除了尿酸盐结晶外，还有焦磷酸钙、磷灰石、胆固醇、类固醇，以及较少见的夏科-雷登结晶体。

（三）银屑病关节炎

银屑病关节炎有少关节型及典型的累及手和足的远端指（趾）间关节型，同时约有 20% 的患者伴血尿酸增高，故须与痛风性关节炎鉴别。但前者为慢性经过，受累关节及关节周围无大范围发红和发热区，无剧痛及无症状间歇期，以及有银屑病疹和不同于痛风性关节炎的X 线改变，不难将二者区别。

（四）急腹症

尿酸结石诊断时尚需与急腹症的常见疾病如阑尾炎、胆囊炎和胆石症以及胆道蛔虫症等相鉴别。

# 第六章　溶血性贫血的检验

溶血性贫血简称溶贫，是指由于某种原因使红细胞过早发生破坏，超过了骨髓代偿能力所引起的一类贫血。溶血现象是指红细胞破坏和代偿增生达成新的平衡而机体未出现贫血的状态。正常人骨髓有强大的代偿功能，当机体对红细胞的需求量增加时，骨髓造血功能可增长到正常的6～8倍。溶血性贫血的诊断一般较容易，但查找溶血的病因较为困难。目前已将生物化学、免疫学、分子生物学、遗传学等测定手段，应用到对溶血性贫血的病因诊断中。

溶血性贫血的检验，首先要检查体内是否存在溶血，其次要进行一系列的病因学方面的检查，包括血液学、临床生物化学和免疫学检查等，才能确定溶血性贫血的类型。

## 第一节　溶血性贫血的筛选检验

### 一、血浆游离血红蛋白测定

（一）原理

血红蛋白具有类过氧化物酶活性，可催化 $H_2O_2$ 释放新生态氧，使邻-甲联苯胺氧化发生颜色变化，由无色最终变为蓝紫色。根据显色深浅与标准进行比较，可测出其含量。

（二）试剂

（1）2.0g/L 邻-甲联苯胺醋酸溶液：取邻-甲联苯胺 0.2g，溶于 60mL 冰醋酸中，再加蒸馏水至 100mL。置于棕色瓶内，冰箱保存，可用数周。

（2）1%过氧化氢溶液：临用前取 3%过氧化氢溶液 1 份，加水 2 份稀释而成。

（3）10%醋酸溶液。

（4）血红蛋白标准液：可用商品试剂，或取经 9g/L 氯化钠溶液洗涤 3 次的浓缩红细胞，用等量蒸馏水溶解后，再加半量四氯化碳，剧烈振摇 5min，高速离心取上清液，用氰化高铁血红蛋白法测定其浓度，并用 9g/L 氯化钠溶液调节至 100g/L，作为贮存标准液，冰箱保存备用。用时稀释成 100mg/L 的应用标准液。

（三）操作

（1）取肝素抗凝血 2mL，分离血浆备用。

（2）取试管 3 支，标明测定管、标准管、空白管。

（3）充分混匀后，在波长 435nm 处用空白管调零，读取各管吸光度值。

（四）计算

血浆游离血红蛋白(mg/L)=测定管吸光度值/标准管吸光度值×血红蛋白标准液浓度(mg/L)。

（五）注意事项

（1）一切容器避免血红蛋白污染。

（2）采血要顺利，器皿要干燥，检测血浆要新鲜，及时分离，防止人为溶血。

（3）邻-甲联苯胺溶液具致癌性，检测时要小心，废液要妥善处理，以免污染。

（4）过氧化氢要新鲜配制，浓度要准确。

（六）参考值

血浆游离血红蛋白测定＜40mg/L。

（七）临床意义

血浆游离血红蛋白的增加是血管内溶血的指征。如果血浆中游离血红蛋白达到一定水平时（900～1 000mg/L）就可由尿液排出，即伴有血红蛋白尿症，多见于蚕豆黄、PNH、阵发性寒冷性血红蛋白尿，不稳定血红蛋白症，冷凝集素综合征等。

自身免疫性溶血性贫血、镰形细胞贫血及海洋性贫血血浆游离血红蛋白可以轻度甚至中度增加。

严重输血反应，尤其是血型不合，可发生严重的输血反应，使血浆游离血红蛋白大幅度增加，可能对肾小管有毒性作用，引起严重肾脏损害，危及生命。

体外循环，如人工心肺、人工肾手术应用以后，红细胞可被机械性大量破坏，也可使血浆游离血红蛋白量增高。

贮存库血 2～3 周后，游离血红蛋白可达 500mg/L。

## 二、血清结合珠蛋白测定

（一）原理

向被检血清中加入过量的血红蛋白（Hb），血清中的结合珠蛋白立即与 Hb 结合而生成 Hp-Hb 复合物，经电泳后分离出 Hb 和 Hp-Hb 两条区带。根据 Hb 具有过氧化物酶样活性，可以利用显色反应测定两条区带中 Hb 的含量。Hp 对 Hb 的结合量能间接反映血液中 Hp 的含量，结果用 mg/L 表示。

（二）试剂

（1）巴比妥缓冲液：pH 值 8.6，离子强度 0.05。

（2）醋酸纤维素薄膜（醋纤膜）浸湿液（pH 值 8.1）：2-氨基-2-甲基 1，3-丙二醇 700mg，硼酸 20.6mg，巴比妥钠 137.6mg，EDTA 48.7mg，乳酸钙 25.6mg，加入 1mol/L 盐酸 4.8mL，再加蒸馏水至 100mL，置冰箱保存。

（3）30%过氧化氢溶液，置冰箱保存。

（4）4mol/L 硫酸。

（5）0.5mol/L 盐酸缓冲液（pH 值 4.7）：醋酸钠（含 3 分子结晶水）34g，加醋酸 14.4mL，再加蒸馏水至 500mL，加数滴氯仿，混匀，置冰箱中保存。

（6）5mmol/L 联大茴香胺溶液：联大茴香胺 123mg，加分析纯无水乙醇 70mL，搅拌至充分溶解，加 0.5mol/L pH 值 4.7 醋酸盐缓冲液 30mL，经滤纸过滤，置棕色瓶内，放冰箱中保存，当溶液出现棕色时应弃去重配。

（7）显色剂：临用前，联大茴香胺溶液 10mL，加 30%过氧化氢溶液 0.1mL，混匀。

（8）Hb 溶液的制备与标化：新鲜抗凝血离心后去血浆，以 10 倍体积的 9g/L 氯化钠溶液洗涤红细胞 3～4 次，最后一次应尽量移去液体，加相当于红细胞容积 2～3 倍的蒸馏水，再加 1 体积四氯化碳，用力振摇 10s 后静置片刻，3 000r/min 离心 5min，吸出上层清亮的 Hb 液。然后，按照 ICSH 推荐的氰化高铁血红蛋白方法测定 Hb 溶液中 Hb 准确浓度，再用蒸馏水稀释成 33g/L 的 Hb 溶液。

（三）操作

（1）血清 0.1mL 加 33g/L Hb 溶液 10μL，混匀，置 37℃水箱中 10min。此时标本中 Hb 的终末溶度为 3g/L。

（2）在电泳槽中加入 pH 值 8.6 巴比妥缓冲液，平衡两槽液面。

（3）取 2cm×8cm 醋纤膜条，置浸液中湿润，用滤纸吸去多余水分。在一端 2.5cm 处加上述血清约 5μl，待血清完全吸入薄膜后，将醋纤膜条置电泳槽上，加盖，平衡 10min。选择电压 100V，电流 0.5mA，电泳时间约为 40min。此时可见两条 Hb 区带，阳极侧的一条区带为 Hp-Hb，阴极侧的一条区带为游离 Hb。切断电源，取出醋纤膜条，趁潮湿时立即将两条区带分别剪下洗脱。

（4）如果遇到只有一条肉眼可见的血红蛋白区带时，要区别是因 Hp 过多致所加 Hb 相对不够或是 Hp 缺如而引起。此时，应将醋纤膜条纵向剪成两小条，一条用丽春红 S 染色，另一条用显色剂显色，然后把两小条醋纤膜仍按原样合并在一起，观察联大茴香胺显色区带的位置。若此区带的位置相当于 $\alpha_2$ 球蛋白位置，即为 Hp-Hb 区带，表示 Hp 过高使标本中的 Hb 全部结合，此时应另取 0.1mL 血清，加 33g/LHb 溶液 20μl，重新电泳，计算结果时由于稀释倍数增加，应乘以系数 5 500；若此带位置相当于 β 球蛋白位置，即是 Hb 区带，表示血清中 Hp 含量极低或者缺如。

（5）洗脱：取 2 支 12mm×100mm 试管，编号 C、F。各加蒸馏水 1.0mL 于试管中，将 Hp 血红蛋白区带剪下放入 C 管，游离 Hb 区带剪下放入 F 管，浸泡 30min，混匀，移去醋纤膜条。

（6）显色：另取 3 支 16mm×150mm 试管，编号为 C、F、对照。C 管和 F 管各加相应的上述洗脱液 0.2mL，对照管加蒸馏水 0.2mL，再各加显色剂 1mL，混匀，置 37℃水浴 10min。取出，各加 4mol/L 硫酸 4mL，充分混匀。

（7）比色：选择波长 530nm、光径 1cm 比色杯，以对照管调零，分别读取 C 管和 F 管的吸光度值。

（四）计算

血清 Hp 含量(mg/L)＝C 管吸光度值/(C 管吸光度值＋F 管吸光度值)×3 000

（五）注意事项

（1）Hb 溶液的浓度标化要准确，严格按照 ICSH 推荐的氰化高铁血红蛋白法标定。

（2）对照管也可用非区带部分的醋纤膜洗脱液做对照。

（3）如来不及做显色测定，可将显色液置冰箱内保存，保持 24h 内检测结果不变。

（4）由于测定方法较多，如免疫扩散法、免疫火箭电泳法、免疫散射比浊法等，其操作规程及参考值应以试剂盒内说明为准。

（六）参考值

血清 Hp 含量为(720±360)mg/L。其中男性为(742±360)mg/L；女性为(742±372)mg/L。

（七）临床意义

本测定主要用于反映是否发生溶血。

血清结合珠蛋白增多，见于创伤、肿瘤、系统性红斑狼疮、使用类固醇时、胆道梗阻、妊娠、口服避孕药等。

血清结合珠蛋白减少，见于各种溶血、肝细胞病变、先天性无结合珠蛋白症感染、巨幼细胞贫血和组织中出现出血。

### 三、高铁血红素白蛋白检测

（一）分光光度计法

1.原理

根据高铁血红素白蛋白在 624nm 处有强吸收峰性质，将血清或血浆按一定比例稀释后直接用分光光度计检测有无吸收峰。

2.操作

1）将血清或血浆高速离心，除去红细胞。

2）将血清或血浆（溶血严重标本做一定比例稀释）置 1cm 光径比色杯中，以 9g/L 氯化钠溶液做对照，用自动记录分光光度计扫描吸收光谱曲线，波长 500～700nm，带宽≤1nm。

3.结果判断

若在波长 624nm 处出现吸收峰，说明有高铁血红素白蛋白存在。

（二）Schumm 试验

1.原理

高铁血红素白蛋白能与黄色硫化铵饱和溶液形成一个容易识别的铵血色原。用光谱仪观察结果，若在波长 558nm 处有一最强吸收峰，表示有高铁血红素白蛋白存在。

2.试剂

黄色硫化铵饱和溶液：黄色硫化铵 100g，加 200mL 蒸馏水，放置 24h，可见试剂瓶底尚有未溶解结晶即可使用。

3.操作

1）取血浆或血清 1mL，在上面覆盖一层乙醚，然后加入 0.1mL 的饱和黄色硫化铵溶液，混合。

2）用分光镜或分光光度计检查，若在波长 558nm 处有一强吸收峰，即为阳性。

4.临床意义

正常人呈阴性。若检测结果阳性，提示血管内严重溶血。

### 四、尿含铁血黄素试验

（一）原理

又称 Rous 试验。当血红蛋白通过肾脏滤过时，部分铁离子以含铁血黄素的形式沉积于上皮细胞，并随尿液排出。尿液中含铁血黄素是不稳定的铁蛋白聚合体，其中的高铁离子与亚铁氰化钾作用，在酸性环境下产生普鲁士蓝色的亚铁氰化铁沉淀。尿沉渣肾小管细胞内外可见直径 1～3μm 的蓝色颗粒。

（二）试剂

(1) 20g/L 亚铁氰化钾溶液：用时新鲜配制。

(2) 3%盐酸溶液。

（三）操作

(1) 取混匀的新鲜尿液 10mL，以 2 000r/min 离心 5min，倾去上清液。

(2) 在沉渣中加入新鲜配制的 20g/L 亚铁氰化钾溶液及 3%盐酸液各 2mL，充分混匀，室温静置 10min。

(3) 再离心沉淀，取沉淀物涂片，加盖片后用高倍镜(必要时用油镜)检查。

(4) 如见有分散的或成堆的直径 1～3μm 的蓝色闪光颗粒，排除污染可能，即为阳性，若颗粒在细胞内则结果更为可信。

（四）注意事项

(1) 所有试管、玻片、试剂均应防止铁剂污染，否则易致假阳性结果。

(2) 一般应作阴性对照，如亚铁氰化钾与盐酸混合后即显深蓝色，表示试剂已被污染，该试剂不宜再用。

(3) 亦可用硫化铵代替亚铁氰化钾，结果形成不溶解的黑色沉淀，证明有含铁血黄素。此法即为硫化铵法。

（五）临床意义

正常人呈阴性。无论有无血红蛋白尿，只要患者存在慢性血管内溶血，尿中有铁排出，本试验即呈阳性，并可持续几周。

## 第二节 红细胞膜缺陷的检验

### 一、红细胞渗透脆性试验

（一）原理

红细胞在低渗盐水中，水分透过细胞膜内渗，使之膨胀破坏而溶血。本试验是测定红细胞对不同浓度低渗盐水的抵抗力，以鉴别某些与红细胞形态有关的溶血性贫血。红细胞对低渗盐水的抵抗力与其表面积和体积的比值有关，厚度越大，该比值越小，即渗透脆性越大；反之，脆性越小。以浓度为横坐标，溶血度为纵坐标绘制曲线，找出 50%溶血对应的盐浓度，即红细胞中间脆性(MCF)，后者较敏感。

（二）试剂

171mmol/L NaCl(10g/L)溶液：将 100℃烘干的分析纯氯化钠 1.0g 置于 100mL 容量瓶中加少量蒸馏水溶解后，再加蒸馏水至刻度处。

（三）操作

(1) 取试管 12 支，编号排列。

(2) 各管中加入 10g/L 氯化钠溶液和双蒸馏水，将氯化钠溶液稀释成不同浓度。

(3) 抽取静脉血 2mL，用原针头滴加静脉血于上述试管中各 1 滴(约 0.05mL)，轻轻混匀，置室温 2h，然后离心沉淀观察结果。

（四）结果判断

从高浓度管开始观察，上清液出现透明红色、管底有红细胞沉淀管为开始溶血管；上清液透明、管底无红细胞沉淀管为完全溶血管。前者为开始溶血浓度，后者为完全溶血浓度。

（五）注意事项

（1）10g/L 氯化钠溶液要用双蒸馏水配制，加样力求准确。最好新鲜配制。

（2）为避免加样错误，也可事先配制不同浓度的氯化钠溶液，存贮于 100mL 试剂瓶内（可用 1～3 个月）。用时各取 2mL 即可。

（3）标本可用肝素抗凝血，但以新鲜静脉血为佳。

（4）严重贫血者标本，应将标本配成 50%红细胞悬液后进行。对严重黄疸标本，开始溶血管不易观察，应用 9g/L 氯化钠溶液洗涤红细胞后配成 50%红细胞悬液后再作试验。

（5）每次试验应同时作正常对照。

（六）参考值

开始溶血浓度：4.2～4.6g/L；完全溶血浓度：3.2～3.6g/L。

患者与正常组对照，溶血管的氯化钠浓度相差 0.4g/L，具有诊断价值。

（七）临床意义

患者比正常对照高 6.8mmol/L 或中间脆性＞76.2mmol/L 有诊断价值。

脆性增加：见于遗传性球形红细胞增多症，也见于自身免疫性溶血性贫血伴球形红细胞增多者。

脆性降低：见于缺铁性贫血，各型地中海贫血，脾切除术后及阻塞性黄疸等。

## 二、红细胞孵育渗透脆性试验

（一）原理

将被检标本置于 37℃水浴 24h 后，再进行红细胞渗透脆性试验，测定其溶血情况。由于红细胞在孵育过程中，能量代谢继续进行，贮备的 ATP 逐渐减少，导致红细胞膜对阳离子的主动转运受阻，造成 $Na^+$ 在细胞内聚集而膨胀，红细胞渗透脆性增加。

（二）试剂

（1）无菌肝素抗凝管：每管加 1g/L 肝素溶液 0.02mL，烘干。经 55.16kPa 15min 高压灭菌后备用。

（2）9g/L 氯化钠磷酸盐缓冲液（pH 值 7.4，相当于 100g/L 氯化钠溶液的渗透压）：氯化钠 9.0g（分析纯，经 100℃烘干），磷酸氢二钠 1.365g 或含 12 分子结晶水磷酸氢二钠 1.712g，磷酸二氢钠 0.184g 或含 2 分子结晶水磷酸二氢钠 0.243g，加蒸馏水至 100mL。置冰箱保存数月。此液为贮存液，临用时用蒸馏水稀释 10 倍。

（三）操作

（1）肝素抗凝血 3mL，分为 2 份，1 份立即进行红细胞渗透脆性试验；另 1 份加塞置 37℃水浴 24h 后再做红细胞孵育渗透脆性试验。

（2）将氯化钠磷酸盐缓冲液按步骤稀释成不同浓度。

(3)每管加肝素抗凝血 0.05mL，轻轻混匀，放置室温（20℃左右）30min。

(4)将各管混匀，然后离心取上清液，用分光光度计在波长 540nm 处，以 9g/L 氯化钠磷酸盐缓冲液调零点，测定各溶血管上清液的吸光度值。

(5)溶血率计算：以 1g/L 氯化钠完全溶血管的吸光度为 100%，从各管的吸光度值计算出相应氯化钠浓度的溶血率。

溶血率(%)=测定管吸光度值/完全溶血管吸光度值×100%

(6)红细胞中间脆性（MCF）：以溶血率为纵坐标、氯化钠浓度为横坐标作溶血曲线图，即为红细胞渗透脆性曲线。在曲线上，溶血率为 50%的氯化钠浓度为红细胞中间脆性。

(7)报告形式：以溶血曲线报告或以 50%溶血率时的氯化钠浓度报告。

（四）注意事项

(1)孵育管及抗凝剂应灭菌，以免细菌生长而溶血。

(2)血标本和缓冲液的 pH 值对试验结果影响较大，pH 值下降，脆性增加。在孵育中试管应加塞子。9g/L 氯化钠缓冲液配制时应标定 pH 值。

(3)温度对试验结果影响也较大，温度升高则红细胞脆性降低，故试验应在规定的温度下进行。但温度高于 56℃，温度升高，红细胞脆性反而增加。

(4)每次试验应作正常对照。

（五）参考值

未孵育时产生 50%溶血率氯化钠浓度为 4.00～4.40g/L；37℃孵育 24h 后产生 50%溶血率氯化钠浓度为 4.80～6.00g/L。

（六）临床意义

红细胞孵育渗透脆性试验用于轻型遗传性红细胞增多症、遗传性非球形红细胞溶血性贫血的诊断和鉴别诊断。正常人的红细胞经孵育处理后，其渗透脆性变化不明显，轻型遗传性球形红细胞增多症患者孵育后脆性明显增加。

### 三、自身溶血试验

（一）原理

将肝素抗凝血置 37℃孵育 48h，观察自然溶血程度，并结合加葡萄糖及 ATP 纠正试验，协助遗传性球形红细胞增多症的诊断，并鉴定其类型。

（二）试剂

(1)10%葡萄糖（无菌）。

(2)等渗盐水（无菌）。

(3)0.4mol/LATP 生理盐水无菌液。

(4)0.4g/L 氨水（浓氨水 0.16mL 加水至 100mL）或 HiCN 转化液。

（三）操作

(1)取静脉血 4mL，分别加入 4 支无菌抗凝管内，每管静脉血 1mL，编号，然后按步骤加入试剂。

(2)将 1、2、3 号管置 37℃温育 48h；4 号管放 4℃冰箱 48h。

(3)将 1、2、3 号管血液混匀，测定各管血细胞比容。然后各取血浆 0.2mL，加氰化高铁血红蛋白稀释液 4.8mL 为测定管。

(4)取冰箱保存 4 号管全血 0.1mL，加氰化高铁血红蛋白稀释液 9.9mL，为溶血对照管。

(5)另将 4 号管血液离心，取血浆 0.2mL，加氰化高铁血红蛋白稀释液 4.8mL 作为空白调零，在波长 540nm 处测定各管吸光度值。

(6)计算各测定管的溶血率。

测定管溶血率(%)=(测定管吸光度值×(1−血细胞比容)/(溶血对照管吸光度值×4)×100%。

(四)注意事项

(1)严格无菌操作。

(2)若溶血明显可增大稀释倍数。

(3)由于方法要求较高，如工作量较大或无条件开展的科室可用自溶筛选试验，操作如下：取血 3mL，分装于 3 支标有 A、B、C 的无菌小试管内(内含无菌肝素溶液 0.1mL)。A 管置于室温；B 管置于 37℃；C 管置于冰箱。各放置 24h。取出后离心沉淀，观察上清液有无溶血现象(最好同时作正常对照)。正常人抗凝血在 37℃放置 24h，仅轻微溶血。各种溶血性贫血溶血均加快，如要分型，则再进行自身溶血试验加以鉴别。

(五)参考值

9g/L 氯化钠溶液管(3 号管)溶血率<3.5%，95%范围为 0.4%～4.5%；加葡萄糖纠正管(1 号管)溶血率<0.6%，95%范围为 0.3%～0.7%；加 APT 纠正管(2 号管)溶血率<0.4%，95%范围为 0～0.8%。

(六)临床意义

正常血液在 37℃水浴 24～48h，无溶血或很少溶血，但有膜缺陷的红细胞糖代谢消耗增加，钠离子经细胞膜进入胞内而积蓄，自身溶血增加。有些疾病加入葡萄糖或 ATP 后溶血可纠正。

## 四、蔗糖溶血试验

(一)原理

低离子强度的等渗蔗糖溶液，在温育条件下可促进补体与红细胞膜的结合，使红细胞对补体损伤的敏感性增强而导致溶血。

(二)试剂

92.4g/L 蔗糖溶液。

(三)操作

取新鲜抗凝血(枸橼酸盐或草酸盐抗凝)0.5mL 加入 4.5mL 蔗糖溶液中，混匀，置 37℃孵育箱内 30min 后离心，上清液呈红色为阳性，无色为阴性。

(四)注意事项

所用器材均应清洁干燥，以免溶血。也可用葡萄糖、乳糖、麦芽糖等替代蔗糖做试验。

（五）临床意义

正常人为阴性。阳性见于 PNH。本试验较 Ham 试验敏感，是 PNH 诊断的筛选试验，但特异性较差。再障-PNH 综合征、巨幼红细胞性贫血、自身免疫性溶血性贫血也可呈阳性。本试验最好与 Ham 试验同时操作，用正常血清代替患者血清做试验，可排除患者补体异常所致的假阴性。

## 五、酸溶血试验

（一）原理

正常人红细胞在酸化(pH 值 6.6～6.8)的自身新鲜血清中(内含补体和备解素)，经 37℃ 孵育 1h 不溶血。而阵发性睡眠性血红蛋白尿(PNH)患者，因红细胞膜缺陷，对补体溶血效应敏感性增强，则发生溶血。

（二）试剂

0.2mol/L 盐酸、0.154mol/L 氯化钠溶液。

（三）操作

(1)取患者血 5mL 置入离心管内，用玻璃珠搅动脱去纤维蛋白。用 3 倍量的 9g/L 氯化钠溶液洗涤 2 次，最后用 9g/L 氯化钠溶液配成 50%红细胞悬液。

(2)取正常同型血 5mL，待凝固后分离血清，取其中 2mL 血清置 56℃水浴中 30min 作为正常灭活血清。另 2mL 血如上法制成 50%红细胞悬液。

(3)取 6 支试管编号排列。

(4)将各管混匀，于 37℃水浴中温育 1h 后，离心观察结果。

（四）结果判断

第 2 管有明显溶血，第 1 管有轻度溶血，而 3、4、5、6 管均无溶血，判 Ham 试验阳性。

（五）注意事项

(1)本实验不能用抗凝血，因抗凝剂可阻碍溶血。

(2)宜采用新鲜血清，如血清陈旧，则往往补体失活，会产生假阴性结果。

(3)有时也可用简易试验代替。

（六）参考值

阴性。

（七）临床意义

(1)酸溶血试验阳性主要见于阵发性睡眠性血红蛋白尿症。

(2)遗传性球形红细胞增多症和自身免疫性溶血性贫血可出现假阳性结果，但前者在正常灭活血清内仍呈阳性结果。

【附】酸溶血简易试验

1.操作

1)取试管 1 支，加 9g/L 氯化钠溶液 5mL，加入患者末梢血十余滴，混匀，经离心弃去上清液，再加 9g/L 氯化钠溶液洗涤 1 次，最后配成 50%红细胞悬液。

2)取与患者同血型或 AB 血型的正常对照血 5mL，其中 1mL 用来配成 50%红细胞悬液

（经 9g/L 氯化钠溶液洗涤 2 次后），余下的待其自然凝固，分离血清。

3）取 2 支试管标明测定管、对照管。

4）各管均置 37℃水浴箱内 1h，观察结果。

2.结果判断

测定管溶血、对照管不溶血为阳性，两管均不溶血为阴性。

3.注意事项

1）标本不宜用抗凝血，因抗凝剂中钾离子、钠离子可影响 pH 值。

2）血清酸化后必须塞紧试管，否则二氧化碳逸出会影响血清 pH 值。

3）为保证补体充足，最好采用多人混合新鲜血清作为正常人血清。

4）如患者经多次输血，血中异常红细胞相对减少，可造成本试验弱阳性或假阴性的结果。

## 第三节　红细胞酶缺陷的检验

### 一、高铁血红蛋白还原试验

（一）原理

6-磷酸葡萄糖脱氢酶（G-6-PD）在戊糖旁路中使 6-磷酸葡萄糖转变为 6-磷酸葡萄糖酸，同时催化氧化型辅酶Ⅱ（NADP）形成还原型辅酶Ⅱ（NADPH），再使氧化型谷胱甘肽（GSSG）形成还原型谷胱甘肽（GSH）。NADPH 是高铁血红蛋白还原酶的辅酶，在递氢体美兰和高铁血红蛋白还原酶的作用下，使暗褐色的高铁血红蛋白还原为红色的血红蛋白。当红细胞内 G-6-PD 含量不足或缺乏时，高铁血红蛋白还原速度减慢，甚至不能还原。

（二）试剂

（1）0.4mmol/L 亚甲蓝溶液：亚甲蓝（含 3 分子结晶水）15mg，先加少量蒸馏水研磨，溶解后加蒸馏水至 100mL。此液可保存 3 个月。

（2）0.18mol/L 亚硝酸钠和 0.28mol/L 葡萄糖混合溶液：亚硝酸钠 1.25g，葡萄糖 5.0g，加蒸馏水至 100mL。贮存于棕色瓶中，置 4℃冰箱，可保存 1 个月。

（3）0.02mol/L 磷酸盐缓冲液（pH 值 7.4）：磷酸氢二钠（含 12 分子结晶水）5.786g，磷酸二氢钾 0.522 6g，加水至 990mL。

（4）109mmol/L（32g/L）枸橼酸钠溶液。

（三）操作

（1）静脉采血 1.5～2.0mL，加入含有 38g/L 枸橼酸钠抗凝剂小瓶内（血：抗凝剂=9：1），再加葡萄糖 20mg 摇匀。

（2）取血液 1.0mL，加亚硝酸钠-葡萄糖溶液和亚甲蓝溶液各 0.05mL，颠倒混合 12 次，使之与空气中的氧充分接触。加塞，（37±0.5）℃水浴（或孵箱）保温 3h。

（3）取出后摇匀，取 0.1mL 加于 10mL 磷酸盐缓冲液中溶解，2min 后于波长 635nm 处（或红色滤光板）比色，用蒸馏水作空白，测其吸光度（A）。

（4）另取原血液 0.1mL，按上法加缓冲液溶解后比色，测其吸光度（B）。再于此液中加亚硝酸钠-葡萄糖液 1 滴，摇匀，5min 后比色，测其吸光度(S)。

（四）计算

高铁血红蛋白还原率(%)=1-(A 管吸光度值-B 管吸光度值)/(T 管吸光度值-B 管吸光度值)×100%。

（五）注意事项

(1)标本不能有凝块或溶血，以免影响测定结果。

(2)血细胞比容＜0.30 的标本，应调整红细胞与血浆之比为 1∶1 左右，以免结果偏低出现假阳性；对黄疸较严重的标本，需经离心弃去黄疸血浆，用 9g/L 氯化钠溶液配成 1∶1 红细胞悬液后再测定。

(3)草酸盐抗凝剂具有还原性，本实验不宜采用。

(4)在急性溶血后由于衰老的红细胞已破坏，而新生的红细胞含有较多的酶，试验结果可能正常，因此，急性溶血患者应在 3～4 周后复查。

（六）参考值

高铁血红蛋白还原率＞75%。

（七）临床意义

蚕豆病、伯氨喹等药物引起的溶血性贫血患者，高铁血红蛋白还原率可显著降低，其中纯合子患者常在 30%以下，杂合子患者在 31%～74%。

### 二、葡萄糖-6-磷酸脱氢酶荧光斑点试验

（一）原理

在葡萄糖-6-磷酸(G-6-P)和 NADP 存在下，G-6-PD 能使 NADP 还原成 NADPH，后者在紫外线照射下可发出荧光。

（二）试剂

混合试剂的成分与配方如下：0.1mol/L 葡萄糖-6-磷酸 1mL，7.5mmol/L 氧化型辅酶Ⅱ1mL，0.7mol/L Tris-盐酸(pH 值 7.8)3mL，8mmol/L 氧化型谷胱甘肽 1mL，10g/L 皂素 2mL，蒸馏水 2mL。此混合试剂分装后置-20℃保存，可稳定数月。

（三）操作

(1)取末梢血或抗凝血 5～10μl，加入含 100min 反应试剂的小试管中。亦可取血滴于滤纸上，干后取直径约为 1cm 的血迹剪碎，置含反应试剂的小试管中洗脱。

(2)放 37℃孵育 10min。

(3)取约 10μl 溶血液滴于新华滤纸上，晾干后立即用冷风吹干，在长波紫外线下观察结果。

（四）结果判断

正常人的 0min 斑点无荧光，5min 和 10min 出现荧光，而 10min 斑点荧光最强。葡萄糖-6-磷酸脱氢酶缺乏的患者在 0min、5min 和 10min 均无荧光。

（五）注意事项

(1)本法直接测定还原型辅酶Ⅱ的量，特异性较好。

（2）每次或每批试验要有葡萄糖-6-磷酸脱氢酶正常和缺陷者的标本做对照。

（六）临床意义

正常人有很强的荧光。G-6-PD 缺乏者荧光很弱或无荧光，杂合子型或某些 G-6-PD 变异体者可有轻度或中度荧光，本试验适用于大批量筛选，但不利于杂合子型的检出。

### 三、葡萄糖-6-磷酸脱氢酶测定

（一）原理

红细胞葡萄糖-6-磷酸脱氢酶催化葡萄糖-6-磷酸氧化成 6-磷酸葡萄糖-δ-内酯，后者很快氧化成 6-磷酸葡萄糖酸，同时氧化型辅酶Ⅱ被还原成还原型辅酶Ⅱ。在波长 340nm 处测定还原型辅酶Ⅱ的生成量，计算葡萄糖-6-磷酸脱氢酶的活性。红细胞中还含有 6-磷酸葡萄糖酸脱氢酶，可催化 6-磷酸葡萄糖酸脱羧，生成核酮糖-5-磷酸，同时也使氧化型辅酶Ⅱ还原成还原型辅酶Ⅱ。因此，由 6-磷酸葡萄糖酸+葡萄糖-6-磷酸组成的底物系统测得的活性，减去单独 6-磷酸葡萄糖酸底物测得的活性，代表真正的葡萄糖-6-磷酸脱氢酶活性。

（二）试剂

（1）Tris-盐酸-EDTA 缓冲液（pH 值 8.0，Tris-盐酸 1mol/L，EDTA 5mmol/L）：Tris 30.25g、EDTA 钠盐 0.42g，加约 200mL 蒸馏水，溶解，以 5mol/L 盐酸调整 pH 值至 8.0（25℃），用蒸馏水稀释至 250mL。

（2）0.1mol/L 氯化镁溶液：称取 5.08g 氯化镁（含 6 分子结晶水），溶于蒸馏水中，稀释至 250mL。

（3）2mmol/L 氧化型辅酶Ⅱ溶液：称取氧化型辅酶Ⅱ 10mg，加蒸馏水 6.5mL，溶解。

（4）6mmol/L 葡萄糖-6-磷酸溶液：称取葡萄糖-6-磷酸二钠 21.5mg，加蒸馏水 10mL，溶解。

（5）6mmol/L 6-磷酸葡萄糖酸溶液：称取 6-磷酸葡萄糖酸三钠 20.6mg，加蒸馏水 10mL，溶解。

上述各试剂在-20℃存放，可稳定数月。

（三）操作

（1）溶血液制备：新鲜抗凝血用 9g/L 氯化钠溶液洗涤数次（3 次以上），除去血浆及白细胞层，然后用 9g/L 氯化钠溶液制成血细胞比容为 0.30 的红细胞悬液，置冰箱备用。用时以蒸馏水作 25 倍稀释，即为溶血液。用氰化高铁血红蛋白法测定溶血液中血红蛋白浓度。

（2）取 4 支试管，2 支为 B 管，2 支为 U 管。

混匀，置 37℃在 340nm 波长处每隔 1min 读取 1 次吸光度值，共 6 次。根据 5min 吸光度值的变化，求出每分钟吸光度增加的平均值。以 B 管调零，读 U 管吸光度值。

（四）单位定义

根据每升溶血液每分钟催化反应产生 1μmol 的还原型辅酶Ⅱ为 1 单位，换算成每克血红蛋白的酶活性。先分别求 6-磷酸葡萄糖酸脱氢酶及 6-磷酸葡萄糖酸脱氢酶+葡萄糖-6-磷酸脱氢酶的活性，可得出葡萄糖-6-磷酸脱氢酶的活性。

（五）注意事项

注意试剂的质量，最好同时作阴性对照和阳性对照；水浴和比色时的温度要准确。

（六）参考值

葡萄糖-6-磷酸脱氢酶活性为 $(8.3\pm1.59)$ U/g $(37℃)$。

（七）临床意义

葡萄糖-6-磷酸脱氢酶缺乏者酶活性降低；新生儿或高网织红细胞标本酶活性较高。

### 四、丙酮酸激酶缺陷筛选试验

（一）原理

丙酮酸激酶催化磷酸烯醇丙酮酸转化为丙酮酸，生成的丙酮酸在乳酸脱氢酶的催化下可转化为乳酸，同时，还原型辅酶Ⅰ（有荧光）被氧化为氧化型辅酶Ⅰ（无荧光），通过观察一定时间内荧光的消失情况可判断丙酮酸激酶的活性。又称荧光斑点试验。

（二）试剂

反应液的配制：0.5mol/L 磷酸烯醇丙酮酸溶液 30mL，30mmol/L 二磷酸腺苷（ADP）溶液 100mL，15mmol/L 还原型辅酶Ⅰ（NADH）溶液 100mL，80mmol/L 氯化镁溶液 100mL，0.25mol/L 磷酸钾缓冲液（pH 值 7.4）50mL，蒸馏水 620mL。将上述 6 种溶液混合即可（须新鲜配制，以免影响试验结果的准确性）。

（三）操作

将 1 体积洗涤后的红细胞与 4 体积的 9g/L 氯化钠溶液混合，配制成的 20%红细胞悬液置 -20℃以下冷冻，使红细胞完全溶解成血红蛋白液。血红蛋白液 10μl 与反应液 100L 充分混合后，取一小滴在滤纸上点一小斑点，然后在 37℃中温育 25min，再在滤纸上点第 2 个斑点，晾干后观察结果。

（四）结果判断

(1) 丙酮酸激酶活性正常：25min 荧光消失（第 1 个斑点可见明亮的荧光，而 25min 后斑点荧光消失）。

(2) 丙酮酸激酶活性缺乏：25min 后荧光不消失（第 2 个斑点仍可见明亮的荧光）。

（五）注意事项

每次检查均采用已知丙酮酸激酶活性的标本作为对照，有助于结果的判断。

（六）临床意义

丙酮酸激酶严重缺乏（纯合子）：荧光 60min 内不消失；丙酮酸激酶中间缺乏（杂合子）：荧光 25～60min 消失。

### 五、丙酮酸激酶活性定量测定

（一）原理

同荧光斑点试验。丙酮酸的生成速率与丙酮酸激酶活性成正比，而丙酮酸生成的量与随后反应中 NADH 氧化的量相关。由于 NADH 在波长 340nm 处有一吸收峰，反应过程中 NADH 氧化导致波长 340nm 处吸光度值降低。

丙酮酸激酶是一种变构酶，在低浓度磷酸烯醇丙酮酸时，丙酮酸激酶活性可被微量的果糖-1，6-二磷酸刺激而增加，因此，应用低浓度果糖-1，6-二磷酸观察丙酮酸激酶被刺激的反应，有助于高浓度磷酸烯醇丙酮酸酶活性近于正常的丙酮酸激酶变异型的诊断。

（二）试剂

1mol/L Tris-盐酸缓冲液（含 5mmol/L EDTA，pH 值 8.0）；0.1mol/L 氯化镁溶液；2mmol/L NADH 溶液；30mmol/L ADP 溶液；60U/mL 乳酸脱氢酶（LDH）溶液；10mmol/L 果糖-1，6-二磷酸（FOP）溶液；50mmol/L 磷酸烯醇丙酮酸（PEP）溶液。

（三）操作

（1）血红蛋白溶血液的制备：新鲜抗凝血用 9g/L 氯化钠溶液洗涤数次（3 次以上），除去血浆及白细胞层，然后用 9g/L 氯化钠溶液制成 30%的红细胞悬液备用。用时以蒸馏水做 20 倍稀释，即为溶血液。可用氰化高铁血红蛋白法测定溶血液中血红蛋白浓度。

（2）以对照管为基准，37℃恒温下，记录波长 340nm 处 10min 内各测定管吸光度变化。

（四）结果计算

丙酮酸激酶活性$(\mu/g) = (100 \times \Delta A \times V_c)/$血红蛋白$\times 6.22 \times V_h$。式中$\Delta A$为每分钟的吸光度变化；$V_c$为测定体系总体积；$V_h$为加入血红蛋白液总量；血红蛋白指血红蛋白液的血红蛋白浓度；6.22 为还原型辅酶 INADH 在波长 340nm 处的毫摩尔吸光系数。

（五）注意事项

（1）血红蛋白液在-20℃存放不宜超过 48h，在常温下存放不宜超过 8h。

（2）常用抗凝剂有肝素、EDTA、枸橼酸钠和 ACD 保养液等，ACD 保养液抗凝效果较好，此抗凝剂中约 90%红细胞酶在 4℃下仍能保持活性稳定达 2 周以上。

（3）处理标本时，尽可能除去红细胞以外的其他细胞成分，因为白细胞中的丙酮酸激酶活性比红细胞中的丙酮酸激酶活性高出数倍。

（六）参考值

（1）正常成人为$(15.0 \pm 1.99)\mu/g$。

（2）低浓度磷酸烯醇丙酮酸正常，红细胞丙酮酸激酶活性为正常范围的$(14.90 \pm 3.71)$%。

（3）低浓度磷酸烯醇丙酮酸加果糖-1，6-二磷酸刺激后正常，红细胞丙酮酸激酶活性为正常范围的$(43.50 \pm 2.46)$%。

（七）临床意义

纯合子患者丙酮酸激酶活性在正常范围的 25%以下；杂合子患者丙酮酸激酶活性为正常范围的 25%～50%。

## 第四节　免疫性溶血性贫血的检验

### 一、抗人球蛋白试验

本试验是用于检查不完全抗体的试验，包括直接试验和间接试验。直接试验是检查红细胞表面的不完全抗体。经盐水洗涤的致敏红细胞（表面结合有不完全抗体）在盐水介质中不发生凝集，加入抗人球蛋白血清后出现凝集，为 Coomb's 试验直接阳性；间接试验是检查血清中游离的不完全抗体。正常人 Rh(D)阳性 O 型的红细胞加入患者血清，若有不完全抗体，则使红细胞致敏，经洗涤后加入抗人球蛋白血清，可发生凝集，即为 Coomb's 间接试验阳性。

本试验有直接法和间接法两种。

(一)直接抗人球蛋白试验

1.原理

直接抗人球蛋白试验是检查红细胞表面是否吸附着不完全抗体。经 9g/L 氯化钠溶液洗涤的致敏红细胞(表面结合有不完全抗体)在 9g/L 氯化钠溶液介质中不发生凝集，加入抗人球蛋白血清后出现凝集者即为直接抗人球蛋白试验阳性。

2.试剂

1)抗人球蛋白血清：宜使用广谱抗血清(除含免疫球蛋白外，还应含有抗 C3d、C3b 抗体)。

2)不完全抗 D 血清。

3)阳性对照红细胞悬液：取 Rh 阳性的 O 型红细胞(最好采自多人的混合血)，经 9g/L 氯化钠溶液洗涤后，取底层红细胞加等量抗 D 血清，置 37℃温浴 1h，取出离心后弃去上清液，再用 9g/L 氯化钠溶液配成 10%红细胞悬液备用。

4)阴性对照红细胞悬液：除不用抗 D 血清致敏外，按上述 3)配制。

3.操作

1)制备被检标本 10%红细胞悬液：取被检红细胞，用 9g/L 氯化钠溶液洗涤 3 次后，配成 10%红细胞悬液。

2)加样：取试管 3 支，标明测定管、阳性对照管和阴性对照管。

3)观察结果：各管混匀后，放置室温 30min 观察结果；或 1 000r/min 离心 1min，轻轻混匀后观察结果。

4.结果判断

阳性对照管凝集，阴性对照管不凝集，测定管凝集者为直接抗人球蛋白试验阳性；测定管不凝集者为直接抗人球蛋白试验阴性。

5.注意事项

1)标本应新鲜，试管要洁净，避免血浆蛋白污染，以防假阴性。

2)洗涤红细胞既要充分，又要尽可能缩短洗涤时间，以免包被的 IgG 被洗脱。每次洗涤要尽可能除去液体，加入 9g/L 氯化钠溶液后要充分混匀。

3)抗人球蛋白血清应按说明书使用最佳稀释度，以免产生前带或后带现象而误为阴性结果。

4)必要时，可将抗血清做倍量稀释，以出现凝集的最高稀释倍数的倒数为直接抗人球蛋白试验的效价。

5)对阴性结果最好进行核实，即在测定管内再加 1 滴阳性对照红细胞悬液，如出现凝集，则表示测定管内的抗人球蛋白确未被消耗，阴性结果正确。

6)如需检测体内致敏红细胞的免疫球蛋白类型，可分别用单价的抗 IgG、抗 IgM 或抗 C3 血清进行测定。

7)网织红细胞比例很高的标本、全凝集或冷凝集标本以及脐带血标本等均可出现凝集现象。

6.临床意义

1)直接抗人球蛋白试验阳性主要见于温抗体(IgG)型自身免疫性溶血性贫血。

2)同种免疫性溶血性贫血(新生儿溶血病、血型不合的输血反应)以及药物免疫性溶血性贫血、系统性红斑狼疮、类风湿关节炎及恶性淋巴瘤等直接抗人球蛋白试验也可呈阳性反应。

3)其他由于红细胞表面吸附了抗体进而结合补体(C3)的疾病,如阵发性寒冷性血红蛋白尿症,直接抗人球蛋白试验也可呈阳性反应。

(二)间接抗人球蛋白试验

1.原理

间接抗人球蛋白试验是检查血清中是否存在游离的不完全抗体。即先将正常人 Rh 阳性的 O 型红细胞加入被检血清中,若有不完全抗体,则可使红细胞致敏,经洗涤后加入抗人球蛋白血清,发生凝集者即为间接抗人球蛋白试验阳性。

2.试剂

正常人 AB 型血清;其他同直接抗人球蛋白试验。

3.操作

1)取试管 3 支,标明测定管、阳性对照管和阴性对照管。

2)混匀,置 37℃ 水浴 1h 后,用 9g/L 氯化钠溶液洗涤 3 次,最后每管配成 10% 的红细胞悬液。

3)每管各加 2 滴抗人球蛋白血清,混匀后,放置室温 30min 观察结果;或 1 000r/min 离心 1min,轻轻混匀后观察结果。

4.结果判断

阳性对照管凝集,阴性对照管不凝集,测定管凝集者为间接抗人球蛋白试验阳性;测定管不凝集者为间接抗人球蛋白试验阴性。

5.注意事项

1)洗涤红细胞要充分、迅速,切勿用手指压住试管口进行颠倒混匀,以免手中蛋白混入而影响试验结果。

2)离心速度与时间要严格控制。原则上应以最小离心力、在最短时间能使阳性对照管出现阳性反应为宜。

6.临床意义

1)间接抗人球蛋白试验常用于 Rh 或 ABO 妊娠免疫性新生儿溶血病,母体血清中不完全抗体的检测以及血型鉴定、输血前交叉配血试验等。

2)严重的自身免疫性溶血性贫血患者间接抗人球蛋白试验也可呈阳性反应。

**二、冷热溶血试验**

(一)原理

阵发性寒冷性血红蛋白尿(PCH)症患者体内存在一种冷热溶血素,属 IgG 抗体,当温度低于 20℃时，能牢固结合于自身红细胞表面，温度恢复至 37℃时，激活补体使红细胞溶解而溶血。

（二）试剂

含补体血清制备：取豚鼠心脏血 5mL，分离血清，冰箱保存。使用时，9g/L 氯化钠溶液 1∶10 稀释成含补体血清。

（三）操作

（1）取患者及同型或 O 型正常人静脉血各 5mL，其中 1mL 抗凝，其余 4mL 待凝固后分离被检血清和正常人血清（均勿冷藏）。被检血清分成两份，一份经 56℃水浴 30min 灭活成被检灭活血清，另一份不灭活。

（2）将抗凝血用 9g/L 氯化钠溶液洗涤 3 次后，分别配成 50%红细胞悬液，为被检红细胞悬液和正常红细胞悬液。

（3）取试管 8 支，编号。

（4）将各管以 1 000r/min 离心 5min，观察溶血现象。

（四）结果判断

第 1 管、第 2 管溶血，其余各管不溶血为阳性。否则为阴性。

（五）注意事项

操作过程室温须保持 25℃以上，但第 1 管、第 2 管则最好在 20℃以下操作；应严格控制温育温度和时间。

（六）临床意义

正常人各管均无溶血。阳性主要见于阵发性寒冷性血红蛋白尿症，是诊断 PCH 的主要依据。

【附】冷热溶血筛选试验

（1）取被检血 3mL，分别加入已预热 37℃的 3 支干燥试管内，每管 1mL，标明 A、B、C 管。

（2）待凝固后，将 A 管置于 37℃1h，B 管置于 40℃1h，C 管则先置于 4℃30min，再置于 37℃1h。

（3）试验结果如 A、B 管不溶血，C 管溶血为阳性。

### 三、冷凝集试验

（一）原理

冷凝集素综合征（CAS）患者血清中存在冷凝集素（IgM），在低温（0~4℃）时可使自身红细胞、异型红细胞或受检者同型红细胞发生凝集，当温度上升至 37℃后凝集现象消失。

（二）试剂

（1）9g/L 氯化钠溶液。

（2）红细胞悬液：可用被检者收缩之血块制备，挤破血块（除去纤维蛋白），以 9g/L 氯化钠溶液洗涤 3 次，最后制成 50%红细胞悬液；也可另取与患者同血型的正常人或 O 型抗凝血 1mL 进行制备。

（三）操作

(1) 抽取患者静脉血 4～5mL，立即置于 37℃水浴箱中。

(2) 血块收缩后，离心分离出血清，置于清洁试管中。

(3) 第 1 支试管加入血清 0.5mL，第 2～17 支试管中各加 9g/L 氯化钠溶液 0.5mL；第 2 支试管再加入血清 0.5mL，成两倍稀释，混合后吸出 0.5mL 加至第 3 管，依次进行至第 16 管，稀释倍数为 32 768；第 17 管为 9g/L 氯化钠溶液对照。

(4) 每管各加红细胞悬液 0.025mL，混匀后置 2～5℃冰箱中，2h 后取出，立即观察凝集现象，并记录效价。然后再放入 37℃水浴中温育 2h，观察凝集现象是否消失。

（四）结果判断

正常人冷凝集素效价小于 1：40。

（五）注意事项

(1) 红细胞悬液制备要用去纤维法，并用 9g/L 氯化钠溶液洗涤。

(2) 在冬天观察水浴后的凝集情况，动作要快，避免室温影响试验结果。

（六）临床意义

由肺炎支原体感染引起的原发性非典型性肺炎患者的血清中常含有较高的寒冷红细胞凝集素，简称冷凝集素，它能与患者自身红细胞或"O"型人红细胞于 4℃条件下发生凝集，在 37℃时又呈可逆性完全散开。75%的支原体肺炎患者，于发病后第 2 周血清中冷凝集素效价达 1：32 以上，一次检查凝集价＞1：64 或动态检查升高 4 倍以上时，有诊断意义。某些患冷凝集素综合征的患者，其效价可高达 1：1 000 以上。绝大多数正常人本试验呈阴性反应，但本试验并无特异性，流行性感冒、传染性单核细胞增多症、锥虫病、肝硬化等也可呈阳性反应，但滴度均较低。

## 第五节 血红蛋白异常的检验

血红蛋白异常一般可分两大类：一类是由于珠蛋白基因缺损或缺陷导致珠蛋白肽链的分子结构异常，称为异常血红蛋白；另一类是由于珠蛋白基因缺损或缺陷导致珠蛋白肽链合成不足或完全缺失，称为珠蛋白生成障碍性贫血。目前已发现的异常血红蛋白中，绝大部分是由于单个氨基酸被替换所致，此类血红蛋白可被常规电泳分离检测出来；尚有部分患者，则必须进一步通过其他实验检测、结合临床资料及家族调查等进行综合分析。而珠蛋白生成障碍性贫血一般采用分子生物学检查来诊断。

### 一、血红蛋白溶液制备

（一）原理

抗凝血经 9g/L 氯化钠溶液洗涤后，加蒸馏水溶解红细胞，用四氯化碳(或三氯甲烷)或甲苯提取，得到清晰透明的血红蛋白溶液。

（二）试剂

抗凝剂：各种抗凝剂均可使用；9g/L 氯化钠溶液；四氯化碳(分析纯)。

（三）操作

（1）新鲜抗凝静脉血，离心除去上层血浆、白细胞和血小板等。

（2）加入至少 5 倍以上量的 9g/L 氯化钠溶液洗涤红细胞 3 次，最后一次以 3 000r/min 离心 15min。

（3）尽量弃去 9g/L 氯化钠溶液，每毫升红细胞加 1.4mL 蒸馏水和 0.4mL 四氯化碳，在旋涡混合器上剧烈震荡 5min，使彻底溶血。

（4）以 3 000r/min 离心 15min，吸取上层血红蛋白溶液备用。

（四）注意事项

（1）标本要新鲜并应尽快除去血浆，以免血红蛋白被氧化为高铁血红蛋白。

（2）血红蛋白溶液如需保存，应分装小试管内，有条件者可通入一氧化碳或管道煤气，制成一氧化碳血红蛋白后保存。保存的血红蛋白溶液不宜用于不稳定血红蛋白检查。

## 二、血红蛋白电泳分析

目前临床实验室常用醋酸纤维素膜电泳、琼脂糖凝胶电泳、淀粉凝胶电泳、纸上电泳等。由于醋酸纤维素膜碱性电泳具有方法简便、电泳时间短、分辨率高、易于洗脱定量之优点，常用于异常血红蛋白的筛选。

（一）醋酸纤维素膜电泳

1.原理

利用各种血红蛋白（包括正常或异常 Hb）珠蛋白及等电点不同，在一定电场和 pH 值缓冲液中电泳方向和速度亦不相同，Hb 与等电点缓冲液的 pH 值差别越大，Hb 电泳速度越快；相反则电泳速度越慢。采用不同的缓冲液，支持介质和电泳仪其分辨率不同，以此来判断异常 Hb 的性质，为诊断异常 Hb 病提供依据。

在电泳中，因所用支持物不同，而有纸上电泳、琼脂电泳、淀粉胶电泳、醋酸纤维素薄膜电泳等。电泳胶分辨率较高，但制板较费时且不方便，琼脂凝胶电泳应用于某些异常 Hb 的分辨。醋酸纤维素膜电泳方法简便，省时，易于洗脱定量，对异常 Hb 分辨率较好，适于一般试验室作为异常 Hb 的筛选试验。在缓冲液选择上，多以碱性（pH 值 8.5 或 9.1）缓冲液浸泡薄膜，用硼酸盐缓冲液进行电泳筛选。必要时再用 pH 值 6～6.2 缓冲液电泳鉴别。

2.试剂

1）0.26mol/LTris 缓冲液（pH 值 9.1）（用于阳极）：三羟甲基氨基甲烷 25.2g，EDTA 2.5g 或 EDTA-Na 22.83g，硼酸 1.9g，加蒸馏水至 1 000mL。

2）巴比妥缓冲液（pH 值 8.6）（阴极）：巴比妥钠 5.15g，巴比妥 0.92g，加蒸馏水至 1 000mL。

3）醋酸纤维素薄膜浸泡液：①、②两种缓冲液等量混合。

4）氨基黑 10B 染色液：氨基黑 10B1g，磺基水杨酸 10g，冰醋酸 20mL，加蒸馏水至 400mL。

5）漂洗液：乙醇 45mL，冰醋酸 5mL，蒸馏水 50mL 混合。

6）透明液：冰醋酸 25mL，无水乙醇 75mL。

7）0.4mol/L NaOH。

3.操作

1)电泳槽内阳极注入 pH 值 9.1 的 Tris 缓冲液;阴极注入 pH 值 8.6 的巴比妥缓冲液,要求两极液面平行。

2)醋酸纤维素薄膜切成 12cm×4cm 的条状,置于浸泡液内 10min 后取出,用滤纸吸去多余液体,使粗面朝上,贴于电泳槽的支架上,用两层纱布搭桥,自然平衡 5min。

3)用 Hb 吸管吸取 2~3μl 10%Hb 液,放在盖玻片(长约 1cm)边缘,使之印在靠阴极端 1.5cm 薄膜片处,薄膜下衬一张干燥滤纸以吸去多余的 Hb 液,同时用正常人血红蛋白液做对照。

4)接通电源,平衡 5min 后,调整电压至 150V,电流 0.2mA,电泳 15~30min。取下薄膜条,置于氨基黑 10B 染液中,10min 后取出,用漂洗液至薄膜条洁白为止。

5)定量测定:将各小区带剪下,$HbA_1$ 用 20mL 0.4mol/L NaOH 脱色,$HbA_2$ 用 4mL 0.4mol/L NaOH 脱色。另取一条无色膜条(与 $HbA_2$ 带相仿大小),加 0.4mol/L NaOH 液 4mL 作为空白,用分光光度计,在 640nm 处比色,记录吸光度,求其含量。

4.结果判断

1)正常成人的电泳图谱:显示 4 条区带,最靠阳极端的为量多的血红蛋白 A,约占 95%,其后为量少的血红蛋白 $A_2$,正常人占 2%~3%,再后为两条量更少的红细胞内的非血红蛋白蛋白质成分(称为 $NHP_1$ 和 $NHP_2$)。血红蛋白 F 也有可能在血红蛋白 A 之后分离出来。

2)异常血红蛋白区带:出现异常血红蛋白区带的位置。异常血红蛋白可分为 H、J、A、G、D、E 六组,H 组和 J 组为快速异常血红蛋白,G、D、E 组为慢速异常血红蛋白。虽然一些最常见和最重要的异常血红蛋白都能用微量电泳法分离,但如果氨基酸的替代或缺失并不引起血红蛋白分子的电荷改变,则通常不能通过电泳方法分离。

5.注意事项

1)由于电泳中许多条件难以恒定,每次电泳分析一定要有正常血红蛋白,同时电泳作参比对照。

2)血红蛋白溶液一定要新鲜,陈旧的标本因分解、氧化、沉淀析出等因素,会出现散乱的区带。

3)为保证电泳效果,电泳槽内缓冲液最多使用两次。

4)醋酸纤维素膜在浸泡液中应浸透,以免造成泳速不匀。

6.临床意义

$HbA_2$ 增高是轻型地中海贫血的重要特征。此外,巨幼红细胞性贫血、恶性贫血、某些不稳定血红蛋白等,$HbA_2$ 也相对增高。在电泳分组中,以 HbA 为标志,较 HbA 快者包括 H 组和 J 组,属快速异常 Hb。

$HbA_2$ 降低见于缺铁性贫血及铁粒幼红细胞性贫血等。

(二)琼脂糖凝胶电泳

1.原理

琼脂糖凝胶电泳是用琼脂糖作支持介质的一种电泳方法。其分析原理与其他支持物电泳最主要区别是:它兼有"分子筛"和"电泳"的双重作用。

琼脂糖凝胶具有网络结构，物质分子通过时会受到阻力，大分子物质在涌动时受到的阻力大，因此在凝胶电泳中，带电颗粒的分离不仅取决于净电荷的性质和数量，而且还取决于分子大小，这就大大提高了分辨能力。但由于其孔径相当大，对大多数蛋白质来说其分子筛效应微不足道，现广泛应用于核酸的研究中。

蛋白质和核酸会根据 pH 值不同带有不同电荷，在电场中受力大小不同，因此跑的速度不同，根据这个原理可将其分开。电泳缓冲液的 pH 值在 6～9，离子强度 0.02～0.05 为最合适。常用 1% 的琼脂糖作为电泳支持物。琼脂糖凝胶约可区分相差 100bp 的 DNA 片段，其分辨率虽比聚丙烯酰胺凝胶低，但它制备容易，分离范围广。普通琼脂糖凝胶分离 DNA 的范围为 0.2～20kb，利用脉冲电泳，可分离高达 $10^7$bp 的 DNA 片段。

DNA 分子在琼脂糖凝胶中泳动时有电荷效应和分子筛效应。DNA 分子在高于等电点的 pH 值溶液中带负电荷，在电场中向正极移动。由于糖-磷酸骨架在结构上的重复性质，相同数量的双链 DNA 几乎具有等量的净电荷，因此它们能以同样的速率向正极方向移动。

**2.试剂**

商品化试剂盒，一般包含琼脂糖凝胶、缓冲液、氨基黑 10B 等。

**3.操作**

按仪器要求的操作方法操作。

**4.结果分析**

异常人血红蛋白区带：以血红蛋白 A 为标准，异常血红蛋白可分为较血红蛋白 A 泳动快的血红蛋白和较血红蛋白 A 泳动慢的血红蛋白两部分。快血红蛋白有血红蛋白 H 和血红蛋白 J；慢血红蛋白则根据与血红蛋白 A 的距离依次为血红蛋白 S、血红蛋白 D、血红蛋白 E 等。

**5.注意事项**

1) 建议每次试验做质控品血红蛋白 A、F、C 和 S 样品。

2) 血红蛋白溶液一定要新鲜，陈旧的或冻融的标本因分解、氧化、沉淀析出等原因，电泳后会出现散乱的区带。

3) 点样孔内注意不能含有气泡，整个加样过程应在 2min 内完成。

### 三、血红蛋白 $A_2$ 定量和异常血红蛋白定量

**（一）原理**

将电泳后的醋酸纤维素薄膜不同区带分别剪下，经洗脱比色，计算出各区带的血红蛋白含量。

**（二）试剂**

醋酸纤维素膜电泳全套试剂、0.4mol/L 氢氧化钠溶液。

**（三）操作**

(1) 电泳后的薄膜经染色、漂洗干净，将各区带分别剪下，放入相应的加有 0.4mol/L 氢氧化钠溶液试管内。除血红蛋白 A 管加 10mL 0.4mol/L 氢氧化钠溶液，其余试管分别加 2mL 氢氧化钠溶液。同时剪 1 条与区带相近大小的空白薄膜浸于氢氧化钠溶液，作为空白对照。

(2)各区带薄膜浸泡洗脱 20min，不时振摇，待区带完全洗脱后，将洗脱液混匀，在波长 640nm 处用空白薄膜洗脱液调零，测定各管吸光度值。

(3)有条件可使用全自动电泳仪，最后直接由电脑扫描并打印计算出结果。

(四)计算

血红蛋白 $A_2$=(血红蛋白 $A_2$ 吸光度值)/(血红蛋白 A 吸光度值×5+血红蛋白 $A_2$ 吸光度值)。如果有异常血红蛋白 X，则血红蛋白 X=血红蛋白 X 吸光度值/(血红蛋白 A 吸光度值×5+血红蛋白 $A_2$ 吸光度值+血红蛋白 X 吸光度值)。

(五)注意事项

(1)标本点样量不宜过多，以 3~50μl 为佳。

(2)高温天气，洗脱时间不可过长，以免蓝色洗脱液逐渐变成紫红色而影响测定结果。

(3)由于电泳的影响因素很多，不同的实验室应建立自己的参考范围。

(六)参考值

正常人血红蛋白 $A_2$ 为 0.011~0.032(1.1%~3.2%)。

(七)临床意义

(1)血红蛋白增多：这是轻型β珠蛋白生成障碍性贫血较恒定的一个重要特征。少数恶性贫血、巨幼红细胞性贫血、某些不稳定血红蛋白病等血红蛋白 $A_2$ 也会增高。

(2)血红蛋白减少：缺铁性贫血、铁粒幼细胞贫血等血红蛋白合成障碍性疾病均可导致血红蛋白 $A_2$ 降低。

### 四、抗碱血红蛋白测定

(一)原理

抗碱血红蛋白具有抗碱变性的能力，在碱性溶液中不易变性沉淀，其他 Hb 在碱性溶液中可变性而被沉淀剂沉淀，测其滤液中 Hb 含量即 HbF 的含量。

(二)试剂

(1)0.083mol/L KOH 4℃保存，用前应滴定校正。若有沉淀或混浊应弃去。

(2)半饱和硫酸铵：取饱和硫酸铵(约 390g/500mL)4mL，加蒸馏水 4mL 及 1mol/L 盐酸 0.2mL。

(三)操作

(1)Hb 液的制备。取抗凝血 1~2mL，用等渗盐水离心沉淀，洗涤红细胞 2~3 次。然后向洗涤的红细胞中加入蒸馏水和四氯化碳(或氯仿、甲苯)，其比例是 1:1.5:0.5，用力振荡 5~6min，离心 20min，上层透明液即为 Hb 液(约 100g/L)。

(2)取大试管 1 支，加 0.083mol/L KOH 3.2mL，Hb 液 0.2mL。立即混匀，准确碱化 1min，立即加入半饱和硫酸铵 6.8mL，混匀后优质滤纸过滤，其滤液为甲液。

(3)另取试管 1 支，加蒸馏水 4mL，Hb 液 0.02mL，混匀后为乙液。

(4)以蒸馏水作空白，在 500nm 处，测甲、乙液的吸光度值。

(四)计算

抗碱血红蛋白管的稀释度为 51 倍，总血红蛋白管的稀释度为 251 倍，其比值为

51：251=0.203。

抗碱血红蛋白=抗碱血红蛋白管吸光度值/总血红蛋白管吸光度值×0.203。

（五）注意事项

（1）KOH浓度必须准确，pH值应＞12，校正后最好小瓶密封，使用量及作用时间必须十分准确。

（2）半饱和硫酸铵必须准确配制，其pH值应为3.0，最好小批量分装。

（3）试验所用试管、吸管、仪器均不能污染酸碱。

（4）过滤纸应为优质，型号必须稳定，滤液应清晰透明，否则应重新过滤或离心沉淀。

（5）滤液呈淡黄色或淡红色可使结果偏高。与所用试剂质量、浓度不足有关。

（6）每次最好做重复试验。

（六）临床意义

β-地中海贫血HbF明显升高，重者可达30%～90%。白血病、淋巴瘤、再障、PNH、真性红细胞增多症等也轻度升高。HbF升高还应结合Hb电泳图谱，以判定是HbF升高，还是HbBart升高。

### 五、血红蛋白F酸洗脱试验

（一）原理

血红蛋白F除抗碱能力外，抗酸能力也较血红蛋白A为强。因此，将血液标本在酸性缓冲液中浸洗后，含有血红蛋白F的红细胞不被洗脱而染色。

（二）试剂

（1）80%乙醇固定液。

（2）0.1mol/L枸橼酸溶液：无水枸橼酸9.6g，加水至500mL。

（3）0.2mol/L磷酸氢二钠溶液：磷酸氢二钠（含12分子结晶水）35.81g，加水至500mL。

（4）枸橼酸-磷酸盐缓冲液：取上述0.1mol/L枸橼酸溶液37.3mL与0.2mol/L磷酸氢二钠溶液12.3mL混合。pH值应在3.3±0.2，必要时可用0.1mol/L枸橼酸溶液或0.2mol/L磷酸氢二钠溶液加以调节。冰箱保存，可用1周。

（5）苏木素染色液：取苏木素1g溶于10mL无水乙醇中，另取明矾2g溶于200mL蒸馏水中，然后两者混合，煮沸后即加氧化汞0.5g，继续加热至染色液变成深紫色为止，随后放入冷水中冷却，次日过滤后备用。

（6）10g/L伊红染色液：取1g伊红Y溶于100mL水中，加1滴冰醋酸。

（三）操作

（1）取新鲜干燥血涂片置80%乙醇溶液中固定5min，水洗后自然干燥。

（2）将固定后血片放入37℃枸橼酸-磷酸缓冲液中5min，随后取出，水洗后自然干燥。

（3）在苏木素染色液中染色1min，使血片中的白细胞经染色后与阳性红细胞相区别。

（4）水洗后，再用伊红染色液染色1min，水洗，干后镜检。

（5）油镜下，含有血红蛋白F的红细胞被伊红染成鲜红色，为阳性红细胞；仅留下淡影细胞膜者为阴性红细胞。计数1 000个红细胞中阳性红细胞所占百分率。

（四）注意事项

(1)血片要新鲜，应在 2h 内固定染色，以免出现假阳性。

(2)血涂片要薄，细胞均匀平铺，便于镜下观察。

(3)缓冲液的 pH 值、温度、染色时间应严格控制。必要时可用瑞特染液同时做对比染色。

（五）参考值

成人：<1%；新生儿：55%～85%；2 岁后：<2%。

（六）临床意义

(1)重型β-海洋性贫血时显著增高，轻型β-海洋性贫血只轻度增高。

(2)遗传性 HbF 持续综合征时可终生达 100%。

(3)再生障碍性贫血、铁粒幼细胞性贫血及正常孕妇等可轻度增高。

## 六、异丙醇试验

（一）原理

异丙醇属非极性溶剂，它可使血红蛋白分子中的氢键结构破坏，稳定性下降。正常血红蛋白在 17%异丙醇溶液中 37℃保温 40min 仍清晰透明或微混，而不稳定血红蛋白在 5min 内即可产生混浊、沉淀。

（二）试剂

(1)0.1mol/L Tris 缓冲液(pH 值 7.4)：取三羟甲基氨基甲烷 1.21g，先溶于少量蒸馏水中，以 0.1mol/L 盐酸溶液校正至 pH 值 7.4(需 0.1mol/L 盐酸溶液 70～80mL)，最后加蒸馏水至 100mL。密封冰箱保存。

(2)17%异丙醇溶液：取异丙醇 17mL 于 100mL 容量瓶中，加 pH 值 7.4 Tris 缓冲液至刻度，加盖密封，置冰箱内可保存 1 周。

(3)四氯化碳提取的血红蛋白溶液。

（三）操作

(1)取有塞试管 2 支，各加 17%异丙醇溶液 2mL，置 37℃水浴预热 5min。

(2)两管分别加入待测定和正常对照血红蛋白溶液 0.2mL，混匀，塞紧塞子，立即放入 37℃水浴箱内并计时。

（四）结果判断

如 5min 内出现浑浊，20min 出现大块沉淀为强阳性；如 20min 内出现浑浊，40min 内出现绒毛状沉淀为弱阳性，表示有不稳定血红蛋白存在(如血红蛋白 M、血红蛋白 H、血红蛋白 E)；如 40min 时仅稍浑浊而无沉淀者为阴性。正常对照血红蛋白在 40min 时应无沉淀。

（五）注意事项

(1)本法影响因素较多，各项实验条件要严格控制，否则易导致假阳性。温度要控制在 37℃；pH 值不得低于 7.2；血红蛋白含量应在 100g/L 左右，不得低于 75g/L。

(2)标本要新鲜，如保存过久，出现高铁血红蛋白，可导致假阳性结果。

(3)高血红蛋白 F 及葡萄糖-6-磷酸脱氢酶缺乏的标本也可导致假阳性结果。

(4)试剂配制后不宜放置过久，否则易导致假阴性结果。

(5)每次最好用脐血作阳性对照。

（六）参考值

6个月后的小儿和成人均为阴性；1个月内婴儿可出现阳性。

（七）临床意义

本试验用于反映珠蛋白合成是否异常。

异丙醇试验阳性，见于血红蛋白含量超过15%的样本以及一些珠蛋白生成障碍性贫血。

### 七、热不稳定试验

（一）原理

不稳定血红蛋白对热不稳定，加热50℃即可出现沉淀。根据加温后血红蛋白溶液浓度的降低可计算出被沉淀的不稳定血红蛋白量。

（二）试剂

(1)0.1mol/L Tris缓冲液（配制见异丙醇试验）。

(2)氰化高铁血红蛋白稀释液：取碳酸氢钠0.1g，氰化钾5mg，高铁氰化钾20mg，加蒸馏水至100mL。

（三）操作

(1)取血红蛋白溶液0.5mL加入5mL 0.1mol/L Tris缓冲液中，混匀。

(2)取试管两支，各加上述混匀液2mL后加塞，一管置于冰箱内作对照管，另一管作测定管，置于50℃水浴箱内并计时。

(3)水浴2h后同时取出两管，以3 000r/min离心5min。

(4)每管取0.1mL上清液，各加5mL氰化高铁血红蛋白稀释液，混匀。然后于空白管内加入Tris缓冲液0.1mL和氰化高铁血红蛋白稀释液5mL做对照。

(5)以空白管调零，在波长540nm处测各管吸光度值。

（四）计算

不稳定血红蛋白(%)=(对照管吸光度值－测定管吸光度值)/对照管吸光度值×100%。

（五）注意事项

(1)被检血红蛋白液要新鲜，因陈旧血红蛋白可转变为高铁血红蛋白而导致试验结果假阳性。

(2)严格控制试验条件，时间要准确，温度要恒定，以免导致试验结果假阳性。

（六）参考值

不稳定血红蛋白(%)不超过5%。

（七）临床意义

不稳定血红蛋白可以在红细胞内沉淀，这种特性在试管内可用加温促进，沉淀血红蛋白超过正常值时，提示不稳定血红蛋白存在作为不稳定血红蛋白溶血性贫血的诊断依据，HbH也是一种不稳定血红蛋白，故此试验结果亦为阳性。

# 参考文献

[1]阳晓，周毅，段于峰.内科学[M].北京：北京大学医学出版社，2011.

[2]陈晓敏.内科学精粹[M].杭州：浙江大学出版社，2012.

[3]潘守政.诊断学综合训练教程[M].郑州：郑州大学出版社，2013.

[4]施海明.内科学新理论新进展[M].上海：上海科学技术出版社，2012.

[5]陈宗宁，刘茜.现代实用临床医学研究内科学[M].北京：知识产权出版社，2013.

[6]王笑民.实用中西医结合肿瘤内科学[M].北京：中国中医药出版社，2014.

[7]黄从新.内科学[M].北京：高等教育出版社，2011.

[8]徐秋.实用临床中医内科学[M].天津：天津科学技术出版社，2011.

[9]郑亮.内科常见病诊治[M].石家庄：河北科学技术出版社，2013.

[10]孟祥茹，王海，沈莉.现代急危重症诊疗[M].长春：吉林大学出版社，2011.

[11]杭宏东.肾内科学高级医师进阶[M].北京：中国协和医科大学出版社，2016.

[12]潘守政.内科学综合训练教程[M].郑州：郑州大学出版社，2013.

[13]王联发，王荣琦，刘紫东.实用医学研究内科学[M].北京：知识产权出版社，2013.

[14]郑金旭.内科学[M].镇江：江苏大学出版社，2012.

[15]高世东.实用中西医内科常见疾病诊疗[M].兰州：兰州大学出版社，2015.

[16]张晓霞，刘静，王健民.现代临床神经内科学[M].北京：科学技术文献出版社，2011.

[17]张玉良，李晓云，郑光敏.现代临床急诊内科学[M].天津：天津科学技术出版社，2011.

[18]闫雪洁，张洪青，于风云.临床内科疾病诊疗学[M].北京：知识产权出版社，2014.

[19]李新芳，徐正磊，高凌冰.内科学[M].昆明：云南科技出版社，2013.

[20]吕建林.世界内科发展史略[M].苏州：苏州大学出版社，2015.

[21]张春良.临床神经内科学[M].北京：科学技术文献出版社，2014.

[22]王吉耀.内科学[M].上海：复旦大学出版社，2013.

[23]吴永贵，王爱玲，洪汝涛.当代内科学进展[M].合肥：安徽科学技术出版社，2016.

[24]刘炎.中医内科治疗[M].北京：世界图书出版公司北京公司，2008.

[25]张秋雨.中医常用诊疗技术[M].北京：人民军医出版社，2010.

[26]刘敏如，欧阳惠卿.实用中医妇科学[M].上海：上海科学技术出版社，2010.

[27]孙立.新编中医诊断学精要[M].广州：暨南大学出版社，2010.

[28]罗颂平，孙卓君.中医妇科学[M].北京：科学出版社，2007.

[29]余甘霖.中医内科学[M].北京：中国中医药出版社，2006.